HISTOIRE

DE

LA MÉDECINE LÉGALE

IL A ÉTÉ TIRÉ

Cinq exemplaires numérotés sur papier de Hollande.

OUVRAGES DU MÊME AUTEUR :

LE PARLEMENT DE PARIS.
LE CHATELET.
LES PÉNALITÉS ANCIENNES (Supplices et Prisons).
LES CURIOSITÉS DES ANCIENS QUARTIERS.
DES CONTRAVENTIONS A LONDRES.
LE FORMULAIRE DES MAGISTRATS.
LA SAINTE-CHAPELLE.
LE BAILLIAGE DU PALAIS.
LES MÉTIERS DE PARIS.
L'ABBAYE D'ISLE DE SAINT-QUENTIN.
RECHERCHES SUR LE SUICIDE.
BAUCHANT, BIBLIOPHILE SAINT-QUENTINOIS (Quatorzième siècle).
LA PICARDIE, d'après les manuscrits.
LE MUSÉE DE LA TOUR, A SAINT-QUENTIN.
COMMUNES ET ROYAUTÉ.
L'UNIVERSITÉ DE PARIS.
RAMUS, PHILOSOPHE PICARD (Seizième siècle).

Sous presse :

LA MAGISTRATURE FRANÇAISE. (Les premiers Présidents de la Cour de Paris).

Paris. — Imp. E. CAPIOMONT et V. RENAULT, rue des Poitevins, 6.

HISTOIRE

DE LA

MÉDECINE LÉGALE
EN FRANCE

D'APRÈS

LES LOIS, REGISTRES ET ARRÊTS CRIMINELS

PAR

CHARLES DESMAZE

CONSEILLER EN LA COUR D'APPEL DE PARIS, OFFICIER DE LA LÉGION D'HONNEUR
OFFICIER D'ACADÉMIE
MEMBRE DU CONSEIL DÉPARTEMENTAL DE L'INSTRUCTION PUBLIQUE DE LA SEINE
CORRESPONDANT DE L'ACADÉMIE ROYALE DE BELGIQUE
ET DE PLUSIEURS AUTRES SOCIÉTÉS SAVANTES

Nous ne possédons une science
que quand nous en connaissons
bien l'histoire.

PARIS
G. CHARPENTIER, ÉDITEUR
13, RUE DE GRENELLE-SAINT-GERMAIN, 13

1880

PRÉFACE

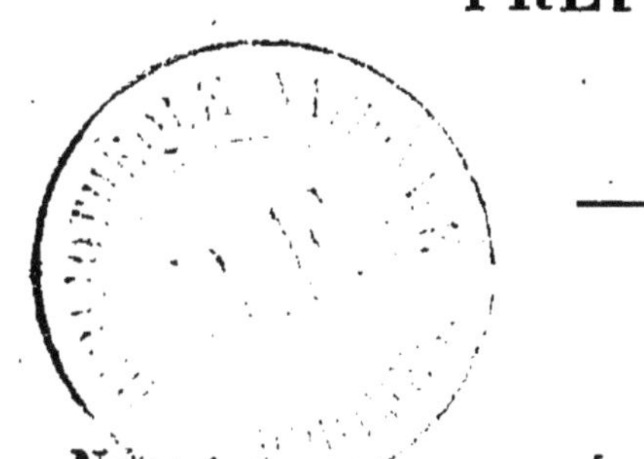

Nous traversons une époque pleine d'agitations et de troubles; mais, au lieu de songer à la consolidation de l'édifice social, ébranlé par des secousses si profondes et si récentes, on bat en brèche les institutions mêmes. La justice est une des colonnes des nations civilisées, dont elle fait la sécurité en assurant l'exécution de la loi (*anchoræ legum*) et le respect des droits sacrés de tous, — grands et petits. — Aussi, dans toutes les commotions politiques, on s'est attaqué d'abord aux magistrats, puis à la législation qu'ils appliquent, avec conscience, avec indépendance, avec fermeté. Après les attaques contre les juges, sont venues les critiques aveugles des lois existantes, qu'il est plus facile de supprimer que de remplacer.

Toute entrave irrite, tout retard est un crime, toute répression est une atteinte à la liberté humaine. — Il faut respecter surtout l'accusé, que l'on place désormais sur un piédestal, il n'y a plus de place pour le plaignant, pour la victime, dont la terre muette a recouvert discrètement et pour toujours les restes.

A force de prononcer des sentences, à la fois une intimidation et un exemple, les magistrats sont blasés, il faut les remplacer, le plus tôt possible, par le jury en matière civile et en matière criminelle. —Les projets, indiqués par Duport et Sieyès (1790), sont ramenés au jour, comme des nouveautés d'une désirable application. — Les honnêtes gens seront, chaque matin, arrachés à leur famille, à leurs affaires, à leur repos, pour aller voter, pour aller juger, pour aller condamner sur la place publique, devant les désœuvrés; un aréopage, convoqué sur l'heure, statuera souverainement, sans appel, sur toutes les contestations civiles ou criminelles. Il faudra, avant tout, assurer la liberté individuelle de l'inculpé, son bien-être, son gîte, son alimentation, tandis que l'ouvrier laborieux sera laissé complètement à la merci du travail qui le courbe, des crises qui le paralysent, et de la misère qui le tue. Des sociétés d'encouragement au mal fonctionneront ainsi, avec ou sans garantie du gouvernement. Rêveurs insensés ou coupables, vous ne voyez donc pas où conduisent vos stériles utopies? Vous n'avez pas su mener à bien vos affaires, vous avez laissé vos familles, sans direction ni appui, vous touchez à la chose publique, afin qu'elle donne à votre oisiveté toutes les satisfactions. Au lieu de faire, sur nos lois, un travail d'ensemble, impossible à vos mains débiles et à vos appétits ardents, vous proposez des études, par fractions ou par sections. Les Codes de 1810, les lois de 1819, de 1848, de 1852, sont encore les instruments invoqués par vous, à l'heure où vous vous trouvez en péril, à la suite des crimes, des attroupements et des délits de presse. Faites donc mieux, et, sans souci de l'expérience du passé, jetez dans le moule vos pensées comme une lave ardente. Vous proposez de supprimer sans merci les graves intérêts non seulement moraux mais pécuniaires, engagés dans la question si complexe que vous agitez. Il y a des récidives nombreuses pour les éviter, on propose le régime cellulaire, mais chaque cellule coûterait en moyenne 4,000 francs, et on manque de fonds, il n'y faut pas songer. La vue des exécutions capitales doit être concentrée dans l'intérieur des prisons, non plus sur la place publique, mais vos geôles ont été construites, avec des portiques, des colonnades extérieures, et les bois de justice ne peuvent y être dressés. La réclusion est plus dure, plus redoutée que la peine des travaux forcés, subis aux colonies, et l'on commet des crimes en prison, pour aller dans la Nouvelle-Calédonie d'où l'on revient, — comme l'on sait si bien aujourd'hui. — Au lieu d'être secrète et par écrit, la procédure criminelle, l'heure venue, se débat au grand jour, s'appuyant sur des témoignages, produits sous la foi du serment, avec l'autorité de constats et d'expertises bien garanties; il faut les effacer d'un signe. Le Prétoire s'est transformé en une arène, où se débattent des questions de personnes, des candidatures électorales ou académiques, des visées politiques, derrière lesquelles s'effondre le terrain vrai de la lutte. Aussi, le jury, troublé par ces éléments imprévus, prend-il le parti de laisser les savants à leurs disputes et se détermine-t-il, non plus d'après les théories produites, mais d'après son simple bon sens, jugeant les faits seuls.

Ici, c'est une arme à feu, qui a donné une mort volontaire, au lieu d'un suicide simulé; là, c'est un poison associé à un autre, modifié par une main habile et coupable, dont les éléments n'ont pas laissé d'autres traces que des symptômes incertains, et le jury, voyant qu'il avait seul intérêt au crime, proclame la culpabilité et rassure ainsi les populations émues. La tâche, si haute, si savante, attribuée de nos jours, comme autrefois, à la médecine légale, reste la même. Il faut honorer, rétribuer les hommes qui ont le courage de se dévouer à une pareille tâche, à travers tant de difficultés, de luttes, chaque jour plus vives, plus déchaînées. Sans doute les méthodes scientifiques marchent en se perfectionnant, mais il faut tenir compte de leur progrès, de leur lenteur, de leur prudence même, et c'est ce tableau que nous avons historiquement tenté de tracer, en nous appuyant sur des textes et des documents authentiques. A travers les âges, nous avons ici suivi la Justice, — s'adressant, — pour devenir infaillible, aux témoignages humains, appuyés sur la Religion et consultant les praticiens, pour être éclairée par leur science. En dehors de cette double base, en dehors de ces données, pas de décisions certaines, mais seulement des sentences arbitraires et passionnées. La lutte sera toujours ardente entre l'accusation, qui représente l'ordre public, la société, êtres immatériels, invisibles, et la défense, appelée à protéger, pendant la durée du débat public, l'accusé, cet être malheureux et digne de toute pitié. Au-dessus, se fera entendre la grande voix du jury, qui, après son verdict rendu, rentre se retremper au sein de la société, dont il est une éphémère manifestation.

Est-ce que le juge d'instruction n'a pas, pour conduire l'information, des règles tracées, avec leurs délais même, par le Code ; est-ce qu'il n'est pas, sans cesse, contrôlé par les membres du ministère public ? Est-ce que les expertises, confiées partout aux plus savants, aux plus expérimentés, aux plus désintéressés ne sont pas discutées au grand jour ? Est-ce qu'il est possible, à Paris ou en province, d'attacher à chaque phase de l'instruction l'accusé et son défenseur à la marche de l'instruction, qui en serait entravée et retardée ; ce serait renouveler le supplice décrit par les anciens : *coniungere mortua vivis*.

La suppression de la Chambre du conseil a, en 1854, été demandée et obtenue, comme étant un rouage lent, fort stérile, très inutile; il faut la rétablir vite, afin de lui soumettre les recours proposés par le prévenu *pour incompétence*, *nullité de procédure*, *absence de criminalité*. Autant de causes de retard, autant de prolongation de la détention, souvent indispensable, dans l'intérêt même de la découverte de la vérité. Pour rendre les investigations plus rapides parfois, l'art. 10 du Code d'instruction criminelle conférait aux préfets, dans les départements, le droit (*dont ils n'usaient pas une fois chacun, dans toute l'année, par toute la France*) d'opérer des perquisitions et des saisies; ce droit fictif, platonique pour ainsi dire, leur sera enlevé pour être maintenu, à Paris, au seul préfet de police qui, lui, en saura user [1], espérons-le.

1. Relevé des meurtres et tentatives d'assassinat dont le service de sûreté a eu à s'occuper du 1er janvier dernier au 15 février 1880, à Paris.

Huit attentats graves contre les personnes ont été commis, savoir :

1° 1er janvier. — Meurtre d'Etienne Schneider, 52 ans, charretier, rue de Metz, 2. — Auteurs : époux Fiaux, arrêtés.

2° 2 janvier. — Tentative d'assassinat sur une demoiselle Marthe Nicaise, 19 ans, modiste, rue des Vosges, 15. — Auteur : Xavier Margaux, 18 ans, ciseleur; cet individu s'est suicidé aussitôt l'accomplissement de son crime.

3° 7 janvier. — Tentative de meurtre sur Robert Gentien, rue Auber, 17. — Auteur : Marie Bière, artiste lyrique, arrêtée.

4° 9 janvier. — Disparition mystérieuse de Chevallier, charretier. — Ses camarades Chapuis et Follet, soupçonnés d'avoir attenté à ses jours, sont détenus.

5° 7 février. — Tentative de meurtre sur Arthur Landy,

On se demandera, par suite, avec une inquiétude fondée, si les lois sont faites dans l'intérêt des malfaiteurs ou dans l'intérêt de la société, qu'ils attaquent, chaque jour, avec une audace croissante et avec un succès, bien flatteur pour eux. Les nations étrangères, plus calmes que nous, mieux inspirées aussi, empruntent à l'arsenal de ces lois, que nous ne savons plus ni consulter, ni appliquer. Chez nous, des paroles, toujours des paroles, mais pas d'actes. Au lieu d'admirer, de respecter les grands monuments que nous a légués le passé, dans ses lois, dans

garçon boucher. — Auteur : Biancotto, 20 ans, sujet italien, arrêté.

6° 8 février. — Tentative d'assassinat sur dame Garin, marchande de vins, rue de Chazelles. — Auteurs présumés : Paul Postel, 31 ans, et Jean-Marie Trochu, 28 ans, plombier; arrêtés. — Trochu vient d'être mis en liberté.

7° 15 février. — Tentative d'assassinat sur le sieur Parsson, sujet anglais, rue de Turin, 4. — Auteur : Louis Simonnet, arrêté.

8° 15 février. — Tentative d'assassinat sur dame veuve Guillot, épicière, rue de Sèvres, 47. — Auteur présumé : Arriot, arrêté.

Ajoutons qu'à Paris il est opéré, par an, 35,083 arrestations, dont 33,795 en flagrant délit, 1,231 en vertu de mandats judiciaire et 47 seulement en vertu de mandats du préfet de police. Les étrangers figurent, sur ce nombre, pour 2,386; 7,382 étaient mineurs, 15,114 avaient déjà été précédemment arrêtés. 165 extraditions ont été demandées par la France aux nations étrangères et 209 autorisées, par elle : 89 extraditions ont été accordées par la Belgique, 45 par la Suisse, 16 par l'Allemagne, 7 par l'Espagne, 4 par l'Italie, 2 par la Hollande, 1 par l'Angleterre, 1 par l'Égypte. 133 extraditions ont été accordées à la Belgique, 32 à l'Italie, 19 à l'Allemagne, 17 à la Suisse, 7 à l'Espagne et 1 au Portugal, pays où la peine de mort a pu être abolie.

ses ouvrages, nous les démolissons, avec ardeur, oubliant que Samson mourut écrasé sous les ruines du Temple, dont ses fortes mains avaient secoué les colonnes.

Paris, 13 mars 1880.

INTRODUCTION HISTORIQUE

Il faut, pour apprécier *la médecine légale*, la suivre dans ses lentes, mais sûres évolutions, la prendre à son berceau et en constater les progrès actuels. Ainsi ont procédé de savants auteurs, avec lesquels on est heureux de marcher [1]. Nous étudierons ainsi son domaine actuel, et, par l'étude de son passé, nous ferons entrevoir le rôle qu'elle jouera, dans les institutions publiques. Pendant une *première période*, les peuples [2] ont une législation rudimentaire encore. Les Livres-Saints proclament la peine du talion.

Dans la Genèse (ch. IX, v. 6) : « De qui aura répandu le sang de l'homme, son sang sera répandu. » Dans l'*Exode* (chap. XXI): « Celui qui en maltraite un autre, rendra vie pour vie, œil pour œil, dent pour dent,

1. *Précis de médecine judiciaire*, par le professeur Lacassagne, D.-M. P. — (Paris, 1878. Masson, éditeur.)

2. M. Thonissen, professeur à l'Université de Louvain. — *Études sur la justice criminelle en Égypte*. — M. Bécot, conseiller à la Cour de cassation. — Legrand de Lalleu. *Recherches sur la justice criminelle.*

main pour main, pied pour pied, brûlure pour brûlure, plaie pour plaie, meurtrissure pour meurtrissure. »

De même dans le *Lévitique*. — En Grèce, Solon, condamnait à perdre les deux yeux celui qui avait crevé l'œil d'un borgne.

Il n'y a pas alors traces d'une médecine judiciaire; on ne peut que citer les lois mosaïques relatives à la virginité, au viol, à l'homicide; les lois primitives de Rome dont l'une, attribuée à Numa, prescrivait l'hystérotomie des femmes enceintes décédées. Les prêtres, les pontifes étaient jurisconsultes, médecins; les anciens, le premier venu même, se livraient à des pratiques judiciaires.

A Rome, tout citoyen avait le droit de visiter le cadavre des individus ayant succombé à une mort violente; on exposait publiquement le corps et chacun donnait son avis sur le genre de mort. Le médecin Antistius se rendit[1] (*Suétone*) auprès du corps de Jules César, poignardé. — Scipion l'Africain, mort subitement, fut exposé, et le corps de Germanicus, qu'on supposait avoir été empoisonné par Pison, fut porté sur la place publique d'Antioche. — Les autopsies n'étaient pas permises, la physiologie et, par suite, l'anatomie restaient dans l'enfance. Mais si la médecine est insuffisante alors, chez ces différents peuples, la législation ne va pas tarder à se perfectionner. Solon reçoit des citoyens l'autorisation de faire des lois; à Rome, le peuple donne le même pouvoir aux Décemvirs, qui rédigent la loi des Douze Tables; au droit primitif succède le

1. Il constata, d'après Tacite, que la blessure mortelle était celle située entre la première et la deuxième côte.

droit prétorien, les *questiones perpetuæ*, établissant que les personnes lésées feraient procéder à l'estimation du mal. Dans cette première période, la législation est alors théologique, elle va devenir métaphysique et aura pour principe et pour but l'intérêt des hommes, *vox populi, vox Dei.* D'ailleurs, grâce au christianisme, une grande réforme, véritable révolution religieuse et politique se préparait : « Au lieu du talion proclamé, je vous dis de ne point « vous défendre du mal qu'on veut vous faire, et si « quelqu'un vous frappe sur la joue droite, tendez-« lui la gauche. » (Saint Mathieu, chap. v.)

Dans la seconde période, les empereurs Adrien, Antonin, Marc-Aurèle, Septime-Sévère basent des décisions légales, relatives à l'état civil, ou aux délits sur la doctrine d'Hippocrate (*propter auctoritatem doctissimi Hippocratis*), et sur les écrits d'Aristote.

Après avoir consulté des médecins, Adrien décide que l'accouchement peut avoir lieu au onzième mois. Les jurisconsultes romains [1] réunissent, en un corps de droit, les matériaux de la législation, épars de tous côtés. Justinien y parvient (530-534), avec l'aide de son ministre, le jurisconsulte Tribonien. Paraissent successivement le *Code*, *les Institutes*, *les Novelles.* Le rôle des médecins en justice y était apprécié. Le *Digeste* s'exprime ainsi : *Medici non sunt proprie testes, sed magis est judicium quam testimonium.* La loi Aquilia [2] ordonnait de déterminer la léthalité des

1. Laferrière. *Histoire du Droit français.* — Minier. *Précis de l'histoire du Droit français.*

2. Cette loi, proposée par le tribun Aquilius, en l'an 572, s'occupait de la conservation des propriétés. Elle s'exprime ainsi dans l'un de ses articles : « Si un esclave a été blessé sans que la blessure soit mortelle, et que cependant il soit mort par

blessures; on devait reconnaître l'avortement; on voyait présentées les questions de survie, de suppositions de part, de démence à propos de l'interdiction et les maladies simulées, que Gallien allait étudier. Inappliquées dans l'Orient, les lois romaines furent adoptées dans l'Occident, avec les changements qu'exigeait leur état social, par les peuples barbares. Pour eux, le pouvoir législatif n'appartient plus à l'Empereur, mais à des assemblées populaires. Les preuves écrites et testimoniales sont remplacées par les *épreuves* ou *ordalies*, le duel *judiciaire*.

Si la loi des Wisigoths et celle des Bourguignons se sont inspirées de la législation romaine, celle des Francs Ripuaires et celles des Francs Saliens sont, au contraire, empreintes d'un caractère âpre et sauvage. Toutes admettent *le Wergeld*, ou indemnité pécuniaire pour les crimes et délits. On lit dans *la loi Salique:* « Si quelqu'un frappe un autre à la tête « et que des os sortent, il payera quarante-cinq sous; « pour chaque coup de bâton ou de poing, sans effu« sion de sang, trois sous... » Ces lois se ressentent de leur origine germanique, car l'on trouve dans la *lex Alamanorum* de nombreux détails sur les blessures, leur siège et leur importance. Charlemagne, dans ses *Capitulaires*, dit que les juges doivent s'appuyer de l'avis des médecins. Mais les bouleversements qui suivirent le partage de son empire, détruisirent toute centralisation et favorisèrent l'installation d'un régime féodal. Nous allons voir dominer les traditions et les coutumes, où la marche du droit sera ralentie, mais il se perfectionnera, en perdant, peu

l'effet de la négligence, il n'y a d'action à intenter que celle de la blessure et non de la mort. »

à peu, le caractère symbolique et mystérieux dont l'avaient revêtu les habitudes barbares. Les pratiques coutumières de quelques provinces signalent les *visitations et expertises de médecins*. Ainsi, dans le grand coustumier du pays et duché de Normandie[1], il est dit que de « *léaux hommes ou de preudes femmes procédaient à diverses sortes de vues : veue d'homme en langueur, veue de méfaits, veue d'homme occis et veue de femme despucelée.* » L'épreuve de l'eau, du feu, la cruentation des cadavres étaient regardées comme le *jugement de Dieu*. On s'instruisait en astrologie et en magie, comme préparation à l'exercice de la médecine et de la justice. Certaine procédure exigeait le duel judiciaire. Celui qui évitait le combat était déshonoré et perdait sa cause. De là la grande importance de l'exione ou excuse, tirée d'une maladie. *Dans les Assises et les Usages du royaume de Jérusalem*, il est dit : « que le seigneur fait constater cette excuse, par trois de ses hommes, plus un fisicien ou miége et un sérorgien ; si le cas est médical, le miége doit voir le malade « et taster son pos et « veir son orine » ; si le cas est chirurgical, il faut « mostrer la blessure au sérorgien ». Dans la Coutume de Paris, dans les *Établissements de Saint-Louis* (1260), les mêmes pratiques se montrent, mais le roi supprime le duel judiciaire : « Combat n'étant pas voie de droit, » et remplace les épreuves par les preuves testimoniales. Dans la *Coutume du Maine*, article 462, on exige pour visites : *Prudes gens, non suspects, avec jurés savans et connoisseurs en telles choses.* Dans leurs ordonnances, Philippe le Bel (novembre 1311),

1. Consulter Ortolan : *Débuts de la médecine légale en Europe*. — (*Revue de la législation française et étrangère*, 1872.)

Jean II (avril 1352), parlent de leur bien-aimé *chirurgien juré*[1] *au Chastelet de Paris*[2], « ung des grands auditoires du royaume au quatorzième siècle, » on voit se manifester l'influence du catholicisme dans la législation et dans l'administration de la justice. Les moines avaient conservé la tradition des lois romaines, et le droit canonique perfectionnait l'expertise médicale, reconnue indispensable par les jurisconsultes anciens.

La législation se transformait avec la société. — L'Église protège l'enfant et proclame le mariage indissoluble[3]. — C'est toute une jurisprudence nouvelle, sortie des décisions des papes et des conciles et réunie en un corps, sous le nom de *Décrétales*, par Grégoire IX (1234). Le pape peut réformer les décisions, rendues par un tribunal ecclésiastique ou civil, *en quelque cause que ce soit*. On y trouve réglées et indiquées toutes les conditions essentielles à l'union matrimoniale. De là l'examen des causes d'impuissance et l'épreuve douteuse du congrès[4]. Innocent III et Grégoire IX (1233) installaient l'inquisition, et la

1. Il était ainsi nommé parce qu'il prêtait serment en prenant possession de sa charge. Il avait le droit de présider les Assemblées des chirurgiens de Saint-Côme, dits de *robe longue*.

2. Le *Châtelet de Paris*. — (Didier, éditeur.)

3. Une campagne, en faveur du divorce, est actuellement tentée, en France. (Voir, sur ce sujet, l'étude d'Alexandre Dumas, et les sermons du P. Didon. — A. Millet, *Le Divorce*. Cotillon, éditeur. Paris, 1880.) — La moralité des pays protestants, le respect de la femme et de la famille, y protège le lien conjugal, ici relâché, à tous les degrés de la société française, surtout dans les villes.

4. En 1667, Mme la marquise de Langeais accusant son mari d'impuissance, le congrès fut ordonné, et, après la séparation prononcée, M. de Langeais obtint d'une autre femme sept enfants ! A qui était ici la faute ? On le demande.

question préparatoire ou préalable était indispensable pour obtenir l'aveu de l'accusé, dans toute affaire capitale; des hommes de l'art indiquaient là le moment précis où les tortures devaient être interrompues[1]. Cette façon de procéder des tribunaux ecclésiastiques fut bientôt imitée par les autres tribunaux. Pendant cette période du moyen âge, la législation et la médecine judiciaire ne pouvaient progresser.

En 1374, la Faculté de Montpellier obtient la permission d'ouvrir des cadavres humains, et l'un des professeurs de cette école, Arnaud de Villeneuve, étudie les poisons; à Venise, il paraît deux traités volumineux sur le même sujet, en 1492; en Espagne et en Angleterre, se montrent les premiers travaux sur la folie et les maladies mentales. Au seizième siècle, l'activité est générale; on s'occupe des âges, de toutes les questions qui se rapportent à la génération, aux maladies simulées, aux influences surnaturelles. Il y a un amour du merveilleux, qui est marqué dans les travaux de ces médecins; ils étudient les *obsessions*, les *possessions* ou *conventions démoniaques*, les *maléfices*, les *incubes* et les *succubes*, les *philtres*[2]. L'anatomie se constitue, grâce aux travaux de Vésale, d'Ingrassias, d'Eustache, de Fallope, de Varole, d'Arantius, et toutes les sciences entrent dans une voie nouvelle[3]. Cette agitation de la pensée humaine se reproduit dans la législation. Charles-

1. *Pénalités anciennes.* — (Plon, éditeur.)
2. *Curiosités des anciennes justices.* — *Pénalités anciennes.* — (Plon, éditeur.)
3. Lacassagne. *Précis de médecine judiciaire.* — (Baillière, éditeur.) — Nous avons souvent recouru à cet excellent traité, auquel nous avons, pour la partie historique, fait de fréquents emprunts.

Quint fait voter la *Constitution criminelle* par la diète de Ratisbonne, en 1532. La *Caroline* est le premier document portant organisation de la médecine judiciaire. D'après les articles 147 et 149, elle est regardée comme indispensable à la justice; dans d'autres articles il est dit que : les peines doivent être proportionnées aux effets physiques et constatés des crimes et des délits. La France attendra encore longtemps un Code de procédure criminelle. Cependant, la médecine judiciaire y existe. Dès 1575, Ambroise Paré réunit, en un corps de doctrine, *la science des rapports*. Le vingt-huitième livre de ses œuvres porte ce titre: *Traitant des rapports et du moyen d'embaumer les corps morts*. L'Italie est à la tête de ce mouvement, la France vient ensuite[1], l'Allemagne ne se produira qu'un siècle plus tard. Baptiste Codronchi, médecin à Imola, présente : *Une méthode de donner témoignage en justice, dans certains cas déférés aux médecins*. Ce livre précède les travaux de Fortunato Fedeli, médecin de Palerme, qui publie (1598) *ses quatre livres sur les rapports médicaux*. De 1621 à 1658, le médecin de la Santa-Rota, P. Zacchias, donne ses *Questiones medico-legales*. Citons aussi les œuvres de Lecat (1700), de Lorry, de Bertin (1765), de Lebas, d'Astruc, de Bouvard, de Louis, de Bruhier, de Lafosse (1770), de Chaussier (1765), de Marc, de

1. Bodin (comme nous, procureur du Roi en cette chère ville de Laon) publie son livre sur la *Démonomanie* (1581). Voir : *Procès-verbaux de médecins et chirurgiens*, dressés par ordre de S. M. (1732). — Plenck. *Elementa medecinæ et chirurgicæ forensis*. — Valentinus, *Pandectes médico-légales*. — F. Hoffmann, *De potentiâ Diaboli in corpore*. — Bulle d'Innocent VIII (1484.) nommant deux inquisiteurs, pour combattre la sorcellerie en Allemagne (Lacassagne).

Mahou, de Prunelle, de Fodéré, d'Adelon, d'Orfila, de Tardieu, de Tourdes, qui ont enrichi les sciences médicales par leurs découvertes ou leurs observations.

Nous allons successivement en étudier la marche.

HISTOIRE

DE LA

MÉDECINE LÉGALE

HISTOIRE

DE

LA MÉDECINE LÉGALE

CHAPITRE PREMIER

LES ANCIENS MÉDECINS LÉGISTES.

La médecine est aussi antique que le monde[1], car toute l'humanité a débuté par la souffrance, et Dieu a dit à Ève : « Tu enfanteras dans la douleur. »

Les remèdes les plus vulgaires, les herbes, les breuvages furent d'abord employés. L'expérience, l'étude des prêtres qui, dans les temples, réunis-

1. Citons ici cette révélation satirique de Martial à son médecin :

Ad Symmachum.

Languebam, sed tu comitatus protinus ad me
Venisti centum, Symmache, discipulis,
Centum me tetigere manus, Aquilone gelatæ,
Non habui febrem, Symmache, nunc habeo.

(Martial, *Épigramme,* livre V. IX.)

A cette époque, il n'existait pas d'hôpitaux et les médecins suivis de leurs élèves, allaient à domicile visiter les malades, qu'en ce temps, l'on découvrait, avec raison, largement pour voir l'habitude, la maigreur, l'embonpoint du sujet.

saient aux prières et aux rites sacrés l'art de guérir, étendirent le champ des observations. — On les recueillait avec soin, on les rapprochait des ex-voto, laissés par les malades, qui s'en allaient guéris — très reconnaissants envers Esculape. — Ainsi se forma la science médicale, à son début. — On ne faisait pas d'autopsies, mais on connaissait la structure du corps humain. Homère savait la topographie des régions, sinon leur anatomie ; — lorsqu'il indique, chez ses héros, le siège d'une blessure mortelle, on peut être sûr que la lésion des organes indiqués doit déterminer ce résultat fatal. De même pour les blessures, reçues par les combattants, dans les récits de l'Énéide. Faut-il s'en étonner ? Les poètes aussi étaient inspirés, par la Divinité, dans ces temples fameux, où les Prêtres étaient à la fois des Juges et des Médecins. Les prières, les lois, les sentences, les formules étaient recueillies, sinon en vers du moins en strophes rythmées. — Avec le temps, avec le progrès incessant des civilisations, les fonctions, les professions se séparèrent en se classifiant, mais en se prêtant un mutuel appui. La Religion prit, sous ses auspices autorisés, diverses prescriptions réclamées par l'hygiène de certaines races, de certains climats. — Ainsi : le jeûne, le maigre, les ablutions, la circoncision, qu'il faudrait aujourd'hui encore étendre à tous les enfants, pour préserver d'avance leur constitution et leur santé.

CHAPITRE II

APPLICATIONS DE LA MÉDECINE LÉGALE.

La médecine légale est donc, ainsi que son nom l'indique, la science médicale, consultée et appliquée par la loi. Elle n'a pas encore d'histoire spéciale, et cependant ses annales se confondent partout avec celles de la justice[1]. Dans le passé, comme de nos jours, les juges ont toujours fait un appel empressé et décisif aux lumières des médecins. A chaque instant, on leur demandait des rapports, des études pour résoudre les questions imprévues, terribles, que posaient des crimes isolés ou des épidémies qui sévissaient sur une ville, sur une province entière. Les secours étaient insuffisants, inefficaces toujours, malgré le bon vouloir de la science. Dans l'ancien Hôtel-Dieu de Paris, bien différent de nos hôpitaux actuels, il y avait jusqu'à quatre malades dans le même lit. Une salle étroite contenait une quadruple rangée de grabats, suin-

1. Voir : *les Registres criminels du Châtelet de Paris*, par Duplès-Agier.— *Le Parlement de Paris* (Cosse, éditeur). — *Le Châtelet de Paris* (Didier, éditeur). — *Registre criminel de la Justice de Saint-Martin des Champs*, publié par Tanon (Willem, éditeur). — *Inventaire du Greffe de Laon*, par Combier (Paul Dupont, éditeur).

tant la fièvre, autour d'un pilier. Ce ne sont plus des hommes qui sont couchés dans ces linceuls, ce sont des cadavres. Partout le frisson, partout l'épouvante ; on entend à droite, à gauche, en tous lieux, les cris des fous, les hurlements du patient sous la scie et les dernières plaintes de l'agonisant. Les dalles suintent le sang, il n'y a plus d'air respirable, il n'y a plus de pitié, de charité, plus rien que le vice, la misère et la mort ; c'est affreux. — Ainsi s'exprimaient, en plaintes stériles, les contemporains. — Dès 1559, le Parlement ordonnait au gouverneur de l'Hôtel-Dieu de Paris de pourvoir l'hôpital Saint-Nicolas, destiné aux pauvres vérolés, de draps, linges nécessaires, de sorte que plainte ne vienne. Ceux qui se trouveront à l'hôpital ou qu'on y enverra, n'y seront reçus qu'à la charge d'être sujets à correction, avant toutes choses, et fouettez, ce qui sera certifié par leurs billets d'envoi. Bien entendu à l'égard seulement de ceux qui auront gagné ce mal par leurs désordres et débauches, et non de ceux qui l'auront contracté, comme une femme par son mari et une nourrice par l'enfant. Les études anatomiques étaient environnées de difficultés, l'Église s'étant longtemps et énergiquement opposée aux dissections. Desnoues et Bligny, chirurgiens à Paris, qui, pour leurs études, avaient acheté des cadavres au fossoyeur de Saint-Sulpice, sans le consentement du doyen de la Faculté de médecine, sont admonestés par sentence du Parlement de Paris (12 juillet 1689) et condamnés à aumosner.

De cette ignorance des régions du corps et du parcours des artères naissent des accidents, dont les plaignants demandent réparation : Jeanne Molinier, mise en danger de mort par son chirurgien, Eustache Grison, qui, en la saignant, lui avait piqué l'artère, fait condamner ce malhabile praticien à 56 livres de dommages-intérêts. En revanche, le médecin Marquier, de Saint-Lô, est accusé de sortilège, parce qu'il guérissait plus de malades que ses confrères, et qu'il sauvait les malades de la peste, laquelle, depuis trente ans, affligeait le pays. En vain, il invoquait l'autorité vénérable et les préceptes de son seul maître, le chirurgien Ambroise Paré ; il fut, après un interrogatoire de six jours, contenu en six cent quatre-vingt-onze feuillets, condamné à Saint-Lô, avec sa fille, en la peine de bannissement.

L'assistance des médecins est requise pour la constatation si fréquente des attentats à la pudeur, des homicides et empoisonnements.

Le 19 mars 1707, un édit du roi régla l'étude de la médecine; il n'avait pas prévu les investigations nécessaires à un pouvoir ombrageux, et, le 23 août 1723, une sentence du Châtelet de Paris enjoignit aux chirurgiens de la capitale d'avertir incessamment les commissaires du nom des blessés qu'ils avaient pansés; par suite, on condamnait pour y avoir contrevenu, le chirurgien Des Essarts en cinquante livres d'amende. Disons-le pour l'honneur de la profession, jamais les médecins de nos jours ne subirent cette injonction, qui aurait rabaissé la dignité de leur mission si élevée.

Une femme pouvait être barbière, mais elle ne pouvait saigner, ne autres faits de chirurgie. (Règlement de 1311-14 mars 1373.) Des experts étaient nommés pour éclairer la justice ; les docteurs Gassagnery et Beau certifient, à Marseille, le 6 février 1653, avoir visité la fille Odoul, qui vomissait des pelotons de laine, remplis de laine et de paille ; ils déclarent que ces corps étrangers ne peuvent être engendrés ni regorgés du corps naturellement, mais par voye de charmes, sortilèges et maléfices, se réservant, disent ces médecins, six livres à chacun pour vacations. (Registre criminel du Châtelet de Paris.) La forme des rapports fut réglée par les ordonnances de 1670 et de février 1692. Auparavant on voit que les médecins étaient tout d'abord interrogés si la victime était ou non en danger de mort, s'il y aurait ou non mutilation, perte d'un membre, incapacité de travail personnel de moins ou de plus de vingt jours, comme s'expriment, de nos jours, les lois pénales. Les rapports des physiciens, médecins, sages-femmes énoncent l'appréciation, le diagnostic en quelques mots, disent si la mort est volontaire ou criminelle, ou si elle doit être attribuée à une maladie. Il n'apparaît pas qu'il y ait de contre-expertise, en présence du rapport émanant du médecin commis ou de son suppléant. Les Parlements[1], les Châtelets[2], les Bailliages avaient leurs médecins, chirurgiens, matrones, apothicaires-jurés, qui examinaient souverainement les questions à eux posées par les magistrats. L'examen des femmes semble avoir été exclusivement réservé aux matrones jurées et non aux mires jurés; c'est là du moins

1. *Le Parlement de Paris* (Cosse, éditeur, place Dauphine. Paris, 1879).

2. *Le Châtelet de Paris* (Didier, éditeur, quai des Augustins.)

ce qui résulte de l'examen des procédures criminelles parvenues jusqu'à nous. Comme les nobles seuls et les soldats portaient des armes, défendues aux manants, ces derniers frappaient avec leurs couteaux, avec leurs bâtons, avec leurs poings, avec leurs pieds. Le rapport du médecin commis était souvent déposé *dans les trois jours, au plus tard dans la quinzaine*, délai souvent nécessaire pour conclure soit au péril hors de mort et de méhaing[1], soit à la perte du membre, soit au genre de mort.

C'est ainsi que, le dimanche 24 mai 1332, maître Jehan de Vailli[2], médecin-juré, commis par la justice de Saint-Martin-des-Champs, rapporte, sous son scel, le péril hors de mort et de méhaing, pour Emeline, femme Jehan Le Cousturier, nâvrée d'une plaie en la teste, pour laquelle navreur Berthelot, Trouvé et Guillaumin de la Guiterne, jongleurs, étaient tenus en prison.

1. Mutilation de membres.

2. Voir le savant travail publié sur *le Registre criminel de Saint-Martin des Champs*, par M. Tanon.

CHAPITRE III

LES SCIENCES MÉDICALES POUR LA RECHERCHE ET CONSTATATION DES CRIMES

(Procès célèbres).

Dans les procès criminels, toujours le Médecin est l'auxiliaire indispensable de la Justice : c'est le médecin seul, en effet, qui peut, dans les affaires — où il s'agit d'assassinats, d'infanticides, d'empoisonnements, — contrôler la véracité des allégations de l'accusé et décider si la mort a été le résultat d'un accident ou d'un crime.

On comprend aisément dès lors combien la présence du médecin est encore nécessaire quand il s'agit d'attentats à la pudeur, — de viol, de pédérastie. — Aussi, dans toutes ces affaires, depuis de longues années, l'instruction confie-t-elle à des hommes de l'art le soin d'examiner, soit l'accusé, soit la victime, soit tous deux.

Le Médecin commis, à la suite de son examen, fait un rapport écrit, qu'il reproduit ensuite devant le jury, pendant l'audience, et dont l'influence est décisive, on le comprend, malgré les efforts inégaux de la défense.

Ces questions médicales ont une telle importance dans la plupart des procès criminels que l'on peut regretter que les déclarations de l'expert restent sans contrôle; devant ses affirmations, le défenseur doit le plus souvent s'incliner et rester muet, incapable de suivre le médecin sur un terrain purement scientifique. Ne serait-il pas urgent de songer à remédier à cette ignorance des avocats et la création d'une chaire de Médecine légale à la Faculté de Droit de Paris ne serait-elle pas chose utile? Il y aurait certainement dans cette innovation déjà proposée[1], non encore admise, un double avantage pour les étudiants et pour la Justice. Il nous a paru intéressant de rechercher, en remontant aussi haut que possible, toutes les affaires où des médecins ont été chargés, par la Justice, de l'examen des criminels. Dès le droit romain, cet usage existait. « *Les fastes de la Juris-* « *prudence* nous apprennent, que partout où le « droit romain fut reçu, il était reçu également « de consulter les savants et les médecins dans « les cas extraordinaires. »

C'est proprement du siècle de Charles-Quint et de François Ier que date la complète mise en exercice de la médecine légale, dans le cours de la justice[2]. Cependant nous en trouverons des applications plus anciennes, que nous indiquerons bientôt.

1. Voir un article de *la Gazette des Tribunaux* du 22 mai 1874.

2. *Médecine légale* de Fodéré (Introduction), 1813.

1589. — En 1589, Pigray, chirurgien de Henri III et contemporain d'Ambroise Paré, raconte dans sa chirurgie (livre X, chap. VII. p. 445), comment il fut commis pour voir et visiter quatorze, tant hommes que femmes, qui étaient appelantes de la mort pour être accusés de sorcellerie. « Je ne « sais pas, dit-il, la capacité ni la fidélité de ceux « qui avaient rapporté, mais nous ne trouvâmes « rien de ce qu'ils disaient, entre autres choses, « qu'il y avait certaines places sur eux du tout « insensibles ; nous les visitâmes fort diligemment, « sans rien oublier de ce qui est requis, les faisant « dépouiller tout nuds, ils furent piqués en plu- « sieurs endroits, mais ils avaient le sentiment « fort aigu. Notre avis fut de leur bailler plutôt « de l'hellébore pour les purger, qu'autre remède « pour les punir. La cour les renvoya suivant notre « rapport[1]. »

Vers la même époque, Ambroise Paré écrivait son *Traité des rapports*, en 1575. En 1606, Henri IV donnait des lettres patentes à son premier médecin, par lesquelles il lui conférait le droit de nommer deux chirurgiens dans chaque ville, pour faire les rapports des blessés, tués, mutilés et autres à l'exclusion des autres chirurgiens. Au dix-huitième siècle, le professeur Louis, secrétaire de l'Académie royale de chirurgie, enseigna publiquement aux écoles de chirurgie l'art de résoudre diverses ques-

1. Voir les belles expériences sur *les Applications métalliques, pour les névroses*, expérimentées, en ces derniers temps, par M. le professeur Charcot, et reproduites dans son service des femmes à l'hôpital La Riboisière, par M. le docteur Proust, membre de l'Académie de médecine.

tions appartenant à la médecine légale et à la police médicale. Ce fut lui qui, en 1775, chargé d'une expertise, imitant la sage réserve du chirurgien Pigray, sauva la vie de deux accusés. Voici dans quelles circonstances : Le 14 juin 1775, un habitant de Montbrison, nommé Jean Chassagnieux faisait une chute et se brisait le crâne. Où il n'y avait qu'un accident on vit un crime, commis, suivant la rumeur publique, par le fils et la belle-fille de la victime. Un premier médecin consulté concluait à la culpabilité des accusés, quand heureusement pour eux le docteur Louis fut appelé. Il démontra que les indices recueillis étaient insuffisants, et que les observations faites ne permettaient pas de prononcer une condamnation. Un arrêt du 20 mars 1777 du Parlement ordonnait, conformément à ces conclusions, un plus amplement informé d'un an.

Enfin l'utilité de la Médecine légale fut reconnue et une loi du 14 frimaire an III (décembre 1792) créait des chaires de médecine légale dans toutes les Facultés de Médecine. Nous avons dit plus haut sommairement l'histoire de la médecine légale; cherchons dans les premiers siècles de notre histoire, les affaires où cette science a fait son apparition :

Le 31 juillet 1332, — maistre Henri Tristan sirurgien, institué et député en lieu de mestre de Vailli, le mire juré, constate le péril, hors de mort et de méhaing, de Ponce de Cauderon, navré d'une plaie en la teste. — Le même Tristan fait semblable rapport sur la plaie, faite à la teste de Jehanne la Meresse, par Guy Boin, — clerc du Roi. — C'est aussi en remplacement de mestre Jehan de Vailli, le mire juré, que Tristan déclare avoir vu, visité, tasté le corps Jehannin de Troies, mort sans casseure, froisseure, blessure et sens aucun coup, mais enlevé par maladie aportée au servel, qui est appelée, en l'art de sirurgie et de médecine apopèlaicie, et laquelle s'est espurgée, par les narines, oreilles et bouche, puis la mort, le 25 août 1332, le mardi, après la Saint-Barthélemy, apostre.

Le 2 novembre 1332, Mahiet Lermite est emprisonné pour avoir navré, en l'eschine, Roldigo de Navarre, et le 15 décembre seulement, Jehan de Vailli rapporte le péril de mort, — mais non de méhaing. — Le 3 janvier 1333, même rapport et conclusion de mestre de Vailli, après examen de Richard de Santerre, Anglais, navré d'une plaie au costé. — Sur l'aveu et confession de Legalais inculpé de blessure mortelle dont était mort Guillot, d'après le rapport de Jehan de Vailli, ledit Legalais fut exécuté et justicié (20 janvier 1333). Le 13 juillet 1333, Jacqueline la Cyrière, chandelière, est arrêtée, sur la dénonciation de Guillaume Bellechaire et de Jehannette, sa fille, âgée de dix ans, laquelle avait été livrée à un Lombard, — prise de force par celui-ci, aidé de ladite Jacqueline. En présence de cette dernière les plaignants et témoins ayant été entendus, les matrones, après avoir visité la victime, firent le rapport, par lequel, après serment, Mabille la Ventrière, Émeline Dieu la voie, déclarèrent qu'elles ont vu, visité, tasté, regardé et manié, bien et diligemment, en la manière qu'il appartient, en tel cas, être fait, ladite Jehannette, par tous les lieux, où il appartenait regarder et visiter; laquelle Jehannette fût, par elles, trouvée déflorée et percée tout outre et si vilainement appareillée, que c'est et estoit orrible chose à regarder, et estoit corrompue, tout oultre et laidement blessée, dessirée, en touz sa nature. — La prévenue fut brûlée, comme d'autres coupables, mentionnées au Registre criminel du Châtelet de Paris[1], notamment Catherine du Roquïer, laquelle fut arse. — Le supplice du feu était prononcé contre les coupables d'attentats aux mœurs, de crimes contre nature, ou commis sur des animaux. (*Pénalités anciennes — et Sorel (Alex.) procès contre des animaux*).

Le 26 juillet 1333, maistre Henri Ostran, visite, dans un cellier, où elle fût trouvée morte, rue aux Graveliers, Jehanne Lestuveresse, harengère. — Le substitut de Me Jehan de Vailli déclare, après examen, qu'elle a succombé à un erisipèle ou feu Notre-Dame. — Le cadavre fût inhumé, par le conseil dudit mire juré, pour doute qu'elle ne crevast, pourcequ'elle était trop enflée... — Maître Jehan de Vailli, après visite du corps, ratifia, loua et approuva bien entendu, — le lendemain, le rapport de son honorable confrère, comme l'on dirait aujourd'hui. — Me de Vailli constate, en outre, la mort naturelle de Marie de Boiscommin, femme Mahin Deballes, trouvée, sans cas-

1. Il nous est particulièrement agréable de puiser à cette source, si riche, des documents empruntés à un texte authentique publié par un de nos érudits collègues.

seure, froisseure, perseure ou autres coups (29 juillet 1333). — Une navreure à la panse de Hervouet le Breton, qui en mourut, est constatée, le 31 octobre 1333, à la charge d'Arnaud Fabre, remis à l'Official, apparaissant être clerc et en possession de tonsure. — Le 14 juin 1336, fût délivrée de prison et jugée au civil, pour bordelerie, Ydre de Laon, demourant rue du Temple, qui avait retenu l'argent, qu'avait gagné au lit sa domestique Jehannette de Senlis, avec un inconnu (14 juin 1336). — Perrot, dit Faussard, couturier de robes, fût navré, mais Jacques le Mire déclara lui, hors de péril et de méhaing (20 septembre 1336). Jehan Duquesne est arrêté, rue Michel-Leconte, par nuit, à chasse et à cris, navrant sa femme Jehanne, divorcée et séparée de lui, à la cour de l'Official de Paris, avec un coustel nu en sa main, tout sanglant. — Le péril de mort et de méhaing étant déclaré par l'expert, une amende est prononcée (21 septembre 1336). Même peine contre Jehan d'Estampes, amené par Pierre Testart, pour avoir navré de deux plaies Colin de Poit. — La matrone ayant rapporté, hors de péril, le fruit du ventre de Jehanne Labrete, enceinte, frappée, de nuit, à coup de poing au visage par Jehan Rogier, tenant en sa main, un cisiaux, on le punit seulement d'une amende, le 24 septembre 1336. — C'est Emmeline la Duchesse, matrone jurée qui déclare, par son serment, que Jehanne Mabilette, se disant grosse d'enfant et battue par Duchemin et Ravel, n'a aucune enfleure au ventre, ne signe de grossesse d'enfant (28 octobre 1336). — Des dorlotiers en rubans, Gillet de Saint-Quentin et Adrien Crestien se battent, la nuit, et sont arrêtés, rue Guérin-Boissel (1337). — Le 24 avril 1337, Perrette de Choques, battue et ferue, avait perdu le sentiment de la créature de son ventre, doutant qu'elle ne fut péri, Emmeline la Duchesse déclara le péril hors, le 24 avril 1337. — Le 10 décembre 1337, à Saint-Martin-des-Champs, devant le maire, maistre Pierre de Largentière, mire sirurgien juré, déclare avoir vu, visité, tasté, regardé, cherché, manié, par tous les membres, conduits, entrées du corps, Jehannot de Paci, vallet, boucher, mort de mort naturelle, sans présenter perseure, froisseure, briseure, casseure, et sans aucun sang ou plaie. — Le 16 décembre 1337, Richard Langleis, chandelier, frappé à la panilière[1], de coups de pieds, par Picard, est gisant au lit, les pieds ne pouvant porter le corps, maistre P. de Largentière, mire juré, rapporte le péril hors de mort.

Le 23 février 1338, Eudelot la Picarde accuse son maistre Guillaume Damour, de l'avoir, deux mois auparavant, de force et avec menaces de mort, violée, car elle était, avant ce temps, pucelle et sans aucune diffame. La plaignante ne sachant par qui prouver son dire, l'inculpé fut absous, pourceque elle ne poursuivit onques sa dénonciation. — Le 28 février 1338, Pierre de Largentière, mire juré de la terre et juridiction de Saint-Martin-des-Champs de Paris, après avoir vu et visité, regardé, en la manière qu'il appartenait à l'art de sirurgie, Jehan de Meudon, navré en la

1. Bas-ventre.

teste et batu de coups[1] orbes, par plusieurs parties du corps, entour les deux yeux et les jambes, rapporte péril hors de mort et non de méhaing, *quant à présent;* formule prudente et encore, de nos jours fort usitée.

Le 3 avril 1338, maistre P. d'Orliens, comme substitut de Me P. de Largentière, rapporte péril hors de mort et non de méhaing de Jehannot Chevalier, dit Lebègue, ayant navré sur le nez, Jehannin, fils de Parizet, le menestrel, après un examen de quatre jours (du lundi 13 avril 1338 au jeudi); le même maistre P. d'Orliens, déclare péril hors de mort et de méhaing de Henriet de l'Arche, valet de chevaulx navré en l'épaule par son camarade Guiot de Novarre, Lombard.

Une fracture du bras est constatée, le 6 mai 1338, sur Colin Fouquet, par maistre P. d'Orliens, qui constate péril hors de mort et non de méhaing.

Le 5 juin 1338, la matrone Emmeline la Duchesse sent, dans le ventre de la femme Perrin de La Chappelle, son enfant, bien remuant, quoiqu'elle eût été, le vendredi 3 juin, battue et férue par Jehan le Saunier, rue Frépillon.

Après examen du 12 juillet 1338 au 22 juillet, Me de Largentière, déclare péril hors de mort et de méhaing, pour un coup de coustel, porté par Jehannin de Blanchecote à Lecauchois, tonnelier.

Le 14 juin 1338, on expose sous l'orme, au lieu accoutumé, pour montrer au peuple, et au mire juré de la cour, le cadavre de Huguelin, trouvé noyé au puits de Leberruier; maistre de Largen-

1. Orbe, est coup secret, *sans sang* (anciennes coutumes).

tière, après visite, ne trouve aucune plaie mortelle, de nécessité, aniçoy estoit mort pour cause du fait du cheoir dedans le puits, où il estoit cheu, par quoy la cervelle lui estoit esmeue et froissiée.

Le 11 mars 1340, Emmeline la Duchesse, après examen, déclare avoir vu et visité diligemment Ennesot la Brissette, laquelle prétendait avoir été despucelée, le 10 mars précédent par Angelo Borde, Lombard, alors que sa nature était trouvée saine et entière, sans que l'on y eût fait aucun efforcement.

Le 12 août 1340, maistre Pierre de Largentière institue et établit, pour rapporter en son lieu et place de mire juré de la terre de Saint-Martin-des-Champs, maistre P. d'Orliens, pour rapporter les périls des blessures et navreures, faites en ladite terre.

Le 29 septembre 1342, Jehan Pinart, de Bondis, accusé d'avoir violenté Jehannette Legage, outre son gré et volonté, en sa demeure, de l'avoir violée, sur une table, après avoir, en vain, essayé sur le lit, de l'avoir ainsi corrompue et despucellée tout oultre, en lui mettant les mains sous lui, afin qu'elle ne se peut aidier, et son chaperon, sur la bouche, afin que l'on ne l'oïst crier. La matrone jurée Emmeline la Duchesse, voit, visite, tâste la plaignante où il appartenait voir, visiter, taster, la déclare corrompue, déchirée et despucellée tout oultre et de nouvel, depuis huit ou dix jours. Malgré ce rapport éclairé, fait sous serment, l'accusé fut absous par procès!

Le 10 août 1343, on apporte, sous l'orme accoutumé, Jehan le Rous, peletier, rue Quequempois, lequel s'était pendu de ses lanières, par le col, et étranglé, étant tout fol et hors de sens[1].

En feuilletant « les registres criminels du Châtelet de Paris, du 6 septembre 1389 au 18 mai 1392 », nous avons trouvé d'autres causes où les barbiers, médecins, chirurgiens, sont commis. C'est d'abord dans le procès de Fleurent de Saint-Leu où un barbier doit vérifier les allégations de l'accusé et, comme on va le voir, un barbier était seul compétent.

3 janvier 1390. — « Interrogatoire de Fleurent « de Saint-Leu pardevant mons. le prevost qui lui « fait jurer sur les sains Évangiles de Dieu qu'il « dirait vérité de tout ce qui lui serait demandé « et requis.

« Lequel prisonnier, ce fait, dist qu'il estait clerl, « en possession et habit de tonsure, et que l'on « se gardast bien de touchier à sa personne. Et « pour ce que sur sa teste estait le signe de ton- « sure fait comme tout de nouvel, fu mandé, par « ledit mons. le prevost, Macé Misery barbier « juré du roy nostre sire ou Chastellet, et lui com- « mandé que ledit prisonnier il visitast bien et « diligemment se le signe de tonsure qu'il portoit « estait bon, vray et loyal. Lequel barbier juré, et « par son serement, rapporta et dist qu'il avait veu « et diligemment visité le signe de tonsure que « ledit prisonnier avoit sur sa teste, lequel n'avoit « point été rez ou tondus par main de barbier, « mais avait esté et estait freschement faite, comme « d'un jour ou d'une nuit et plumée aus mains,

1. *Registre criminel du Châtelet de Paris.*

« c'est assavoir efrachié et tiré l'un des cheveux « après l'autre.

« Et pour ce, fu demandé par ledit mons. ausdiz « presens conseillers, et rapporté le procès cy-des- « sus escript, et à iceulx demandé leur advis et « oppinions sur ce. Tous les quelz fiaent d'op- « pinion, veu la malice dudit prisonnier, que « il feut rez tout jus, comme celui qui de signe « de tonsure avoit et vouloit user moins que due- « ment. Ouyes lesquelles oppinions, icellui prison- « nier fu ad ce condempnez par ledit mons. le « prevost, et icellui jugement présentement exe- « cutez[1].

Dans d'autres procès, nous allons trouver des désignations de médecins, de chirurgiens et de sages-femmes. — « Les nominations d'experts pour « examiner les blessures, les instruments du crime, « les poisons, étaient en usage au quatorzième « siècle comme aujourd'hui[2]. »

Voici ce que nous lisons dans le procès de Jehan le Porchier :

22 juillet 1390. — « Fu fait venir en sa présence « Richart de Bules, herbier, auquel les herbes « saisies furent monstrées et lui commandé que « icelles il regardât et advisât bien et duement rap- « portant la vérité de ce qu'il en trouverait. »

L'expert dépose « que la feuille de *jatria nigra* « est venimeuse et ès autres il n'y a quelque venin « que il qui despose sache[3]. »

1. *Registre criminel du Châtelet de Paris*, p. 204. 2 vol. Paris, Lebrun, 1861.
2. *Le Châtelet de Paris* (Didier, éditeur, p. 163).
3. *Registre criminel du Châtelet*, t. I, p. 313.

Dans le procès de Jehan de la Ramée, le chirurgien commis dépose dans les termes suivants :

14 septembre 1390. — « ... Sur quoi oy maistre « Jehan le Conte, cirurgien juré du roy, qui dist « que la playe faite audit feu Criquetot, en la teste, « fu d'une hache, si comme il croit en sa con- « science [1]. »

Enfin, des sages-femmes étaient chargées, dès le quatorzième siècle, d'examiner les accusées pour tout ce qui se rapportait à leur art. C'est ainsi que Marion de la Court s'étant prétendue grosse, des matrones jurées l'examinent :

3 janvier 1392. — « ... Et après l'avoir tastée et « masniée à nu au mieulx qu'elles ont peu et sceu, « ne tiennent en elle aucun signe, parquoy elles « peussent et osassent tesmoignier que elle soit « grosse d'enfant, car elle est moult plate de ven- « tre, et, veu l'esmouvance d'elle qui se débat en « la visitant et regardant son ventre, tiennent et « croient en leurs consciences que elle ne soit « aucunement grosse ou enchargée d'enfant. »

L'affaire se termina comme presque toutes celles relatées dans les Registres criminels du Châtelet, par la condamnation et l'exécution de la coupable : « Elle feust exécutée, c'est assavoir enfouye toute « vive et que elle l'avait bien gaignié [2]. »

La forme des rapports est réglée par les ordonnances de 1670 et de février 1692.

L'ordonnance de 1670, art. 1er du titre V, permet aux blessés de se faire visiter par des médecins et

1. *Registre criminel du Châtelet*, t. I, p. 409. Cette déposition est aussi mentionnée dans « le Châtelet de Paris, » p. 163.

2. *Registre criminel du Châtelet*, t. II, p. 429 à 436.

chirurgiens qui affirmeront leur rapport véritable. Indépendamment de cette visite, les juges peuvent en ordonner une seconde, qui sera faite par médecins et chirurgiens qu'ils nomment d'office.

A Paris et autres villes du royaume, il y a des médecins créés en titre d'office par édit du mois de février 1692, qui sont seuls en droit de faire les visites et rapports de leur profession ordonnés par justice. Au moyen de quoi ces médecins et chirurgiens sont dispensés de prêter serment et d'affirmer leur rapport en justice à chaque visite, comme y sont tenus ceux qui ne sont pas créés en titre d'office [1].

Si nous continuons notre revue historique des causes criminelles, nous voyons que dans la procédure suivie contre Médard, mendiant à Versigny, qui était accusé d'avoir empoisonné sa femme, avec de l'arsenic, — deux médecins furent chargés d'examiner le cadavre de la victime et d'y rechercher les traces du poison et la preuve du crime. Ils firent l'autopsie du cadavre, en présence du bailli, et y découvrirent de l'arsenic. L'inculpé déclara qu'il avait administré à sa femme aveugle un remède, acheté à Chaulny, pour lui rendre la vue; mais l'enquête prouva que l'accusé avait commis son crime à l'instigation de gueuses qu'il fréquentait à Saint-Gobain. — En conséquence, après une détention de cinq mois, l'accusé fut exécuté à Laon, le 10 mai 1755, jour du plus fort marché, à cinq heures du matin [2].

1. *Le Châtelet de Paris*, p. 163. Didier, éditeur.
2. *Inventaire du greffe de Laon*, par M. Combier, juge d'in-

Nous arrivons maintenant à la période contemporaine où la médecine légale a fait, grâce à la chimie[1], à la médecine et à l'anatomie, des progrès immenses. Désormais, plus une cause célèbre sans y voir comme experts les médecins les plus illustres : Fodéré, Orfila, Ollivier (d'Angers), Bayard, Tardieu, Lorain, Delens, Brouardel aujourd'hui, hier G. Bergeron, tels sont les noms que nous rencontrons à chaque procès.

Leur influence sur les décisions du jury a été considérable, et tous ceux qui ont eu l'honneur d'entendre les dépositions si précises, si affirmatives, de ces maîtres, savent combien les questions les plus délicates et les plus compliquées, résolues par eux, paraissent simples et faciles, et comment, en dégageant la vérité, ils ont toujours su faire triompher la justice!

Une des premières affaires est l'affaire Castaing[2].

1823. — Le 1er juin 1823 mourait, à Saint-Cloud, un jeune homme qui se trouvait en compagnie d'un ami de son âge. La maladie, qui l'emportait, avait commencé subitement le soir du vendredi 30 mai, après qu'il eût bu du vin chaud.

On soupçonna l'existence d'un crime et bientôt on reconnut qu'il y avait eu empoisonnement par l'opium; le coupable était l'ami, nommé Castaing.

Plusieurs médecins furent consultés: les docteurs Pelletan et Pigache, Orfila et d'autres encore décla-

struction. Paris, 1866, Paul Dupont, éditeur. L'expertise chimique donne, on le voit dans ce procès, une solution aussi précise que prompte.

1. *Curiosités des anciennes justices*, p. 140, note.
2. Tardieu (Amb.), *De l'Empoisonnement*, p. 869.

rèrent que les ravages produits dans les organes de la victime pouvaient avoir été causés par le poison. « Plusieurs poisons, au nombre desquels nous « rangerons l'émétique, l'acétate de morphine et « la strychnine peuvent produire les mêmes alté- « rations. »

Cette déclaration fut vivement combattue par le docteur Chaussier, professeur à la Faculté de médecine, qui dit « que les accidents ne peuvent « avoir été produits par le poison. »

Cette déposition contredisait formellement celle d'Orfila[1]; le jury néanmoins n'hésita pas à condamner Castaing à la peine de mort.

Dans cette même année 1823 et dans les deux années 1824, 1825, des crimes furent aussi commis avec des circonstances particulièrement graves. Nous voulons parler des procès de Léger, Feldtmann, Lecouffe (Jean-Pierre) et Papavoine, procès qui ont attiré l'attention des médecins et dont le docteur Georget a publié un examen médical[2].

1824. — *Procès de Léger*[3]. — Antoine Léger, âgé de vingt-neuf ans, vigneron, ancien militaire, est traduit devant la Cour d'assises de Versailles, le 23 novembre 1824, accusé : 1° de soustractions frauduleuses faites la nuit ; 2° d'attentats à la pudeur avec violence sur la personne de la jeune

1. Même contradiction contre le même expert, de la part de Raspail. Affaire Lafarge, même résultat, avec circonstances atténuantes toutefois.

2. *Examen médical des procès criminels des nommés Léger, Feldtman, Papavoine*, par le docteur Georget. Paris, Migneret, 1825.

3. *Constitutionnel* et *Journal des Débats* du 24 novembre 1824.

Debully, âgée de douze ans et demi ; 3° d'avoir commis volontairement avec préméditation et guet-apens un homicide sur la personne de ladite Debully ; 4° d'avoir caché le cadavre de cet enfant.

Cette affaire présente des détails odieux : Léger, après avoir entraîné l'enfant, la jette à terre, puis après avoir souillé le corps, le déchire, en boit le sang, et dévore le cœur. Le défenseur invoquait la folie, non sans raison, à ce qu'il semble ; le jury n'admit pas ce système et Léger fut condamné à mort.

MM. Esquirol et Gall examinèrent la tête du supplicié, et M. Esquirol dit avoir remarqué plusieurs adhérences morbides entre la pie-mère et le cerveau.

Le docteur Georget, après une analyse très attentive, conclut en ces termes : « Léger était un mal-« heureux imbécile, un aliéné qui devait être « renfermé à Bicêtre parmi les fous et qu'on ne « devait pas envoyer à l'échafaud. Plus un crime « est inouï, a dit un juriste, moins il faut en cher-« cher la cause dans les mobiles ordinaires des « actions humaines. »

1823. — *Procès de Feldtmann*[1]. — Henri Feldtmann, âgé de cinquante-six ans, ouvrier tailleur, est traduit, le 24 avril 1823, devant la Cour d'assises ; il est accusé d'avoir tué sa propre fille, pour laquelle il avait conçu, depuis six ou sept ans, une violente passion.

Dans le cours des débats, le président adresse à des médecins plusieurs questions qui ont pour but de déterminer si l'on peut assimiler les effets des

1. *Journal des Débats* du 25 avril 1823.

passions à ceux de l'aliénation mentale, la fureur d'un homme irrité par la colère, la jalousie ou le désespoir à celle d'un aliéné ; ou bien encore si, durant l'action d'une passion violente, l'homme ne peut pas être considéré comme atteint de folie. Sans doute la réponse fut négative, car l'accusé fut condamné à mort. — Cependant, pour le docteur Georget, Feldtmann n'était pas un fou, mais un homme dont la faible raison était dominée par une passion qui était devenue une véritable maladie, et qu'il fallait tout à la fois punir et guérir, en le séquestrant, pour longtemps, de la société.

1823. — *Procès Lecouffe*[1]. — Lecouffe, âgé de vingt-quatre ans, fut accusé d'assassinat ; les débats durèrent pendant les 11, 12, 13 et 14 décembre 1823. Le défenseur plaida la folie, *sans succès*, et pourtant Lecouffe était épileptique depuis l'enfance et fut pris, pendant le procès, de violentes attaques de convulsions.

Le docteur Georget estime que les facultés mentales de Lecouffe étaient évidemment altérées.

1824. — *Procès de Jean-Pierre*. — L'accusé, ancien notaire, âgé de quarante-trois ans, comparaissait, le 21 février 1824, devant la Cour d'assises, sous l'inculpation de faux, d'escroquerie et d'incendie. Après son arrestation, il répondit avec précision aux questions qui lui étaient faites, mais un mois après, ne voulait plus s'expliquer, tenait des propos décousus et finissait par se livrer à des actes de fureur, cassant, brisant, déchi-

1. *Journal des Débats* des 11, 12, 13, 14 décembre 1823.

rant tout, jetant les effets de sa chambre par la fenêtre. Conduit à Bicêtre, il s'évadait un soir au moment même où un violent incendie venait d'éclater.

M. Esquirol, interpellé sur l'état moral de Jean-Pierre, répondit qu'il croyait que l'accusé simulait la folie et celui-ci fut condamné.

1825. — *Procès Papavoine.* — Papavoine, âgé de quarante et un ans, ex-commis de première classe de la marine, rencontrant une dame qui se promenait au bois de Vincennes avec ses deux jeunes enfants, tua les deux enfants à coups de couteau. Il fut traduit pour ce fait devant la Cour d'assises le 23 février 1825.

Papavoine, d'après l'acte d'accusation, avait des mœurs peu sociables, il fuyait avec affectation ses camarades, paraissait sombre et mélancolique. En 1823, ayant appris la ruine de son père, son caractère en devint plus sombre et plus irritable ; il éprouva même un accès d'aliénation mentale qui dura environ dix jours. — Cependant, Papavoine fut condamné *à mort.*

Le docteur Georget ne se prononce pas sur la question de sanité ou d'insanité d'esprit ; il hésite et dit que comme juré, étant dans le doute, il eût prononcé l'acquittement, que Me Paillet avait, dans son brillant début à Paris (où l'attendaient tant de succès), demandé en exposant au jury la *monomanie homicide.*

1831. — En 1831[1], dans une affaire de viol, comme la victime, jeune fille de dix-huit ans, prétendait

1. Docteur Legrand du Saulle, *Médecine légale.*

être devenue grosse à la suite de ce crime qui avait été commis, pendant qu'elle était plongée dans le sommeil magnétique, des médecins recherchèrent à quelle époque remontait la conception et vérifièrent ainsi la vérité de cette allégation[1]. — Récemment à Rouen, un dentiste a été condamné pour viol sur sa cliente, par lui plongée dans un profond état d'hypnotisme.

1835. — Nous trouvons, dans cette année 1835, un criminel célèbre, nous voulons parler de Lacenaire[2], coupable d'un triple assassinat, dont l'auteur ne fut découvert que grâce à l'habileté de l'agent qui le cherchait. Il est curieux de lire dans les *Mémoires* de Canler, l'histoire de toute cette poursuite couronnée d'un plein succès.

1839-1840. — En 1840, l'affaire Lafarge divise le public en deux camps à peu près égaux, les uns soutiennent que l'accusée a empoisonné son mari, les autres croient à son innocence. — Il s'agissait d'empoisonnement par l'arsenic, les experts déclarèrent madame Lafarge coupable.

1842. — *Procès Pralet.* — Orfila eut la gloire de sauver un innocent en démontrant que l'empoisonnement supposé par l'acide prussique n'était autre chose qu'une apoplexie foudroyante[3].

1847. — *Procès Praslin.* — Après l'assassinat de la duchesse de Praslin, assassinat dont le chef de la sûreté, Allard, disait à première vue, que c'était *un coup d'amateur*, le mari s'empoisonnait, et le

1. Opinion de Devergie, *Gazette méd. de Paris*, 1860. Rapport de Husson.

2. *Mémoires de Canler*, p. 92. Paris, 1862.

3. Legrand du Saulle, *Médecine légale*, p. 151, note.

professeur Andral, aidé de M. Tardieu, affirmait que la mort du duc de Praslin était le résultat d'un empoisonnement par un composé arsenical[1].

1850. — En 1850, un crime horrible était commis en Belgique : le comte de Bocarmé y empoisonnait son beau-frère, Gustave Fougnies.

Dans son rapport, M. Stas établissait : 1° qu'il y avait eu ingestion de matières vénéneuses; 2° que le poison employé était la nicotine et aussi l'acide acétique; 3° qu'il lui était impossible d'indiquer quelle quantité de poison avait été absorbée, mais que cette quantité était plus que suffisante pour tuer l'homme le plus vigoureux.

L'accusation ayant prouvé que le comte de Bocarmé s'occupait de la préparation de la nicotine, le crime fut établi et expié[2].

Dans son livre intitulé : *Toxicologie*, Orfila cite une affaire qui fut jugée le 16 juillet 1851 par la Cour d'assises du Gers[3].

1851. — Le 5 mars 1851, Marie Despax, épouse Dupuy, mourait à 38 ans, après une maladie étrange; elle avait été empoisonnée par son mari.

Le 8 avril, c'est-à-dire plus d'un mois après le crime, on procédait à l'autopsie, et le médecin affirmait : 1° qu'il y avait eu empoisonnement par un composé de cuivre; 2° par l'introduction d'une certaine quantité d'acide sulfurique par le rectum.

L'accusé avait acheté ces poisons sous prétexte de guérir ses vaches. Convaincu de son crime, il fut, malgré les efforts de son avocat, condamné

1. Tardieu (A.), *Empoisonnement*, p. 385.
2. Tardieu, *Empoisonnement*, p. 797.
3. Orfila, *Toxicologie*, t. II, p. 499.

aux travaux forcés à perpétuité. L'avocat avait, en vain, dit Orfila, « *torturé la science* et lui avait fait dire les plus *grosses monstruosités*, en faveur de son client[1].

1863. — *Affaire La Pommerais.* — Empoisonnement par la digitaline. — Le 30 novembre 1863, la justice faisait procéder à l'autopsie de la dame de Pauw, dont la mort paraissait être le résultat d'un crime. Les experts[2] employèrent les plus grandes précautions : on fit gratter les déjections restées sur le parquet à l'endroit où étaient tombés les vomissements de la victime[3] et les experts purent conclure : 1° que la veuve de Pauw avait succombé le 17 novembre 1863, sans être atteinte d'aucune affection organique, qu'elle n'était pas morte d'une cause naturelle, mais bien morte empoisonnée ; 2° que le poison était un poison végétal ; probablement la digitaline.

La Pommerais qui avait acheté des doses considérables de digitaline, fut condamné à mort et exécuté à Paris. Joignons à ces noms, celui de l'herboriste Moreau et celui du pharmacien Danval, condamnés pour empoisonnement sur leurs femmes.

Nous sommes loin d'avoir fait des causes célèbres une énumération complète ; des affaires bien récentes, les affaires Troppmann, Billoir et Prévot, nous présenteraient un intéressant sujet d'étude, mais on voit déjà par les exemples cités les services rendus à la justice par la médecine légale, soit

1. Orfila, *Toxicologie*, 2 vol., 1852, t. I, p. 821.
2. A. Tardieu et Z. Roussin, *Pharmaciens du Val-de-Grâce*.
3. Tardieu, *De l'Empoisonnement*, p. 691.

qu'elle confonde les coupables, soit qu'elle sauve les innocents, puisque son rôle doit être impartial.

Comme la justice, la médecine légale poursuit un noble but que l'on peut définir par cette vieille maxime : « *Neminem lædere, suum cuique tribuere* ». Enfin, et nous ne croyons pas pouvoir faire de cette science un plus bel éloge, à mesure que la médecine légale progresse, les criminels sont moins nombreux. « Le nombre des crimes d'empoisonnement déférés aux Cours d'assises va en diminuant », a dit l'illustre et regretté professeur Tardieu[1]. Que dirions-nous de plus pour prouver l'utilité, la nécessité de la médecine légale?

1. Tardieu, *De l'Empoisonnement.*

CHAPITRE IV

LES EXPERTS JURÉS.

L'ordonnance de 1670 (art. 1er, titre V)[1] permettait aux blessés de se faire visiter par des médecins et chirurgiens, qui affirmaient leur rapport sincère et véritable. Indépendamment de cette visite, les juges pouvaient en ordonner une autre, qui était confiée, par eux, à des médecins, chirurgiens, sages-femmes, nommés d'office. A Paris et autres villes du royaume, il y avait des médecins, créés en titre d'office, par édit du mois de février 1662, qui seuls étaient en droit de faire toutes visites et rapports de leur profession, ordonnés par justice. Par suite, ces médecins experts sont dispensés de prêter serment et d'affirmer leur rapport en justice, à *chaque visite*, comme y sont tenus ceux qui ne sont pas créés en titre d'office[2].

Le rapport des médecins et chirurgiens doit

1. La suppression de l'office de chirurgien juré au Châtelet, fut décidée le 8 octobre 1577.

2. La Cour de cassation a même décidé que, dans la même affaire, les experts commis auxquels étaient adjoints de nouveaux experts, devaient prêter un nouveau serment (Art. 44, *Code d'instruction criminelle*).

indiquer le nombre, la direction des blessures, profondeur, largeur, leur situation précise, si elles sont mortelles ou non, avec quel instrument, arme, elles ont été faites, si le blessé restera estropié, mutilé, s'il sera obligé de garder le lit, la chambre, et combien de temps, quels remèdes, quel régime il doit suivre, dans combien de temps doit advenir la guérison. — Cette dernière indication est très nécessaire, parce qu'elle détermine les juges à allouer des provisions plus ou moins fortes et à fixer des indemnités définitives.

Alors, comme aujourd'hui, on demandait des certificats de médecins.

En 1541 (22 juin), François Lemonnier[1], chanoine, a sollicité, du chapitre de Laon, la permission de porter un bonnet de velours ou de soye, *pendant le service divin, le médecin lui ayant ordonné de se faire couper les cheveux;* — laquelle lui a été accordée, à condition qu'il manifestera, en la compagnie, *l'avis de deux médecins*, — que le bonnet, qu'il a dessein de porter, sera modeste, propre, et tout à fait convenable à son état, et qu'il lui servira seulement à couvrir sa tête, ainsi qu'on se sert d'un chapeau.

1. *Cinquante ans de l'Histoire du chapitre de Laon*, par Édouard Fleury. Laon, 1875.

CHAPITRE V

LES BARBIERS ET LES MÉDECINS.

On connaît peu l'histoire de la médecine et de la chirurgie, au moyen âge. On s'imagine que les médecins de nos pères étaient des ignorants et des charlatans, semblables à ceux dont Molière a tracé des portraits[1].

On croit que la science n'avait rien à voir dans la médecine telle qu'on la pratiquait à cette époque, et que les procédés curatifs des malades étaient tous puisés, dans un empirisme irréfléchi ou dans des visions extravagantes. Cet état de choses était général ; mais il n'était pas sans quelques éclatantes exceptions.

Dans la seconde moitié du dixième siècle, plu-

1. L'Université de Cordoue était déjà florissante lorsque l'Université de Paris naissait à peine. Averrhoës enseignait à Cordoue, et son disciple Maïmonide a laissé (1139-1208) de nombreux ouvrages de médecine, parmi lesquels on signale encore aujourd'hui son *Traité des poisons* ou *Traité Fadhiliteh*, dont un triple manuscrit, exploré et traduit par M. Rabbinowicz, se trouve à la Bibliothèque nationale de Paris. Maïmonide conseille contre les piqûres de serpents les pratiques encore opérées de nos jours : ligature, débridement et succion de la plaie.

sieurs chirurgiens fameux, chassés d'Italie par les désordres civils, cherchèrent un asile en France. Ils y apportèrent les traditions de la science antique et les œuvres des Arabes, notamment d'Aboul-Kosès, que l'on peut regarder comme le restaurateur de la chirurgie. Plusieurs de ces exilés vinrent enseigner à Paris, et formèrent une école célèbre, connue sous le nom d'École des Quatre-Maîtres. Avant eux, la médecine et la chirurgie formaient en France deux arts séparés, rivaux, ennemis. Les maîtres italiens proclamèrent l'union intime de la médecine et de la chirurgie, union qui fut des siècles à s'accomplir, empêchée qu'elle était par des passions étroites et égoïstes. Toutefois, s'ils ne purent faire prévaloir leurs idées, ils trouvèrent des imitateurs, parmi lesquels brille au premier rang Henri de Mondeville, dont M. le docteur Chereau a fait connaître la vie et les ouvrages[1].

A partir du douzième siècle, l'étude de la médecine fut interdite aux prêtres et aux moines[2]; les docteurs étaient astreints au célibat, et cette règle subsista jusqu'à la réforme opérée dans l'Université par Guillaume d'Estouteville, en 1452.

Paul IV, Pie IV défendirent aux Juifs d'exercer la médecine, et cette interdiction fut renouvelée par Grégoire XIII. (*Bulle du* 30 *mars* 1581.)

Dès 1285, il y avait, au palais du roi Philippe le Bel, deux médecins ou physiciens : maître Fouc-

1. Mondeville fut chirurgien de Philippe le Bel.

2. Alfred Franklin, *Recherches sur la Bibliothèque de la Faculté de médecine de Paris.* Aubry, 1864.

ques de la Charité, médecin devers madame la Royne, et maître Dudes. Chacun avait dix-huit deniers de gages par jour, trois provendes d'avoine et deux valets, deux surgiens servant par quartier.

« C'est l'ordonnance de l'ostel le Roy Philippe, « à Vicenes le lendemain de la S. Vincent de l'an « MCCLXXV. »

En 1289, on voit cinq médecins : Dudes, Jean de Rosai, Robert Lefèvre, Foucques de la Charité et Guillaume d'Aurillac.

Une ordonnance sans date (paraissant être de la fin du treizième siècle) accorde à un conseil « de « VI des meilleurs et des plus loiaus cyrurgiens de « Paris, par le prévot de Paris esleus, lesquels ont « jurés sur Sains, que eus bien et loyaument en-« cercheront et examineront ceus qu'ils creront et « cuideront qu'ils soient dignes d'ouvrer, et n'en « déporteront ne greveront, ne par amour, ne par « haine. Et bandront par écrit les noms de ceux « qui seront dignes et de ceux qui ne seront dignes « d'ouvrer.

« Les VI jurés auront pour mestier, le quart de-« nier des amendes prononcées contre les contre-« venans.

« Les noms des VI jurés exameneurs sont mestre « Henri dou Perche, mestre Vincent son frère, « mestre Robert le convers, mestre Nicolas son « frère, mestre Pierre des Hales et mestre Pierre « Jire [1]. »

Le 28 mars 1298, « donné à une fame, qui garit

1. *Ordonnances relatives aux métiers de Paris*, par Depping.

« monseigneur Robert de son œil, par poivre qui « lui était entré dedans[1]. »

En 1301, tous les vingt-six barbiers de Paris ap- « prouvèrent l'acte suivant : « L'an de grâce mil « trois cenz et j., le lundi après la mi aoust, furent « semons tuit les barbiers, et il leur fu defendus, « sus peine de cors et de avoir qu'ils n'ouvreront « de l'art de cirurgie, devant ce qu'il soit exami- « nez des mestres de cirurgie.

« Item, que nul barbier, si ce n'est en aucun « besoin d'estancher le blessé, il ne se pourra en- « tremettre dudit metier, et sitot que il aura aten- « chié ou afeté, il le fera savoir à joustice, c'est à « savoir au prévot de Paris. »

On tenta plusieurs fois de renouveler cet ordre aux médecins de déclarer les blessés ; on essuya de nobles refus.

« Le ban des barbyeurs de Douai (quatorzième « siècle) défend que nul barbyer ou barbyeresse « ne reche, ne fainne, ce qui doit être pratiqué « par personne à ce commise par espécial, ne fai- « sant métier de barbyer. — Que aucun desdits « barbyeurs ou barbyeresses n'aille ou envoie cli- « quetant aval le ville, disant de maison en maison : « Voulez-vous rere ? sous peine de quarante sols

1. A. Monteil, *Traité des matériaux manuscrits*. — Voir à la Bibliothèque de l'École de médecine de Montpellier un manuscrit du dix-huitième siècle, contenant : 1° Serment des chirurgiens; 2° Statuts accordés aux chirurgiens par saint Louis (1268); 3° Statuts de l'École de chirurgie; 4° Noms des prévots de chirurgie depuis 1675; 5° Liste des chirurgiens morts à Paris depuis 1315; 6° Lettres de noblesse accordées par Louis XIV à divers chirurgiens (*Catalogue des manuscrits*, imprimerie nationale, 1849).

« d'amende. — Que nuls desdits barbieurs ou bar-
« bieresse ne rasent le dimanche, si ce n'est nou-
« veau prestre ou nouvelle couronne, ou enfant
« nouveau-né, ou personne, par nécessité, com-
« mandant de le faire. Qu'ils ne soient si hardis bar-
« byers ou barbyeresse de jeter, dans l'eau ou rivière
« de cette ville, le sang des saignées par eux faites,
« mais le portent dans les champs, avec les cha-
« viaulx des rasures qu'ils auront, le plus loin de
« la ville qu'il sera possible, et qu'ils les enfouis-
« sent ou fassent enfouir, à peine de dix livres
« d'amende et de bannissement de la ville[1]. »

1303. — « Le lundi après la Sainte-Luce, sen-
« tence consulaire prononcée dans la maison de
« Moissac et condamnant à cinquante sols d'amende
« une femme Lombarde pour avoir, dans une dis-
« pute, souhaité à une autre femme le mal véné-
« rien. » Cette terrible maladie, que François Ier avait prise en Italie et à laquelle il aurait succombé, ne serait pas d'origine Américaine, puisqu'elle était connue à Moissac cent quatre-vingts ans au moins avant la découverte du Nouveau-Monde.

Ce point constaté désormais, nous devons une réhabilitation à l'Amérique ; mais alors d'où vient donc, Seigneur, votre fléau[2] ?

1351. — L'opération de la cataracte fut effectuée sur Gilles ou Gillon le Muist, abbé de Saint-Martin de Tournai, par Jehan de Mince[3]. Gilles, alors âgé

1. *Archives de la ville de Douai* (cartulaire 00, f° 18, armoire 17). — Voir aussi, *Lettres* des 3 juillet 1430 et 12 septembre 1481, layette 111.

2. *Archives des sentences consulaires de Moissac* (fol. 26-32).

3. Gillon le Muist, né en février 1272, prit l'habit de religieux

de quatre-vingts ans, recouvra bientôt la vue. Il y avait en France des médecins publics, comme il y en avait dans la Grèce ancienne, d'après les découvertes de la science [1].

A Valenciennes, « maistre Jehan Lemie avait en « 1348 comme médecin, pour le pension de le « demi année..... X livres. »

Il lui est en outre alloué :

« Pour le levier de 1 keral qu'il eust, quand on « alla à Goumegnies..... II sols VI deniers. »

« A mestre Jehan Lemie, par l'assens dou « prouvost et des jurés et dou consul de la ville, « le mierkedi, devant le jour de mai, pour amen- « der son service de le labeur qu'il avait eu de « plusieurs navrés warir, et pour le cure qu'il fist « à chiaus qui furent navrés, entre deux ponts « d'Anzaing..... X livres [2]. »

Chirurgiens de Paris. Règlement de 1311, 14 mars 1373. — « Une femme peut être barbière, mais non saigner, ne voir le lieu ne autre de faits de chirurgie, si ce n'est par valets, qui seront examinés par aucuns de la cour. »

— Lettres de Charles V au Louvre (décembre 1372), qui maintient les barbiers de Paris, dans le

à l'abbaye de Saint-Martin de Tournai, et composa des rimes sur la vie des R. R. P. P. Andrieu de Florence et Jehan des Prés, jadis évêque de Tournai. La France, qui demanda trop longtemps des oculistes à l'Allemagne, a aujourd'hui ses habiles praticiens Cusio, Panos, Camuzet, Abadie, Perrin.

1. Inscription trouvée dans l'île de Carpathos, par M. Carle Wescher, membre de l'École d'Athènes, bibliothécaire à Paris.

2. *Manuscrit de la Ville de Valenciennes*, cité par M. Caffiaux.

droit de panser les clous, bosses, les apostumes et les plaies non mortelles[1].

Mai 1396. — Lettres de Charles VI relatives aux démonstrations anatomiques de la Faculté de Montpellier.

Le neveu de l'archiatre du défunt Roi Charles V, Guibert de Celsoy, ou de Salceto, doyen de la Faculté de médecine de Paris, fut mandé près de Charles VI.

Le neveu était l'héritier des secrets de son oncle comme il était l'héritier de sa fortune et de sa maison de la rue Saint-Jacques, adossée à l'église Saint-Séverin, et portant pour enseigne une croix de fer. On alla donc le quérir chez lui, et on le mit en présence du royal malade. Antoine Guibert de Celsoy passait pour un médecin de grande valeur, comme son oncle. Son épitaphe, qu'on lisait encore, il y a quelques années, dans la petites église de Saint-Maur, au village Celsoy, près de Langres, affirme que :

Maistre fu es arts excellent
Et en médecine ensenient
De la pratique souverain
Parcil n'avoit en corps humain.

Il ne fallait plus songer à déclarer incurable la maladie de Charles VI, car on avait pendu, peu de temps auparavant, deux cordeliers, appelés en consultation, et qui avaient déclaré la science humaine impuissante contre un mal surnaturel, selon eux. Cette déclaration faite, on les obligea à exor-

1. *Ord.*, t. V, p. 530-571.

ciser le Roi, et le Roi se trouvant plus mal après les exorcismes, on envoya au gibet les pauvres moines, sous prétexte qu'au lieu de chasser les mauvais esprits, ils en avaient évoqué de plus redoutables encore.

Donc Antoine Guibert, après avoir mûrement étudié pendant plus d'une semaine, les symptômes de la démence du Roi, déclare que toute maladie mettait à s'en aller autant de temps qu'elle en avait mis pour venir, et il entreprit la cure.

Vers la sixième année du traitement de Charles VI, Antoine Guibert, prétextant sa mauvaise santé, se donna des aides et des suppléants, ralentit ses visites à la cour, n'y reparut plus que rarement, et mourut vers 1409, laissant une réputation rivale de celle de son oncle.

Ce fut avec les dons de la Reine et les munificences des courtisans que Guibert fit élever, dans son village natal de Celsoy, une église qui subsiste encore, et dans laquelle il consacra à la mémoire de son oncle un magnifique monument, sur lequel on lit l'inscription suivante :

Médecin fut des Rois de France
Jehan et deux Charles sans doubtance.

Thomas de Saint-Pierre, Normand, était médecin de Charles VI et de sa femme Catherine, *physicus Regis et Catherine ejus uxoris* [1].

1413. — André de Puissieux, physicien du duc

1. Alfred Franklin, *Recherches sur la Bibliothèque de la Faculté de médecine de Paris*. Aubry, 1864.

de Bourgogne, reçoit vingt florins pour sa pension [1].

3 septembre 1423. — « Lettres du Roi de France « et d'Angleterre, données à Paris, à la relation « du conseil, par lesquelles il est défendu d'exer- « cer la médecine, sinon aux maistres et licenciés « de l'Université [2]. »

1430. — « A maistre Jehan Prat, cirurgien, venu « vers le duc de Bourgogne pour le guarir de la « goutte. »

1469. — « A Olivier le Mauvais, valet de chambre « et barbier du corps du roi Louis XI, pour estui « garni de razouers d'argent doré de fin or, sizeaux, « peignes et mirouers..... XX livres XXII solz [3]. »

1470. — « A Jehan Candure, demeurant à Paris, « pour avoir apporté à Ambroise deux douzaines « de sangsues pour la personne du seigneur Roi... « VIII livres V solz.

« — Pour deux flascongs d'estaing à mettre « l'eaue rose et de fumeterre, pour ledict sei- « gneur..... XXXV solz [4]. »

22 avril 1473. — Procès entre Olivier le Mauvais, premier barbier du roi, et les barbiers de Paris. La cour renvoya au Châtelet.

1484. — Anoblissement du médecin du Roi, Pierrevive.

15 décembre 1507-1508. — « La Court, sur rap- « port à elle fait, permet à Charpentier et de

1. *Archives de la Côte-d'Or* (B. 388).
2. Collection Delamare, 193. Bibliothèque nationale (manuscrits).
3. Compte manuscrit des dépenses de la cour de Louis XI.
4. *Ibidem*, manuscrit 1469-1470, cité par Monteil.

« Gorres de pratiquer et exercer l'art et science de « médecine à Paris. »

1536. — Gages de François Navarro, médecin de Henri II, roi de Navarre, trente-sept écus.

1538. — A Arnaud de Cusson, apothicaire, pour service de la maison, vingt-quatre écus.

27 janvier 1543-1545. — « La Court, veue la « requeste à elle présentée par Vivant Gautheret « et Jacques Cazeau, libraires en l'Université de « Paris. Avec la certificacion des docteurs en la « faculté de médecine de l'Université de Paris, a « permis et permect auxdits supplians de pouvoir « faire imprimer et exposer en vente ung livre, « intitulé *Historia plantarum*, composé par le mé- « decin Léonardus Faschinus. »

La première édition avait paru à Bâle en 1542[1].

12 janvier 1553. — La Cour, sur requête du procureur général, ordonne « qu'avant qu'aucun bar- « bier puisse être reçu mestre, il sera tenu servir « par six mois, sans gages, au bureau des pauvres, « et panser les malades au quartier qui lui sera « ordonné. »

1557. — Honoraires d'Antoine Dulac et Yosandon, médecins, pour avoir soigné Antoine de Bourbon, roi de Navarre.

Ambroise Paré, dans son livre vingt-septième, intitulé : *Des rapports*, s'adresse ainsi aux jeunes chirurgiens : « Il reste à présent instruire le ieune « chirurgien à bien faire rapport en iustice, lors

1. Voir : *Opera parva Abubetri filii Zachariæ, filii Arasi, quæ in hoc parvo volumine continentur sunt : Liber Almansorem, tractatus de ægritudinibus juncturarum, de morbis puerorum, Lugduni*, G. de Villers, 1511, in-8.

« qu'il y sera appellé, soit pour la mort des bles-« sés, ou impotence, ou dépravation de l'action « de quelque partie. En ce il doit estre caut, c'est-« à-dire, ingénieux à faire son prognostic, à cause « que l'euenement des maladies est le plus sou-« uent difficile, ainsi que nous a laissé par escrit « Hippocrates au commencement de ses Aphoris-« mes, à raison principalement de l'incertitude du « sujet sur lequel l'art de chirurgie est employé. « Mesme le premier et principal point est, qu'il « ait une bonne ame, ayant la crainte de Dieu de-« uant ses yeux, ne rapportant les playes grandes « petites, ny les petites grandes par faueur ou au-« trement : parce que les Iurisconsultes iugent, « selon qu'on leur rapporte[1]. »

Ambroise Paré indique ensuite par quels signes on peut juger les maladies, et donne aux jeunes chirurgiens des modèles de rapports :

Exemple de rapport d'un enfant estant estouffé. — « Il y a grande apparence que le petit enfant « mort aura esté estouffé par sa nourrice, qui se « sera endormie sur luy en l'allaictant, ou autre-« ment par malice, si ledit enfant se portoit bien, « et ne se plaignoit de rien au précédent : s'il a la « bouche et nez pleins d'escume : s'il a le reste « de la face non palle et blaffarde, mais violette « et comme de couleur de pourpre : si ouuert, « est trouué auoir les poulmons pleins comme « d'air escumeux[2]. »

Exemple d'un rapport de méhaing ou impotence. —

1. *Œuvres complètes d'Ambroise Paré*, par Malgaigne, 1840. T. III, liv. XXVII, *des Rapports*, p. 651.
2. Ambroise Paré, *Des Rapports*, p. 658.

« I'ay tel, etc., par le commandement de mon-
« sieur le Procureur du Roy, me suis transporté
« en la maison de monsieur, etc., rue Saint
« Pierre aux Bœufs, pour visiter un tel, etc., sur
« lequel i'ay trouué une playe à la iointure du jar-
« ret dextre, de grandeur de quatre doigts ou
« enuiron, auecques incision des cordes ou ten-
« dons qui plient la iambe, ensemble incision de
« veines, arteres, et nerfs. Au moyen dequoy est
« ledit tel en danger de mort, pour les accidents
« qui en telles playes viennent le plus souuent,
« comme extreme douleur, fièure, inflammation,
« aposteme, conuulsion, gangrène, et autres. Par-
« quoy a ledit tel besoin tenir bon regime, et estre
« bien et deuëment pansé et médicamenté : et où
« il eschappera de la mort, à iamais demeurera
« impotent de la partie. Et tout ce certifie estre
« vray, tesmoing mon seing manüel cy mis le
« iour, etc., mil, etc.[1]. »

30 août 1566. — Sentence du prévôt de Paris par laquelle il est enjoint aux apothicaires jurés « de se trouver deux fois l'an, selon les arrêts du « Parlement, es jours qui leur seront assignés par « deux docteurs de la Faculté de médecine choi- « sis par elle, pour procéder à la visite des dro- « gues, dans les boutiques des apothicaires[2] »

1573. — « Jehan Paucet, médecin, Berthounin

1. Ambroise Paré, *Des Rapports*, p. 656.

2. Denis Puylon, *Statuts de la Faculté de médecine*, t. III, p. 3. — Charles Jourdain, *Index chronol. chatorum*, t. III, p. 386. — Voir l'expérience et approbation d'Ulrich de Hunten, touchant la médecine du boys dict Guaiacum, pour circonvenir et deschasser la maladie indement appelée francoyse, aincois par gens de meilleur jugement est dicte et appelée la

« Lanne, Jean Lanne, chirurgiens, 7 livres pour « une autopsie. »

1576. — Statuts de la Faculté de médecine de Lyon en quatorze articles, confirmés par édits.

Juin 1576. — Excursion dans les montagnes, aux Eaux-Chaudes. (Dépense de la maison de Henri III, Roy de Navarre[1].)

1581. — Soins à un cuisinier teigneux.

Aloès pour le Roi. Éponge pour laver la tête du Roy[2].

1582. — A Nicolas Ferrand, chirurgien de Margueritte, Reine de Navarre, pour avoir soigné Henri III de Navarre, à Auch, trente livres. — A Dufresne, médecin de Lescar, pour être venu à Pau soigner Henri III, Roi de Navarre, quatre-vingt-dix livres.

1583. — A Pierre Legendre, chirurgien, pour avoir soigné le Roi blessé au bras, soixante-dix-neuf sols. (Chambre des comptes de Pau.)

1594. — A Olivier Caillard, médecin de Catherine, princesse de Navarre, cent vingt-trois écus

maladie de Naples, traduicte et interpretée par maistre Jehan Cheradame Hippocrates, estudiant en la Faculté de médecine. Lyon, en la maison de Claude Nourry; sorte de petit in-4° signé A. Küy.

1. *Archives des Basses-Pyrénées*, B. 63.

2. Trésorerie de Béarn, *Archives des Basses-Pyrénées*. — Voir *le Trésor des pauvres*, selon maistres Arnoult de Villenove, Gérard de Solo et plusieurs aultres en médecine de Montpellier. Lyon. Claude Nourry, 1527, petit in-folio. Et le sommaire très singulier de toute médecine et chirurgie, spécialement contre toutes maladies survenantes quotidiennement au corps humain. Composé par maistre Jehan Gœurot, médecin du très chrestien Roy de France, François Ier. Lyon, Ollivier Arnoullet; 1544, petit in-8°.

de gages. — Claude Gombaud, autre médecin de la princesse[1].

1596. — Antoine Portail fut chirurgien des rois Charles IX, Henri III et Henri IV ; il laissa deux fils, Paul et Antoine Portail, seigneur de Chatou.

On voit, dans les Commentaires de la Faculté, qu'il n'y avait encore à Paris, en 1395, que trente et un médecins pour cent trente mille habitants ; soixante-douze en 1550, pour deux cent mille habitants ; quarante-six en 1596, pour deux cent cinquante mille, et cent onze en 1652, pour cinq cent mille habitants[2].

25 octobre 1597. — Arrêt du Parlement de Paris qui enjoint que, par MM. Etienne Laffilé, Albert Lefèvre, Michel Marescot, Nicolas Allain, Jean Martin, Barthélémy Perducis, Jean Hautin, Jean Riolan, Jean le Moine, Jean Duret, Simon Pietre, Jacques Cousinot, docteurs régents de la Faculté de médecine de l'Université de Paris, sera dressé le dispensaire ordonné par les arrêts précédents de la Cour, pour être gardé par les apothicaires de la Cour[3].

12 septembre 1598. — Arrêt du Parlement de Paris, renouvelant les défenses faites anciennement « à tous empiriques, non approuvés par la « Faculté de médecine, de pratiquer l'art de gué- « rir, et à tous apothicaires et épiciers de délivrer « aucune drogue, sinon sur ordonnance des doc-

1. Trésorerie générale de Béarn et de Navarre.

2. Alfred Franklin, *Recherches sur la Bibliothèque de la Faculté de médecine de Paris*. Aubry, 1861.

3. **Denis Puylon, *Statuts de la Faculté de médecine*,** t. IV, **p. 9.**

« teurs de la Faculté, des médecins ordinaires du « Roi ou de ceux des princes du sang[1]. »

Mars 1608. — Naturalisation, à Toulouse, de Pierre Canonne, originaire de Cambrai, docteur-médecin à Tarbes[2].

Voici ce que, dès 1609, disait un illustre président du Parlement de Grenoble, Claude Expilly, des eaux de Vals :

« Ces eaux font des merveilles, confortent l'estomac, en tirent les crudités et la bille, temperent le foie, déchargent la rate, chassent les vents et la melancolie des hypochondres, ouvrent les obstructions et les opilations, font perdre les pales couleurs et la jaunisse, purifient le sang, rafraîchissent les reins, guérissent de l'hydropisie et la colique, font jeter la pierre qui n'est pas trop avancée, comminent et évacuent le calcul et la gravelle, soit des reins, soit de la vessie ; clarifient la vue en s'en lavant les yeux, ouvrent l'appétit, fortifient le corps et le font sain, dispos et comme rajeuni et renouvelé. Elles n'ont aucune qualité

1. Denis Puylon, *Statuts de la Faculté de médecine*, t. II et IV. — Ét. du Boulay, *Histoire univ.*, t. VI, p. 911.

2. *Archives départementales*, Haute-Garonne, série B, 268. — Voir, *Physionomie naturelle*, extraite de plusieurs philosophes anciens et mise en français par Antoine Dumoulin. Masconnois, Lyon, J. de Tournes, 1550. — *De caneri natura et curatione, per Ben Textorem*. Lugduni, 1550, in-8. — Des divers travaux et enfantemens des femmes, par quels moyens l'on doit subvenir aux accidens qui peuvent écheoir devant et après iceulx travaux. — *Item*, quel lait et quelle nourrice on doit eslire aux enfanz. Livret fort utile, d'abord composé en latin par maistre Euchaire Rodion, et depuis tourné en langue francoyse. Paris, Jehan Foucher, 1536, in-8. — J. H. Meibomii, *De Flagrorum usu in re medica et venerea*, edente Claudio Mercier. Parisiis, 1792, in-18.

nuisible au corps, pourvu qu'on en use avec prudence, sans excès ni débauche.

« On a eu tant de preuves admirables de leurs vertus, qu'on peut les parangonner (louer), voire préférer aux plus excellentes et recommandées de l'Europe. »

Claude Expilly subit l'opération de la taille à quarante-sept ans, et il vécut vingt-huit ans après avoir pris les eaux de Vals. « En l'an de grâce 1609 et 1610, dit-il, aux mois d'août et septembre, j'allai boire les eaux de Vals. Là je recouvrai ma première santé, de sorte que depuis je n'ai eu aucun ressentiment de pierre ou de gravelle, dont j'étais travaillé au point que j'avais presque perdu l'espérance de pouvoir désormais passer un seul jour sans douleur ni incommodité, quoique auparavant, en l'an 1608, je fusse heureusement relevé de l'irritation. »

1601. — « Le 21 septembre, sitôt que l'enfant « fut né (Louis XIII), Hérouard lui fit avaler du mi- « thridace et du vin blanc[1] dans une cuillère, « dont il se lécha les lèvres. »

1. Bibliothèque nationale (manuscrit). *Particularité de la vie du Roy Louis XIII* (manuscrit). *Supplément français*, 928-10321.

CHAPITRE VI

LES MÉDECINS PICARDS.

Un souvenir pour la Picardie; notre pays natal nous fait rappeler ici, par ordre alphabétique, les noms des anciens médecins appartenant à notre province de prédilection : 1° Desessart, de Villers-Cotterets, publie en 1760 (deux ans avant l'Émile), un *Traité de l'éducation des enfants en bas âge*. — 2° Jean-Marie-Bernard Begny, de Lierval, près Laon, docteur en médecine et accoucheur, chirurgien de la maison du Roi, médecin des Empereurs et Rois d'Allemagne et d'Angleterre, pendant l'émigration. Il se fixa à Saint-Pétersbourg, où il mourut en 1813. L'abbé Begny, curé de Lierval, était son frère. — 3° Jean Desjardin, de Laon, médecin de François Ier. Il mourut subitement en 1557, le jour anniversaire de sa naissance. — 4° Anne-Amable-Augier Duflot, de Soissons, auteur de plusieurs ouvrages sur la médecine, 1735-1775. — 5° Nicolas-Abraham de la Framboisière, de Guise, médecin de Henri IV et de Louis XIII, professeur de médecine et auteur de plusieurs ouvrages. Mort en 1650. — 6° Guillaume de Harcigny, premier médecin de Charles VI. Il passait pour le plus habile médecin de son temps. Mort en 1393. — 7° Claude-Nicolas Le Cat, de Blérancourt, l'un des plus célèbres chirurgiens du dix-huitième siècle, 1700-1768. — 8° Pierre Legivre, de Charly, auteur d'un ouvrage sur les eaux minérales, 1618-1684. — 9° Jean-Charles-Joseph Lejeune, de Laon, principal organisateur du traitement des aliénés de Montreuil-sous-Laon. Mort à cinquante ans en 1825. — 10° Jean Lenglet, chanoine de Saint-Quentin et premier médecin de Charles VIII. — 11° Louis-Jean Letieullier, de Laon, docteur-régent de la Faculté de médecine de Paris. Mort en 1751. — 12° Jacques Mentel, de Laon, donna plusieurs ouvrages sur la médecine et sur l'imprimerie, 1597-1671. — 13° Henri-Emmanuel Meurisse, de Saint-Quentin, dont on a un bon traité sur la saignée, 1694. — 14° Jean Paroisse, de Soissons, chevalier de la Légion d'honneur. Il a porté les ressources de son art partout où la France porta ses armes victorieuses. Il était premier médecin du roi Joseph de Naples. Il assista à la bataille de Vittoria (Espagne), où il perdit de précieux manuscrits, fruits de ses travaux. Mort à soixante-deux ans en 1825. — 15° Antoine-François Petit, de Soissons, docteur en médecine, célèbre praticien de son temps, 1718-1794. — 16° Claude Pipelet, de Coucy-le-Château, chirurgien, directeur de l'Académie de Paris. Il a fait un mémoire sur la ligature de l'épiploon et sur les plaies du bas-ventre, 1718-1792. — 17° François Pipelet, frère du précédent, héritier de sa charge et de ses talents. Mourut en 1809 à Coucy-le-Château, dont il était devenu maire et où il s'était retiré. — 18° Jean Ruel, de Soissons, chanoine de

Paris et médecin de François Ier. Traducteur de plusieurs traités de médecine qui l'ont fait surnommer l'Aigle des interprètes, 1479-1539. — 19° Brahier, de Château-Thierry, médecin aussi habile que charitable sous Louis XIV. Le premier jour de chaque mois, il portait au curé de Saint-Eustache, sa paroisse, un sac de 1000 francs pour les pauvres honteux, et pendant quinze ans qu'il pratiqua cette bonne œuvre, il donna 180,000 francs. Cette conduite ne fut connue qu'après sa mort. — 20° Samuel Cottin, de Laon, célèbre médecin du dix-septième siècle. Il conserva sa vie jusqu'à l'âge de quatre-vingt-dix-huit ans, celle de sa servante jusqu'à quatre-vingt-deux ans, et celle de sa mule jusqu'à cinquante. — 21° Nicolas Bertrand, chanoine théologal de Laon. Premier chirurgien d'Anne d'Autriche [1]. — 22° Guy-Félix Allan. Il exerça la chirurgie avec distinction, à Paris. 1743-1802.

De nos jours, les départements composant l'ancienne Picardie, comptent encore à Amiens, Abbeville, Péronne, Saint-Quentin, Laon, Soissons des praticiens très distingués, soutenant par leurs livres et leurs écrits, le renom de leurs anciens maîtres.

1. Voir la *Chiromancie médicinale*, accompagnée d'un *Traité de la physionomie*, et d'un autre : *Des marques qui paraissent sur les ongles des doigts*, le tout composé en allemand, par Ph. May, et traduit en français, par Henry Treuchses. La Haye, Van Dyck, 1665, petit in-8° avec figures. — A la bibliothèque de Saint-Omer (Manuscrits), on trouve, à la suite d'un titre des *Pandectes : Compendium brevissimum artis medicæ, auctore D. M. Johanne Hannecher Ferraris, philosophiæ professore, in academ. Duacense, professore Regio ac publico.* (*Catalogue des manuscrits;* Paris, imprimerie Impériale, 1861.)

CHAPITRE VII

SCEAUX DES ANCIENS MÉDECINS.

Les médecins avaient la noblesse, que donne toujours la science, et, dans la collection sigillographique, publiée par ordre de l'empereur Napoléon III, sous la direction de M. le marquis de La Borde, par M. Douet d'Arcq, chef de section aux Archives de l'Empire (*Paris, Plon, éditeur*, 1867), on trouve le sceau des médecins dont les noms suivent :

11 janvier 1276. — Robert de Saint-Germain, physicien. (*Sceau ogival représentant un pélican nourrissant ses petits, dans leur nid.*)

Mars 1306. — Humbert de Marcilly, physicien du duc de Bourgogne. (*Bouclier avec une croix.*)

16 juillet 1309. — Nicolas de Petra, médecin flamand. (*Écu au chevron, cantonné de trois tours.*)

1350. — Henri le Lion, physicien. (*Écu au lion rampant dans une rosace.*)

1291. — Henri d'Aurillac, physicien de Jeanne, comtesse d'Alençon. (*Maître assis et lisant.*)

Parmi les inscriptions du diocèse de Paris, à Louvres, église paroissiale Saint-Quentin, on trouve

(1643) la tombe de maistre Anthoine Regnault, vivant apoticquaire et laboureur, décédé le 18 juin, âgé de 55 ans.

A Goussainville, église paroissiale Saint-Pierre et Saint-Paul, figure une inscription constatant la donation faite, le 22 septembre 1678, par Jean Lallemant, médecin-chirurgien de la maison d'Anne d'Autriche, pour fonder un obit à perpétuité.

Il nous a paru bon de relever ici ces indications, que le temps et l'homme effacent chaque jour.

CHAPITRE VIII

SERMENT DES MÉDECINS, APOTHICAIRES SAGES-FEMMES.

Un engagement solennel garantissait l'exercice honnête de l'entrée en profession des médecins et praticiens.

Le serment des sages-femmes était, à Saint-Quentin, le suivant : « Art. 1er. Vous jurez de vous bien et fidèlement comporter dans l'exercice et fonctions de sage-femme en cette ville, faubourgs et banlieues. — 2. De ne pas toucher, ni délivrer aulcune femme, que jugerez être gastée et entachée du mal vénérien, sans avoir auparavant pris les précautions nécessaires tant devant qu'après la délivrance et l'accouchement. — 3. Que vous advertirez les maris ou parents de celles que vous délivrez, si vous jugez qu'il y ayt péril ou danger de vie, afin de se pourvoir de secours et d'ayde, tant pour le salut du corps que de l'âme. — 4. Que vous ondoyerez l'enfant et luy conférerez le baptême, au cas que vous jugerez qu'il soit en péril de la vie et qu'il ne puisse être porté en l'église. — 5. Que vous ne recevrez, chez vous, aucune fille ou femme enceinte, sans la permission de la Chambre ou de M. le Mayeur. — 6. Qu'aussitôt que vous aurez délivré quelque fille ou femme étrangeres en tel endroit de la ville, faubourg et banlieue que ce soit, vous en avertirez Messieurs de la ville ou leur lieutenant. — 7. Que quand vous délivrerez quelques filles ou femme veuves, qui se seront laissé surprendre, vous les exhorterez, pendant les maux de l'accouchement, de vous dire et déclarer le véritable auteur de leur grossesse et vous nommer le père de l'enfant, pour en faire votre rapport en justice[1]. »

Le serment des pâtissiers et cuisiniers de Saint-Quentin (*Statuts du 9 mai* 1597) est de même curieux à retenir : « Vous jurez Dieu votre père et Créateur, sur la part que prétendez au paradis! que garderez toute fidélité au Roi notre sire et porterez obeissance aux mayeurs, échevins et jurés, vos magistrats, que n'attenterez et ferez attenter à rien portant prejudice de ce royaume et manutention de cette ville en son obeissance, et que si aucune chose vient à votre connaissance, en avertirez les dits mayeurs et échevins, vos supérieurs. — Que garderez et observerez fidèlement les règles et ordonnances du dit métier, comme à savoir, en premier lieu, vous n'habillerez aucune viande pour entrer au corps humain, que premier ne voulussiez manger vous-même[2]. »

1. *Recueil des statuts des métiers de la ville de Saint-Quentin*, recueillis par M. Quentin-Rohart, conseiller du roi en ladite ville (1696). Manuscrit de la bibliothèque de M. F. Le Serurier, conseiller honoraire à la Cour de cassation.

2. Les boulangers étaient condamnés en l'amende pour dé-

Les pâtissiers avaient, comme les médecins, la garde et charge des corps humains, voilà pourquoi leurs obligations, rapportées ici, sont garanties par un serment.

Jusjurandum Pharmacopœorum.	Serment des Apothicaires.
Rerum Creatorem unum in Trinitate Deum, quem piâ mente recolo, palam testor hœc omnia:	Je prends à témoin, devant tous, Dieu, Créateur de l'Univers, en trois personnes, que j'observerai, toute ma vie, ce qui suit:
In Christiana fide victurum et moriturum, parentibus debitum honorem persoluturum, medicis et prœceptoribus sub quibus operam dedi, obsequium onme redditurum.	Je vivrai et mourrai dans la foi chrétienne; j'honorerai mes parents; j'honorerai les médecins et maîtres, sous lesquels j'ai étudié.
Nullum ex antiquioribus ordinis nostri ut nec alium quidem convictus lacessiturum.	Jamais je ne dirai d'injure aux anciens de notre ordre, ni à d'autres.
Artis dignitatem pro virili exornaturum. Ejus arcana non revelaturum.	J'embellirai de mon mieux la dignité de l'art. Je n'en révélerai pas les secrets.
Nihil inconsultè aut spe tantùm lucri facturum.	Je ne ferai rien imprudemment ni par espoir de gain.
In acutis, sine consensu medici, purgativa non daturum.	Dans les maladies aiguës, je ne donnerai pas de purgatifs, sans l'ordre du médecin.

faut de façon, défaut de cuisson, défaut de blancheur, défaut de pain en leur boutique. (Registre du greffe de la prévoté de Laon, 24 novembre 1651.)

Nullius illicitè vivenda, nisi causâ medicandi, contrectaturum.	Je ne toucherai les parties secrètes que pour y appliquer des remèdes[1].
Secreta nullius deserturum.	Je garderai le secret des malades.
Venena nulli unquam exhibiturum, nec danda etiam hosti suasurum.	Je ne donnerai pas de poison, et je n'en laisserai pas donner, même à mes ennemis.
Conceptui perdendo medicamentum nequaquam propinaturum, nec fœtui excludendo, nisi medicis imperantibus paraturum.	Je ne donnerai pas de remède abortif, même pour provoquer l'expulsion d'un fœtus, si ce n'est sur l'ordre des médecins.
Medicorum prœscriptiones non immutaturum.	Je ne changerai pas les prescriptions des médecins.
Succedanea, sine consilio non adhibiturum.	Je ne substituerai jamais de remèdes, sans leur avis.
Empiricorum exitiosam praxim improbaturum.	Je désapprouverai la pratique funeste des empiriques.
Opem licite concedéndam nemini negaturum.	Je ne refuserai à personne mon concours légitime.
Exoleta improbata que medicamenta in pharmacopoli non servaturum.	Je ne garderai pas dans ma pharmacie les médicaments gâtés ou mal préparés.
Hœc voventi et facienti Divinum faveat auxilium.	En faisant et observant ces règles, que Dieu m'assiste.
Amen.	Ainsi-soit-il.

1. Nous devons rappeler ici le serment d'Hippocrate : « Dans quelque maison que j'entre, ce sera pour l'utilité des malades, me préservant de tout méfait volontaire et corrupteur, surtout de la corruption des femmes et des garçons. »

État de grossesse indiqué par une condamnée, à vérifier de suite, à l'audience même, en Angleterre.

Nous croyons devoir rapporter ici ce curieux et pratique incident devant une cour de justice, à Londres, par le médecin et la sage-femme de la prison :

Londres, 8 juillet 1879. — Le jury a rendu son verdict dans l'affaire de l'assassinat de Richmond.

Au bout d'une heure de délibération, le jury est revenu dans la salle d'audience.

« Vous êtes-vous accordés sur votre verdict? » dit le greffier aux jurés.

Le chef du jury. — Oui.

Le greffier. — Trouvez-vous la prisonnière coupable ou non coupable?

Le chef du jury. — Coupable.

Le greffier. — Vous dites qu'elle est coupable et que c'est votre verdict à vous tous?

Le chef du jury. — Oui.

Le greffier. — Catherine Webster, vous avez été accusée de l'assassinat de Martha Thomas et vous avez plaidé non coupable. Votre pays vous a trouvée coupable. Avez-vous quelque chose à dire pour n'être pas condamnée à mort ?

La prisonnière. — Je ne suis pas coupable. Un homme devait être ici, c'est lui qui a commis le meurtre. Je ne vois pas pourquoi je souffrirais pour un autre.

L'huissier ayant recommandé le silence, le juge rend en ces termes la sentence de mort :

« Après une très longue instruction, vous avez été trouvée coupable. Vous nous dites, pour la première fois, qu'un homme aurait dû être accusé à votre place, et vous ne citez pas même son nom. Mon devoir me commande de vous condamner à mort. Dieu seul sait si votre affirmation est exacte. Je n'en dirai pas davantage. Je dois vous condamner à la peine édictée par la loi. Vous serez conduite à l'endroit de l'exécution, dans le comté de Surrey, et là, vous serez pendue par le cou, jusqu'à ce que mort s'ensuive. Que Dieu ait pitié de votre âme ! »

Alors survient un curieux incident.

Le greffier. — Avez-vous quelque chose à dire pour arrêter l'exécution du jugement ?

La prisonnière. — Oui, monsieur.

L'un des gardiens de la prison informe la Cour que la condamnée prétend être enceinte. Alors le juge ordonne aux jurés de se retirer. En dix minutes, un jury de femmes formé dans l'auditoire est réuni.

Le greffier. — Mesdames du jury, la prisonnière a prétendu qu'elle est enceinte. Vous allez avoir à rendre un verdict sur ce point.

Le juge. — Est-ce que la condamnée a été examinée par un chirurgien ?

Le gouverneur de la prison. — Non, milord ; mais la sage-femme de la prison peut vous donner quelques renseignements.

Le juge (à la sage-femme). — Vous avez eu l'occasion de voir si elle est enceinte ?

Le témoin. — Oui, milord.

Le juge. — Dites-vous qu'elle est enceinte ou qu'elle ne l'est pas?

Le témoin. — Elle ne l'est pas. (Sensation.)

Le juge. — Quand l'avez-vous examinée pour la dernière fois ?

Le témoin. — Il y a trois ou quatre jours.

Le juge. — Est-ce que vous êtes dans l'habitude de visiter les femmes qui sont accusées d'assassinat ?

Le témoin. — Oui, milord.

Le juge. — Est-ce que le médecin de la prison est ici ?

Le gouverneur. — Non, milord.

Le juge. — Il devrait y être. Envoyez-le chercher.

Le médecin arrive quelques instants après et le jury se retire avec lui dans la salle des délibérations. Au bout de dix minutes, le jury revient dans la salle d'audience et le juge demande au docteur quelle est son opinion. Le docteur répond qu'il pense que la condamnée n'est pas enceinte.

Le juge (au conseil de la condamnée). — Voulez-vous poser au docteur quelques questions ? Je dois vous dire que, depuis trente-deux ans que j'exerce ma profession, je n'ai jamais vu un cas pareil. Nous avons ici, dans la personne de M. Avory (le greffier), l'un de nos criminalistes les plus distingués, et il voudra bien, s'il y a lieu, nous remettre dans le droit chemin.

Le défenseur (au docteur). — Avez-vous quelque expérience comme accoucheur ?

Le témoin. — Oui.

Le défenseur. — Êtes-vous en mesure d'affirmer,

sans la moindre hésitation, que la condamnée n'est pas enceinte?

Le témoin. — Oui.

Le jury, après deux ou trois minutes de délibération, déclare que la prisonnière n'est point enceinte.

CHAPITRE IX

LA MAGIE ET LA SORCELLERIE.

> La philosophie se mesle et parle librement de toutes choses, pour en trouver les causes, les juger et régler.
> (CHARRON, *De la Sagesse.*)

Les médecins sont souvent appelés à expliquer, par la science, des faits paraissant surnaturels. Aujourd'hui, nous sourions, nous les esprits forts du dix-neuvième siècle, lequel croit pourtant aux tables tournantes, au spiritisme et aux devineresses, lorsque nous lisons « qu'en 1560 le juge criminel « de Niort fit mettre en prison obscure une femme « sur la déclaration d'une nouvelle espousée, l'ac- « cusant d'avoir lié son mari[1]. Deux jours après, « la détenue manda aux mariés qu'ils couchassent « ensemble. Aussitost le juge, estant adverty qu'ils « estoient déliés, lascha la prisonniérre. »

1. Bodin, *Démonomanie et la decrétale. De frigidis et maleficiatis.* — Voir, dans *les Mémoires* de Segrais, la scène qui se serait passée au château d'Egmont. *Les Petits Sorciers*, par M. Gosselin, greffier à la cour de Rouen (1865). Registre de la Tournelle de Rouen. — Floquet, *Histoire du Parlement de Normandie.*

De nos jours, non seulement il y a encore en France des départements arriérés, où la sorcellerie, surtout représentée par les bergers, joue encore son rôle ; mais en plein Paris, il y a des diseuses de bonne aventure très consultées par des clients appartenant à tous les mondes.

La verte et luxuriante Normandie où, de nos jours encore, les habitants ont tant de sapience et de finesse, fournissait déjà au dix-septième siècle (qui s'en étonnerait?) bon nombre de sorciers[1]. Les paroisses avoisinant Neufchâtel, Aumale, Londi-

1. Voir le curieux travail intitulé : *Les Petits Sorciers du dix-septième siècle et la torture avant l'exécution*, par M. F. Gosselin, greffier-archiviste. Rouen, Cagniard, imprimeur, 1865. — Quelle curieuse histoire judiciaire nous aurions bientôt, si les greffiers suivaient partout l'exemple de recherches et d'érudition qui leur est donné par M. Gosselin ? — Des marques des sorciers et de la réelle possession que le diable prend sur le corps des hommes, sur le subject du procès de l'abominable et détestable sorcier Louis Gaufredi, prestre bénéficié en l'église parrochiale des Accoules de Marseille, qui naguères a esté exécuté à Aix par arrest de la court du Parlement de Provence; par Jacques Fontaine, conseillier et médecin ordinaire du Roy. A Lyon, Claude Barjot, 1611. Arest mémorable de la court du Parlement de Bretaigne, donné à l'encontre de messire André-Marion-Pierre Souvestre, prestre ; Pierre Taillandier ; Jean Houyet et Jehan Benoist, dit Casseriau, executez à Rennes, qui ont esté convaincus de magie et de sorcellerie. A Paris, jouxte la copie imprimée à Rennes, par François de la Bistraite, avec permission, 1611. — *Apologie pour les grands hommes soupçonnez de Magie*, par G. Naudé, Parisien. Amsterdam, chez Jean Frédéric Bernard, 1712, in-12. — Le savant bibliothécaire de Mazarin déploie une érudition étonnante et tous les trésors de ses vastes lectures pour défendre Zoroastre, Orphée, Pythagore, Numa, Démocrite, Empédocle et Appolonius de Thyane, Socrate, Aristote, Plotin, Porphyre, Jamblique, Cardan, Paracelse, Raymond Lulle, Agrippa, Merlin, Savonarole, Nostradamus, saint Thomas d'Aquin, Roger Bacon, les papes Sylvestre II et Grégoire VII, et enfin Virgile, illustres personnages sentant plus ou moins le fagot.

nières, en avaient surtout le dangereux monopole. Ces charmeurs y renaissaient de leurs cendres à peine refroidies. Vainement, en 1618, la haute justice de Londinières envoyait à la potence huit sorciers; vingt ans après, Neufchâtel voyait exécuter à son tour quinze de ces donneurs de sorts, auxquels le diable mettait en la bouche ce qu'ils avaient à dire à la justice.

Le 26 avril 1617, « procès de Conchino Conchini, « mareschal de France, et de Leonora Galigay, « sa femme. »

Le 8 juillet 1617, « rendu en la cour du Parle- « ment[1]. »

On trouva dans les poches de Concini, au moment de sa mort, plus de deux millions de billets de l'épargne. Son corps fut enveloppé dans un drap, et vers minuit on alla l'enterrer à Saint-Germain l'Auxerrois.

Quand on apprit à la maréchale la mort de son mari, elle ne versa pas une larme, et se contenta de dire qu'il était un présomptuous, un orgueillous.

Arrêtée immédiatement, elle fut conduite à la Bastille, et son procès commença.

Cette femme, qui avait dirigé l'État, qu'on accusait d'avoir trempé dans le meurtre de Henri IV, qui passait pour avoir trafiqué de toutes les grandes charges de l'État, ne fut condamnée que comme coupable de judaïsme et de sortilège. On déposa

1. Bibliothèque nationale (manuscrits), Harlay, 173. Voir : Albertus Magnus, *De secretis mulierum libellus*. (Lugduni, 1598.) Levini Lemnii, *De miraculis occultis naturæ*. (Lugd. Batav., 1666.)

qu'on l'avait vue sacrifier un coq, dans une église, à minuit.

Le grand argument que le procureur général fit valoir contre l'accusée, c'est qu'elle possédait quelques livres hébreux[1]. Comme on lui demandait par quel moyen elle était arrivée à avoir un si grand ascendant sur la reine, elle répondit : « Mon sortilége a été le pouvoir que doivent avoir « les âmes fortes sur les esprits foibles. » Elle entendit, calme et résignée, l'arrêt qui la condamnait à être brûlée vive. Une si grande infortune finit par toucher le peuple, et la condamnée eut la suprême consolation de voir enfin quelque pitié sur les visages des gens qui entouraient son bûcher. « Intrépide, mais modeste, a dit un historien, elle mourut sans bravade et sans frayeur. »

En 1626 eut lieu le procès de Chalais[2] devant la chambre de justice de Nantes, commencé le 11 août aux Cordeliers. Après six séances l'arrêt fut rendu, puis exécuté sur la place du Boufé, où il y avait deux compagnies du régiment des gardes.

Le corps fut mis en un cercueil sur l'échafaud, puis dans un carosse, qui le porta aux Cordeliers, où, en présence de la dame Chalais, sa mère, il fut ensevely et enterré dans la nef, devant la chappelle des Espagnols. »

M. le premier président Duvair, après d'autres grands esprits, croyait aux sorciers[3].

1. Portæ, *Magia naturalis*, lib. Viginti. (Amstel.. 1664.) — *Curiositates inauditæ de figuris Persarum talismanicis*. — Michaelis, *Opera edita*. (Hamburgi, 1676.)

2. Bibliothèque nationale (manuscrits), Harlay, 473.

3. Voir la *Biographie de M. Duvair*, par M. l'avocat général

Le 4 mai 1611, il écrit, lui premier président au Parlement de Provence[1], « touchant la condamna-« tion d'un prestre sorcier et la possession d'une « fille[2] par lui débauchée, faite sorcière et menée « au sabbat, s'étant voulu convertir, s'est trouvée « possédée, l'esprit ayant déclaré qu'il ne sorti-« roit point que le magicien qui l'avoit mis en son « corps ne fust mort ou converti. Duvair. »

Les vains honneurs du pas amenaient des contestations. En 1627, la cour des comptes de Bourgogne reçoit les excuses faites par M. Vallon, trésorier de France[3], qui, dans la rue Poulaillerie, à Dijon, avait poussé M. Morelet, maître des comptes, pour lui faire prendre le bas du pavé.

Le 25 août 1657, « procès fait devant Jehan Dieu, « conseillier et assesseur certificateur des criées « et décrets de la vicomté de Saint-Lô[4], pour « l'absence des juges ordinaires, assisté du gref-« fier criminel du bailliage, contre Jean le Fran-« çois, accusé d'empoisonner les personnes, et « d'envoyer la peste. »

Le 22 septembre « est opérée par Jacque Lalonde « et Aaron Courtaut, apothicaire[5], l'expertise des « drogues saisies. »

Sapey, notre regretté collègue, dont le style, la parole comme la vie, furent suaves et purs.

1. Bibliothèque nationale (manuscrits), Harlay, 48.

2. La Cour d'assises du Var a condamné (août 1865) le nommé Castellan, qui, à l'aide de pratiques magnétiques, avait placé sous sa dépendance une jeune fille et l'avait violée. — Même décision des assises de Rouen contre un dentiste, coupable de viol envers une fille en état d'hypnotisme.

3. Archives de la Côte-d'Or, B, 145.

4. Bibliothèque nationale (manuscrits), Harlay, 133.

5. *Mémoires du Puységur*. — Voir aussi : *Bibliotheca Che-*

Un mode de supplice particulier à Toulouse et au Languedoc consistait à faire tomber, entre deux hauts poteaux de bois[1] une lourde hache ou doloire sur le cou du patient, fixé dans un collier.

Le 30 octobre 1632, à deux heures de l'après-midi, dans la cour du Capitole, eut lieu l'exécution du duc Henri de Montmorency. En lui s'éteignit la famille des grands Montmorency [2], comme l'a si bien dit notre consciencieux et savant concitoyen Henri Martin.

En février 1634, M. le duc de Retz fut fait général des galères par la démission de son beau-père [3].

En cette même année, le Parlement avait porté un règlement général pour empêcher les vols, assassinats, qui lors se commettaient en la campagne, ville et faulxbourg de Paris.

Le 18 août 1634, « arrest rendu contre Uurbain « Grandier, prestre curé de l'église Sainte-Croix

mica albinei. (Genevæ, 1651.) — *L'Alkaest* ou *le Dissolvant universel de Van Helmont*, par Lepelletier. (Rouen, 1706.) — *Le Triomphe hermétique* ou *la Pierre philosophale victorieuse.* (Amsterdam, 1699.)

1. C'est là, sans doute, la première idée de l'instrument, plus tard, attribué au docteur Guillotin. — Voir plus haut le chapitre : *Galères et échafaud.*

2. *Histoire de France.* Le titre de duc de Montmorency a été tout récemment conféré, par décret impérial, à M. Adalbert de Talleyrand-Périgord. — Sur le procès intenté à M. de Talleyrand, par suite de son nouveau titre, voir les remarquables conclusions, prises le 5 août 1865, devant la cour impériale de Paris (première chambre), par M. le premier avocat général de Vallée, après les plaidoiries des Mes Berryer et Nicolet.

3. Bibliothèque nationale (manuscrits), supplément français, 4767,14005, alphabet des ordonnances.

« de Loudun[1], pour magie, sortilège, irréligion, « sacrilège ; condamné à faire amende honorable, « nu teste, en chemise, la corde au col, tenant en « ses mains une torche ardente du poids de deux « livres, devant les églises Saint-Pierre-du-Marché « et Sainte-Uursule ; là, à genoux, demander par- « don à Dieu, au roi et à la justice ; puis, sur la « place Sainte-Croix[2], attaché au bucher, son corps « y estre brulé vif, avec les pactes et caractères « magiques restant au greff, ensemble le livre ma- « nuscrit contre le célibat des prêtres ; ses cendres « jetées au vent et les biens confisqués. »

Quant à M. le lieutenant général de police, son action vigilante pénétrait, pour servir un maître absolu et exigeant, qui se nommait le grand Roi, dans le secret de toutes les familles, et assurait, par sa fermeté et sa surveillance de tous les moments, le calme, dans les choses et dans les esprits de Paris. Le 8 octobre 1701, d'Argenson écrit[3] : « Il m'est « tombé sous la main deux ou trois fâmes (*sic*) « extravagantes, qui ont la fureur de se vouloir « donner au diable, pour avoir de l'argent, mais « dont le diable ne veut point du tout. Une de ces « fâmes se nomme Berthemet d'Estrade et a un « mary ; l'autre est la veuve Fenouillet ; sa phan- « taisie est de se faire aimer de Berthemet, le « maistre des requestes ; l'autre fait consister la « suprême félicité à faire des procez et à les ga-

1. Bibliothèque nationale (manuscrits), supplément français, 7596.

2. Voir le beau roman d'Alfred de Vigny, *Cinq-Mars*.

3. Bibliothèque nationale (manuscrits), supplément français, 8123.

« gner... Elles ont tant persécuté un pauvre maître « d'écolle, nommé Protain, qu'elle luy ont fait « croire qu'il estoit sorcier : sur cette assurance, « il leur a écrit des pactes avec Lucifer, qui sont « joints ; l'un est sur du parchemin vierge, s'il en « fut jamais, l'autre en papier. Je propose d'en- « voyer Protain pour cinq ou six mois à l'hôpital « général, ainsi que la veuve Fenouillet, et de « gracier la dame Berthemet, en considération de « son mary, sur qui la peine qu'elle a méritée ré- « fléchirait nécessairement. »

Les rapports du lieutenant général aux ministres sont fréquents, détaillés, sincères, ainsi qu'il convient, et, en marge, se trouve l'approbation ou le refus de la mesure proposée. En lisant ces pages, où de grands titres sont auprès des noms les plus humbles, on sent le néant de toutes ces grandeurs apparentes, et on comprend combien cette société si polie, si élégante à l'extérieur, était gangrenée au fond.

Paris, 8 avril 1703. — « M. d'Argenson[1] rend « compte de l'évasion de madame la marquise de « Richelieu, qui, le 28 mars précédent, s'est échap- « pée du couvent des religieuses angloises du « faulxbourg Saint-Antoine. Le lieutenant général « de police s'y étant transporté, de l'ordre du Roy, « reconnoît qu'elle avoit escaladé, en s'aidant « d'une sorte de treillis formant une échelle, fort « commode pour l'exécution d'un pareil dessein. « Elle avoit été aidée par sa femme de chambre et

1. Bibliothèque nationale (manuscrits), supplément français, 8121.

« par mademoiselle de La Motte, fille de celuy qui « estoit lieutenant du Roy à Pignerolle, lesquelles « firent, mais en vain, leur possible pour l'en dé- « tourner. »

Le mystérieux, le surnaturel, l'inconnu ont toujours eu en France beaucoup d'adeptes, quel que soit le nom ou le titre dont ils se soient parés. L'attention de nos rois s'était depuis longtemps portée sur tous ces charmeurs, devins, sorciers[1], qui recouraient aux sciences occultes, et partant mauvaises; ils ne se contentaient pas d'opérer leurs miracles, ils pratiquaient des avortements et des intrigues, sans se soucier, croyants ou aveugles qu'ils étaient, des poursuites et de la punition qui devait, à la fin, en être le dénouement assuré.

« Le 5 may 1703, d'Argenson donna avis au mi- « nistre que la nommée Jouan de Monty[2] est à la « Bastille, par ordre du Roy, pour s'estre meslée « de sorcellerie et avoir donné des remèdes pour « faire avorter, puis s'estre meslée d'intrigues cri- « minelles. » En marge est écrite cette mention : « Bon, s'en souvenir et suivre l'affaire des sorciers, « qui presse, par la longueur qu'elle dure. »

A une époque et sous un règne (le monarque lui-même donnant l'exemple) où il était de mode de rire des maris trompés, le lieutenant de police

1. De nos jours, les illuminés ont été l'objet de savantes études et leçons, parmi lesquelles on peut citer celles de MM. Alfred Maury (Magie et astrologie), Th. Loüise, professeur de rhétorique au lycée de Valenciennes (la Sorcellerie); Charles, professeur au lycée Louis-le-Grand (les Illuminés au dix-neuvième siècle).

2. Bibliothèque nationale (manuscrits), supplément français, 8123.

s'étonne des théories d'une femme de seize ans, regardant le mariage comme un essai :

Le 12 novembre 1703, « d'Argenson demande « au ministre, qui la refuse, l'autorisation de faire « enfermer au Refuge une jeune femme [1], âgée « de seize ans, dont le mari se nomme Baudouin, « laquelle publie hautement qu'elle n'aimera ja- « mais son mari, qu'il n'y a point de loy qui l'or- « donne, et que chacun est libre de disposer de « son cœur et de sa personne comme il luy plaist, « mais que c'est une espèce de crime de donner « l'un sans l'autre. Suivant ces principes, elle va « coucher chez sa mère, où elle trouve, dit-on, un « ami, tantôt chez un autre homme... Quoique « accoutumé depuis plusieurs années aux discours « impudents et ridicules, je n'ay pu m'empescher « d'estre surpris des raisonnemens dont cette « femme appuie son système, regardant le mariage « comme un essay, ajoutant qu'il n'y a rien de fait « quand l'inclination ne s'accorde pas avec le con- « trat [2]. »

C'est au pape Clément XI qu'il faut attribuer la première institution des maisons cellulaires ; Sa Sainteté fit édifier à Rome, en 1703, une prison de correction où l'on pratiqua, pour la première fois, le travail en silence dans des ateliers communs, pendant le jour, avec réclusion, pendant la nuit, dans la cellule.

Ce système devait être, bien plus tard, appliqué

1. Bibliothèque nationale (manuscrits), supplément français, 8123.

2. George Sand, *Indiana*.

à Gand et à Vilvorde, près Bruxelles, par l'arrêté du 23 nivôse an IX (13 janvier 1801).

En attendant l'établissement de prisons spéciales et aussi une législation déterminant les seuls cas où l'incarcération pourrait être opérée, on détenait dans des couvents qui déclinaient une responsablité et une charge pour lesquelles leur institution n'était pas fondée :

Le 13 décembre 1704, « les religieuses corde-« lières de Saint-François, à Saint-Quentin[1], de-« mandent à être déchargées de la garde de la « demoiselle de la Pallu, qu'elles ont reçue dans « leur couvent pour obéir aux ordres de Sa Ma-« jesté, réprésentant que la réception de ces sortes « de personnes dans les communautés est entiè-« rement contraire aux règlements.

« *Signé :* Sœur E. CAIGNART, supérieure.
« Sœur M. DE POUILLY, mère-vicaire.
« Sœur DE RICOUR, despositaire. »

La magistrature cherchait, autant qu'il était en elle, à constater l'état des prisons et à signaler les détentions trop prolongées.

On usait, sous l'ancien régime, d'un système prompt et facile pour enlever les fils de famille aux séductions des prostituées : celles-ci étaient envoyées à l'hôpital, les parents faisaient les frais, ce qui leur était encore une grande économie : « Le « 20 mai 1713, sur la plainte de madame de Fres-

1. Bibliothèque nationale (manuscrits), supplément français, 8122.

« quesme[1], veuve d'un président à mortier du Par-
« lement, à Rouen, contre la nommée Bressieux,
« prostituée, qui a fait dépenser au fils de Fres-
« quesme plus de vingt mille livres et qui veut
« l'épouser.

« D'Argenson propose de renfermer au plus tôt
« cette prostituée à l'hôpital général, où l'on offre
« de payer pour elle deux cent cinquante livres
« de pension. »

A Paris tout est spectacle, même les esprits (nous dirions aujourd'hui les spirites), auxquels on devrait être pourtant bien accoutumé, car leurs apparitions y sont bien anciennes; seulement, au dix-huitième siècle, on les faisait tenir en observation par une escouade du guet précédant l'exorcisme.

« Le 14 novembre 1713, rapport de M. d'Argen-
« son[2], au sujet du prétendu esprit qui obsède la
« fille de M. Testart, fermier général, et devient à
« Paris une espèce de spectacle. On doit prier
« M. le cardinal de Noailles d'employer l'exor-
« cisme...

« M. Testart n'est presque plus le maître dans sa maison, dont il ne peut refuser l'entrée à quantité de personnes de la première considération, que la curiosité y attire de tous les quartiers de Paris, en sorte qu'il fût pourvu à sa sécurité pendant quelques nuits. A cet effet, une brigade et une escouade du

1. Bibliothèque nationale (manuscrits), supplément français, 8125.

2. Bibliothèque nationale (manuscrits), supplément français, 8125.

guet seront chargées d'y avoir une continuelle attention. »

On remerciait le Roi d'une lettre de cachet, comme d'un bienfait accordé à une famille, ainsi débarrassée de l'un de ses membres, importun ou dangereux.

« Le 15 août, Emmanuel, prince de Nassau, et « l'archevêque de Reims remercient le Roi[1], qui « veut bien accorder une lettre de cachet pour « faire aller madame la princesse de Nassau dans « un couvent. Elle a préféré ce parti à celui d'aller « dans une des terres de son mari. »

Malgré ce mépris pour la liberté individuelle, il était défendu, en matière civile, d'arrêter personne dans sa maison et aussi de faire aucune arrestation le dimanche. C'est là ce qui résulte formellement de la jurisprudence du Parlement, notamment des arrêts des 13 novembre 1692, 11 septembre 1697, 19 décembre 1702, 17 septembre 1707, voir ordonnance criminelle du mois d'août 1670, titre XII. Il fallait être respectueux, même pour le papier notifiant un ordre du Roi.

« En 1762, mademoiselle Harroire fut mise à « l'hôpital, pour avoir jeté dans la rue un ordre « du Roi[2] que la police lui avoit notifié pour « retourner dans son pays. Elle vivoit avec M. May- « naud fils, conseiller au Parlement, qui entrete- « noit aussi mademoiselle Faillon, figurante des « Italiens. »

1. Bibliothèque nationale (manuscrits), supplément français, 8122.

2. *Journal des Inspecteurs de M. de Sartine*, 1863. Paris, Dentu ; et à Bruxelles, Parent.

Le 17 août 1768, à Compiègne, le Roi recommande au Parlement d'activer l'expédition des affaires sans diminuer l'attention scrupuleuse qui doit être apportée à tout ce qui intéresse l'honneur et la vie de ses sujets..., de visiter exactement les prisonniers, surtout lorsqu'ils sont amenés dans les prisons, pour qu'il ne leur soit laissé aucun instrument ou couteau.

CHAPITRE X

LES EMPOISONNEMENTS SOUS LOUIS XIV [1]

(1676-1685).

A toutes les époques, chez tous les peuples, dans l'antiquité comme dans les temps modernes, le poison a toujours joué un rôle mystérieux et terrible, malgré les supplices infligés aux coupables. En France, la justice fut toujours aussi active que ferme pour découvrir et châtier les auteurs de crimes lâches, accomplis dans l'ombre, au milieu du cercle de la famille, frappant ici les têtes les plus hautes comme les plus humbles, là des jeunes filles, là des vieillards, toujours des parents dont la succession était lente à venir, hélas! Les moyens étaient peu variés; ils se transmettaient comme des recettes dictées par une longue expérience, consacrées par des succès certains. Les breuvages étaient, le plus souvent, préparés par des mains de femmes, avec des plantes verdâtres, cueillies la nuit aux tremblants rayons de la lune, arrosées avec le sang

1. *La Chambre ardente*, par Pierre Clément (de l'Institut).

d'enfants ou d'animaux. On remarque une étroite et nécessaire alliance entre la nécromancie, l'astrologie, l'alchimie, sciences occultes exercées par des individus suspects, vivant d'une vie retirée, dans des maisons ou des rues solitaires que troublaient, le soir seulement, des rendez-vous d'amour, de débauche ou de meurtre.

L'Italie a été pour la France, à différentes dates de sa civilisation ou de sa décadence, le guide charmant et perfide auquel s'abandonnaient, pour toujours, ceux que les ardeurs coupables des passions aveugles et malsaines jetaient sans défense au pouvoir fatal de ces enchanteresses, de ces complices dévouées au crime, à l'argent surtout.

Il y avait longtemps que les crimes, encouragés par l'impunité, se développaient librement, dans toutes les classes, sans tenir compte de quelques rares et sévères condamnations prononcées à Paris et dans la province.

En 1665, une demoiselle de la cour, séduite par le duc de Vitry, était morte d'un avortement. La sage-femme à qui la malheureuse avait eu recours fut pendue ; et, à ce sujet, les vicaires généraux allèrent se plaindre au premier président que, depuis un an, six cents femmes, de compte fait, se sont confessées d'avoir tué ou étouffé leur fruit. (Lettres de Guy-Patin.)

On se disait tout bas, dans les ruelles et les boudoirs de Versailles, que Mme de Montespan, pour accroître ou maintenir l'influence de ses charmes sur le roi, faisait appel à la science associée de la Voisin et de la fille Desœuillets. Le favorite recevait de ces créatures des philtres érotiques, dont l'abus pouvait amener l'empoisonnement. Ces mélanges renfermaient des cantharides[1], de l'arsenic et du sublimé. (*Archives nationales.*) Vautier, artiste en poison, y ajoutait du tabac. (Pierre Clément, la *Chambre de l'Arsenal* 1864; Fouquier, *Causes célèbres*; Bibliothèque nationale, manuscrits français; Bibliothèque du Corps législatif; le procès de la Voisin, résumé par l'avocat Brunet; Bibliothèque de M. le duc de Luynes : *Rapports de La Reynie à Colbert;* notes de l'avocat Claude Duplessis.)

L'empoisonnement était, au dix-septième siècle, préparé, combiné, vendu par des sorcières, des diseuses de bonne aventure.

> Perdait-on un chiffon, avait-on un amant,
> Un mari, vivant trop au gré de son épouse,
> Une mère fâcheuse, une femme jalouse,
> Chez la devineresse, on courait.

La Voisin fut condamnée à mort et exécutée, après avoir subi la question ordinaire et extraordinaire, le 22 février 1680. (*Bibliothèque de l'Arsenal*, Pierre Clément.)

Des philtres étaient administrés avec un art consommé ; des poisons inconnus étaient versés et l'autopsie, incertaine, ne savait pas alors en retrouver la trace, malgré les aveux et les indications des accusés ; d'où la croyance populaire, toujours très accréditée, que ces préparations italiennes ne laissaient aucune trace compromettante et sensible.

La religion était travestie et souillée par d'infâmes sacrifices : ainsi l'abbé Guibourg déclarait

1. *Cantharidum succos, dante parente bibas.*

avoir dit à l'intention de Mme la marquise de Montespan, sur le corps d'une femme nue, des messes où, après l'immolation d'un enfant, dont le sang avait été soigneusement recueilli, il avait passé, sous le calice, un écrit demandant à Dieu de faire continuer l'adultère du roi avec la suppliante. (Bibliothèque du Corps législatif; Bibliothèque nationale, manuscrit 7608.)

Louvois écrivait au roi qu'il y avait treize témoins du crime d'empoisonnement commis par Mme Le Féron, femme d'un président au Parlement de Paris, laquelle fut bannie du royaume pendant dix années. (Lettre datée de Châville, 8 octobre 1679.)

La bonne et simple duchesse de Fontanges était morte, le 28 juin 1681, d'une maladie qui avait défié la médecine, et le roi avait écrit, le samedi suivant, au duc de Noailles, envoyé auprès d'elle : « Sur ce que l'on désire de faire ouvrir le corps, « si on le peut éviter, je crois que c'est le meilleur « parti. » L'autopsie donc n'eut pas lieu, par ordre de Louis XIV, qui ne voulait pas fournir un nouvel élément au procès. D'ailleurs, la science n'était pas encore arrivée à ce degré de perfection qu'elle a atteint de nos jours, où les médecins et les chimistes, par leurs expériences décisives et leurs déclarations unanimes, préparent les décisions judiciaires.

Des dépositions, à la charge de madame de Montespan, signalaient des tentatives coupables que deux accusés, — déguisés en colporteurs, — devaient faire contre la duchesse de Fontanges, « avec ses dix-neuf ans, décidément rousse, fille d'honneur de la princesse Palatine, belle comme un ange. » On devait lui proposer des étoffes de Lyon, des gants de Grenoble, étant presque infaillible qu'elle prendrait au moins les gants, les dames ne manquant guère à cela lorsqu'elles les trouvent bien faits. De plus, on signalait encore, dans le même but coupable, des messes impies et sacrilèges, dites dans des masures, à Montlhéry et à Saint-Denis (1668) par Miriette et Lesage, prêtres indignes, souillant leurs surplis et leurs encens par de monstrueuses cérémonies.

La comtesse de Soissons, poursuivie comme empoisonneuse, s'enfuit à Anvers, à Namur et en Espagne, où meurt empoisonnée la jeune reine, fille de la princesse Henriette, dont la fin subite et précoce avait épouvanté la Cour de Louis XIV. L'ambassadeur de France écrit : (12 février 1689) « Franchini, son médecin, dit que, dans l'ouverture du « corps et dans le cours de la maladie, il avait « remarqué des symptômes extraordinaires, mais « qu'il y allait de sa vie, s'il parlait. Le public se « persuade présentement du poison, et n'en fait « aucun doute, mais la malignité de ce peuple est « si grande, que beaucoup de gens l'approuvent, « parce que la Reine n'avait pas d'enfants, et ils « regardent le crime, malgré les horreurs de cette « mort, comme un coup d'État qui a leur approbation. »

Le 4 avril 1680, Fouquet, ancien procureur général et surintendant des finances, mourait, dans la citadelle de Pignerol, d'une attaque d'apoplexie, comme l'annonçait la *Gazette de France* ou de convulsions, maux de cœur sans pouvoir vomir, ainsi que l'écrivait madame de Sévigné.

Des plaintes anonymes ou signées étaient partout formulées. Dans une supplique au Parlement de Paris, présentée par Marie Vaner, veuve du sieur de Saint-Laurent, ancien receveur général du clergé, il est question de Paul Sardun, ancien receveur général des tailles, en Languedoc, qui, de 1667 à 1670, avait été lié, avec Godin de Sainte-Croix, amant de la marquise de Brinvilliers et Ruits de Pennanster, receveur général du clergé, compromis dans l'affaire de la Brinvilliers. Si vastes, si complaisantes, si muettes qu'elles fussent alors, les vastes prisons d'État, les couvents, réservés aux pénitences, spontanées ou forcées, se remplissaient silencieusement. Les juges et les greffiers succombaient à la besogne. Il fallut recourir à une commission spéciale de justice, composée de présidents et conseillers du Parlement, avec de La Reynie, le conseil d'État. La Chambre des Poisons, instituée par lettres patentes du 7 avril 1679, est entrée en fonctions dès le 10 avril, et a siégé, sans désemparer, jusqu'au 28 août. Elle a repris ensuite séance le 28 novembre 1679, jusqu'en décembre 1681, en tout 210 jours (*De la Reynie*, par Pierre Clément). Parmi ceux qui ont été décrétés, autres que ceux qui sont détenus, on trouve beaucoup de filles ainsi désignées : La Macé, la Monarque, la Saint-Martin, la Monasco, la servante d'un curé, près Chartres, la Lambert, sage-femme, une femme de petite stature, mal faite, la comtesse de Polignac, la comtesse de Soissons, la marquise d'Alluye la Juan, la Dimanche, la Delange, l'Espagnolette, la Villedieu, la femme d'un menuisier du Faubourg-Saint-Antoine, l'abbé Tartarin et autres quidams.

Une lettre royale du 2 août 1680 contient de pareilles et urgentes recommandations. La procédure marchait pourtant sans hésitation, sans lenteur ; cependant, à la date du 27 décembre 1679, Louis XIV manda, à Saint-Germain, La Reynie et le procureur général Robert, de Beson, rapporteur, avec le chancelier Louis Boucherat, recommandant de pénétrer, le plus « avant possible, dans le mal« heureux commerce du poison, afin d'en couper « la racine, s'il était possible. Sa Majesté recom« manda de faire une information exacte, sans « aucune distinction de personne, de condition et « de sexe, voulant que cette recherche soit faite « avec un grand esprit de justice. » L'ordre du Roi s'exécute avec soin. Le 23 janvier 1681, Louvois trace, pour le Roi, un mémoire relatif aux cent cinquante prisonniers, détenus à la Bastille et à Vincennes, sous le poids d'accusations capitales. De La Reynie examine aussi ce qui doit être fait des empoisonneurs, s'il convient au service du Prince et du bien public de les « esclater ou étouffer » ? « Il peut être très nécessaire, pour empescher divers embarras, que M. le procureur général ayt les ordres de ceulx qu'il plaira au Roy faire juges, quand ils devront estres jugés et que les juges puissent eux-mêmes renvoyer au procureur général, lorsqu'ils auront à s'expliquer. La Filastre avait voulu entrer chez madame de Fontanges (1679), elle se livrait notoirement à la recherche de poudres et maléfices, avec la dame Chapelain. Les substances par elles reconnues pour l'amour seulement, sont composées avec des cantharides. et les médecins ont jugé, lorsqu'elles leur ont esté représentées, qu'étant prises intérieurement, elles pouvaient bien donner la mort, étant un véritable poison. Madame de Vivonne aurait demandé des poudres, pour estre aymée du Roi, et du poison pour empoisonner madame de Montespan. Les conjurations avaient aussi été employées, d'après la fille de la Voisin, et la mère aurait, en divers endroits, à l'église des Petits-Pères, à Saint-Cloud, à Versailles, porté à madame de Montespan des poudres, provenant d'un prêtre, appelé le Prieur Guibourg. L'accusé Romani, homme de main, sans condition, subtil, fut obligé de reconnaître qu'il avait bien, ainsi que nous l'avons indiqué plus haut, cherché à entrer, sur les indications de la Voisin, chez madame de Fontanges, pour lui vendre des étoffes de soie, des gants de Grenoble et de Rome, dans lesquels se serait infiltré et aurait agi tout de suite le poison, masqué par des parfums. Ce projet aurait été concerté, en mars 1679, quelque temps avant l'arrestation de la Voisin, qui en a fait l'aveu à la question.

L'abbé Guibourg était âgé de soixante-dix ans, né à Paris, aumônier de M. de Lorraine, dans une pratique continuelle de sacrilège, artiste, ami de la Voisin et en commerce avec tout ce qu'il y avait de plus méchant, attendant la mort par le bûcher, avoue que, pour ses invocations, il a sacrifié des enfants. Le crime, déjà soupçonné dans la population de Paris, y aurait amené (1676) des agitations, alors inexpliquées. Guibourg a avoué qu'il avait dit avoir un charme pour faire mourir le Roy. (Bibliothèque nationale, manuscrit 7608.) On se demanda s'il était ou non de la gloire de Dieu, de l'intérêt du Roy et de l'État, comme de la justice, d'apprendre au public des faits de cette gravité, des crimes aussi énormes, commis par 147 détenus.

Après de laborieuses recherches, la Chambre de l'Arsenal, appelée aussi la Chambre ardente, la Chambre des Poisons, termina son œuvre, qui préoccupait la cour et la ville[1].

Sur les 226 accusés traduits à sa barre, 36 avaient péri par la corde, par le fer ou par le feu, les autres étaient détenus dans les prisons d'État, soit en vertu d'arrêts, soit sur lettres de cachet; la duchesse de Bouillon, le duc de Luxembourg, M. de Feuquières avaient été rendus à la liberté ou à l'exil. (Lettre de madame de Sévigné, du 31 janvier 1680.) « *Pénalités anciennes, supplices, prisons et grâces.* »

Ne médisons pas du présent en étudiant ces tristes enseignements du passé.

Les procédures se composent surtout d'interrogatoires des accusées. (La Voisin, la Trianon, Bertrand, Guibourg, la Bosse, Duplessis, la Filasse, (1679-1680) et des procès-verbaux de mise à la question (mai 1680). Toutes les inculpées déclarent « qu'il faut rechercher tous ceux ou celles qui regardent dans la main, que l'on entend là d'étranges choses, comme la demande de la mort d'un père, d'un mari, d'une femme. » La Voisin a dit : « qu'elle se croit « estre obligée de déclarer, pour la descharge de sa

1. Le crime d'empoisonnement était un de ceux que nos rois, lors de leur sacre à Reims, juraient de ne jamais pardonner en faisant grâce aux coupables. (*Pénalités anciennes*, Plon, éditeur.)

« conscience, qu'un grand nombre de personnes de « toutes sortes de conditions et qualités se sont « adressées à elle pour demander les moyens de « faire mourir beaucoup de personnes, et que c'est « la débauche qui est le premier mobile de tous ces « désordres. » La femme Labosse dit de son côté : « que le Roi ne pouvait faire un plus grand bien « à Paris et à son royaume que d'exterminer cette « engeance malheureuse de personnes qui se « mèlent de deviner, qu'elle croit qu'il y en a plus « de quatre cents à Paris, qui perdent bien du « monde, surtout des femmes de toutes condi- « tions, qu'on reconnait leur faible, et qu'on ne « manque pas, en les prenant par là, de les pous- « ser jusques où l'on veut. » D'autres prévenues, dans leur confrontation, demeurent toutes d'accord de ce que Labosse a dit. (Bibliothèque nationale, manuscrits français.)

Les lettres patentes du 24 février 1680 ajoutent à la compétence de la Chambre des Poisons le pouvoir de procéder pareillement contre ceux qui seraient signalés comme chargés de sacrilèges, impiétés, profanations, fabrication, émission de fausse monnaie. Lesdits procès devant être, par la Chambre, jugés en dernier ressort, on alloue aux greffiers un supplément de gages.

Par suite de recherches, on saisit, le 5 mai 1678, chez la femme d'un cornette, rue Saint-Victor, un paquet d'herbes, déclarées être : du pulmonaire, de la ciguë, du thym, du chiendent, et en d'autres sachets : du sel ammoniaque, des cornes brûlées. Du tout, fut fait, ce requérant le Procureur du Roy, un scellé pour être déposé au greffe. Le sieur

Hauduquer de Blamont présente au Roi et à Louvois un mémoire désignant Denis Lhomme, jadis religieux mathurin, apostat à Genève, d'où il fut banni (1652), comme prenant le faux titre de médecin, en vertu de lettres de l'Université d'Orange, se vantant publiquement de savoir empoisonner les gobelets et composer des venins lents, subtils et irrémédiables, contenus en des fioles scellées hermétiquement par lui.

Le Roi daigne suivre la marche de ces procédures et écrit à de La Reynie la lettre suivante[1] : « Estimant à propos de faire interroger quelques- « uns des prisonniers détenus en mon château de « Vincennes, je vous adresse ceste lettre pour « vous dire que mon intention est que vous ayiez « à procéder au plustot, auxdits interrogatoires, « et à faire escrire, en des feuilles séparées, les « réponses que chacun desdits prisonniers vous « fera, pour en estre ensuite usé, selon et ainsy « qu'il sera, par moy, ordonné. La présente « n'estant pour aultre fin, je prie Dieu, M. de La « Reynie, qu'il vous ayt en sa sainte garde. » Écrit à Fontainebleau, le XXI septembre 1679. — Louis.

Après les confrontations de la Voisin, on n'avait pas tardé de lui donner la question ordinaire et extraordinaire; elle n'en avait pas dit davantage. (Madame de Sévigné, 296.) Comme on le sait, la question préparatoire était ordonnée contre l'accusé en cas de crime capital, lorsque les indices

1. L'adresse porte : A M. de La Reynie, conseiller en mon conseil, maître des requêtes ordinaires de mon hôtel, lieutenant-général de police.

considérables n'amenaient pourtant pas preuve complète. La question préalable était prononcée contre les condamnés à mort, qui avaient certainement des complices qu'il était important de connaître. (Ordonnance de 1670, 19 et 3.) Le supplice extraordinaire fut appliqué à la Brinvilliers (1676); avant elle, il avait été subi par Jacques Stuart, parent de la reine Marie, en 1539, et par le grand écuyer Cinq-Mars (1645.)

Tout a été dit sur la question, étrange manière de questionner les accusés; elle avait été inventée, on le croit, par des voleurs, qui, étant entrés chez un avare et ne trouvant pas son trésor, lui firent souffrir mille tortures, jusqu'à ce qu'il le leur découvrît.

Pèno rapporte qu'il y avait cinq espèces de tortures dans la question, bien que Marzilius en mentionne quatorze. C'était un moyen, presque sûr, pour sauver un coupable robuste, et pour condamner un innocent, d'une constitution faible. (Dictionnaire philosophique.)

Le 6 février 1680, le roi ordonne à de La Reynie, par M. de Louvois, de se rendre à Saint-Germain, à son lever. Là il parle à son conseiller de plusieurs choses d'importance sur le fait de la recherche, faite par son autorité, du poison, ajoutant qu'il faudrait faire la guerre à un autre crime, que Sa Majesté n'a pas autrement expliqué. Les correspondances, l'intérêt que les inculpés pouvaient avoir à la mort de leurs victimes, sont soigneusement interrogés. Dans la procédure suivie à la requête de madame de Saint-Laurent, pour la mort de son mari, survenue rapidement, on interpelle les médecins. M. le docteur Gonil a vu, une seule fois, le sieur de Saint-Laurent, dans sa maladie, lequel se plaignait de douleurs insupportables, dans le bas-ventre, étant alité depuis deux jours. A l'autopsie, on constate un épanchement visqueux, dans la capacité du ventre et une rougeur en une partie du mésentère. Le chirurgien Rodier et son confrère Pouret furent mandés ; l'un soutint que la colique, survenue après le dîner, était bilieuse ; l'autre, qu'elle était néphrétique? On eut recours à des saignées du pied, à des fomentations, tout fut inutile, la mort survint après quelques jours d'un mal inexpliqué, malgré les altérations constatées au duodenum excorié et ulcéré en plusieurs endroits, la rate et le foie se trouvant sains.

La veuve de Saint-Laurent et ses enfants adressèrent au roi une supplique, demandant justice :

« Le poizon de Sainte-Croix, y est-il dit, ne « laisse aucune marque, il est si artificieux qu'il se « desrobe à toutes les expériences, et il produit à « mesme temps, et le succès du crime et la sûreté « du coupable. Depuis 1667 jusqu'en 1672, le poi- « zon déguisé sous le nom d'apoplexie, a dézolé « toute la France, par des morts subites, la con- « damnation de la Chaussée et de la Brinvilliers « ont suspendu le cours des empoizonnemens, « mais d'autres, — avec Sainte-Croix et Pennau- « tier, sont instruits de leurs funestes secrets, dont « ils peuvent rétablir le commerce. — Dans cette « poursuite, Pennautier, le receveur du clergé, « prouve de sérieuses protections ; M. le premier « président, avec quelques autres magistrats, tient

« contre cette cabale, mais il ne leur restera que « le chagrin de perdre leur zèle et d'être abandonnés dans leur devoir. — En cet estat, sire, « que peut espérer une veuve, seule, sans crédit, « sans biens, sans appuys, sans amis contre Pennautier, soutenu de tous côtés, par l'autorité, « presqu'absolue de personnes de considération ? « — Il ne faut pas, sire, que l'homme seul s'en « mesle, il faut qu'elles partent de quelque rayon « de la Divinité. » — Factum imprimé en 1677 chez Ballard, rue Saint-Jean-de-Beauvais (au Mont Parnasse). La plaignante y expose que : les épreuves les plus communes et les plus sûres de la médecine se font, ou par les éléments ou sur les animaux. Dans l'eau, la pesanteur du poison le jette au fond, elle reste supérieure, il obéit et prend le dessous. L'épreuve du feu, l'épreuve sur les animaux ne sont pas moins décisives; mais ici le venin, composé et administré par Sainte-Croix, a passé par toutes ces expériences, surmonté l'art et la capacité des médecins, s'est joué de toutes leurs expériences et a justifié l'erreur de tous ces habiles praticiens, dont la crédulité du peuple fait tout le mérite. Ce poison nage sur l'eau, il lui est supérieur et fait obéir cet élément; il se sauve de l'expérience du feu, où il ne laisse qu'une matière douce et innocente; dans les animaux, il se cache et se dérobe, avec tant d'art et avec tant d'adresse qu'on ne peut le reconnaître; toutes les parties sont saines et vivantes, selon le langage de la médecine, et en même temps qu'il y fait couler une source de mort, cet artificieux y laisse l'image et les marques de la vie.

Le Parlement avait, avec grande raison, pour les formes diverses de recherches et les constatations à opérer, commis divers experts se rattachant, par leur profession, à différentes spécialités. Ainsi, il y avait à Paris un médecin de la Cour, deux chirurgiens, deux apothicaires, une matrone sage-femme; il en était de même au Châtelet de Paris. (Le Parlement de Paris. Le Châtelet.)

Aussi, on s'adresse à Guy-Simon, apothicaire, qui fait, sur les poisons trouvés dans la cassette de Sainte-Croix, des analyses. D'abord, il verse quelques gouttes de la liqueur suspecte dedans l'huile de tartre et dans l'eau marine. Il ne s'est rien précipité au fond des vaisseaux, dans lesquels la liqueur a été versée. Puis, il met de ladite liqueur sur un peu de sable, et n'a été trouvé, au fond dudit vaisseau, aucune matière acide, ni âcre à la langue et presque point de sale fixe. Enfin, ayant expérimenté sur un poulet d'Inde, un pigeon, un chien, un chat, lesquels animaux estant morts, quelque temps après, et le lendemain, estant ouverts, on n'a rien trouvé qu'un peu de sang caillé au ventricule du cœur, et sur le pigeon un peu d'eau rousse dans l'estomac. Le rapport de tous les experts fut conforme. « La justice, ajoute la veuve de Saint-Laurent, manquera-t-elle de lumières à défaut de celles de la médecine? N'apportera-t-elle que des désirs impuissants à la vengeance du crime? Et le poison tombera-t-il en commerce? N'est-ce pas le mettre en commerce que d'assurer l'impunité du coupable, en exigeant des preuves impossibles; que de souhaiter, pour la conviction du crime, des marques du poison qui n'en laisse aucune! que de dire : on n'a pas empoisonné cet homme, parce qu'on ne voit aucune marque de poison qui soit certaine? L'intérêt de l'État et de toute la France veut donc que, sur cette matière, on ne se rapporte pas aux seuls médecins; que l'on recherche des preuves ailleurs que dans les symptômes et dans les signes du poison. » (*Mémoire* imprimé chez Guillery, en la cour neuve du Palais. Voir : Bibliothèque nationale manuscrit Fr. 7610.) Ayant donc, avec une énergique indignation, démontré que Sainte-Croix, qui avait donné le laquais nommé La Chaussée à M. Daubray, empoisonné par sa fille, la Brinvilliers, en avait donné un, nommé Georges, à son mari, madame veuve de Saint-Laurent explique qu'après la mort de sa victime, ce valet prit la fuite, à la seule indication qu'on allait faire l'autopsie, et prouve ainsi l'empoisonnement.

La requête se termine par les conclusions suivantes : « Ce considéré, il vous plaise, Nos sei-« gneurs du Parlement, sans avoir égard à la re-« quête du sieur Pennautier, dont il sera débouté « comme mal fondé.

« Adjuger à la suppliante les fins et conclusions, « par elle prises, et vous ferez bien. »

Les plaintes des familles, les douleurs des victimes, leurs voix d'outre-tombe furent enfin entendues par la justice.

Les empoisonnements, selon les informations bien suivies, d'après les aveux géminés des accusés soumis à la question, avaient menacé Louis XIV lui-même, le grand Roi, la Reine, le Dauphin, Colbert qui écrivait à son frère, le 19 novembre 1672, qu'il en était réduit, par l'état de son estomac, à se nourrir isolément de potage, de bouillon, poulet rôti, comme la duchesse de la Vallière et la duchesse de Fontanges. Quels étaient les coupables? C'étaient : Fouquet, les abbés Guibourg et Lesage, la comtesse de Soissons, madame de Montespan, la duchesse de Vivonne, La Voisin et d'autres femmes perdues.

La démonstration de la culpabilité des prévenus avait été cherchée, suivant les formes tracées par l'ordonnance du 28 août 1670, laquelle avait été saluée alors comme un progrès. Les poisons étaient trop subtils pour être recueillis, par l'analyse, dans des cornues; ils appartenaient à la classe des végétaux, dont la recherche est même aujourd'hui très difficile, encore pourtant que les méthodes soient plus parfaites et nos médecins et nos chimistes, plus savants (voir les rapports des experts A. Tardieu et Z. Roussin dans le procès La Pommerais. Empoisonnement par la digitaline).

Les avocats généraux de cette époque, moins improvisateurs que ceux de nos jours, écrivaient leurs conclusions et réquisitions, ce qui a heureusement permis à la postérité de les recueillir. On les voit rechercher les précédents, comme l'on dit, les pratiques coupables usitées dans les siècles passés.

Monsieur le premier président écrit le billet suivant :

« Il est impossible que ceux qui ont travaillé « aux poisons n'aient fait entrer des simples dans « leur composition, et qu'ils n'aient eu, pour cela, « commerce avec des jardiniers, et vous ne juge-

« rez pas inutile d'interroger quelques-uns des « miens.

« De Lamoignon. »

Le système des empoisonneurs n'a guère varié, ils masquent encore leurs venins, avec des drogues officinales.

Information faite à Chancourt par nous, Antoine Blondel, escuier licentié es lois et bailly de Tenaille, terre et seigneurie de Chancourt et dépendances, en présence et assisté de notre greffier ordinaire, en la forme et manière qui en suit :

Du samedi 27 septembre 1681.

Danielle Roger, médecin chiruregien, demeurant à Marle, âgé de quarante-huit ans après serment prêté et assigné.

A dit qu'il n'est ni parent, allié, serviteur ni domestique du particulier et que le vendredi 10e du présent mois et an environ midi ayant été mandé, il a visité Simon Vitube fermier de Chancourt malade qui lui a dit qu'il avait soupé tard et qu'il avait mangé de la soupe aux choux blancs, de la salade et un flan de prunes, que la nuit il s'était trouvé fort mal et avait beaucoup vomi et accusait son mal estre en l'estomac et qu'il avait grande chaleur. Lequel vomissement a continué en la présence du déposant, qui voyant ce, lui a donné des confortatifs qui ont arrêté pour un peu les dits vomissements, qui recommençant comme auparavant, il lui a donné une seconde fois le même remède, ensuite de quoi le malade s'est assoupi. — Et l'a quitté n'ayant trouvé en lui qu'un très petit pouls.

Retourna le visiter trois heures après et trouva qu'il vomissait encore mais moins qu'auparavant et le lendemain samedi, retourna voir le dit malade environ vers neuf heures du matin auquel il donna remède par le bas et par la bouche, qui était tuméfiée et garnie de petites pustules rouges. Et les vomissements sus dits continuaient encore mais moins violents qu'auparavant.

Retourna voir le dit malade le lendemain dimanche environ dix heures du matin, qui se plaignit que le fondement lui brûlait; et lui donna un rafraîchissement par le bas et semblait qu'il fut mieux, ne retourna plus le voir jusqu'au mardi par occasion, scavoir que la femme du dit Vitube fût voir le sieur Rozer, médecin et elle entra chez le dit déposant qui s'informant a elle de l'état du dit malade elle lui dit qu'il était mieux, néanmoins se trouvant près du dit Chancourt, environ deux heures après la réponse de la dite femme, il s'est présenté pour le visiter et a appris par sa fille et ses servantes que déjà il était mort et environ deux heures après, s'est de rechef rendu au dit Chancourt avec le dit sieur Rozer médecin, sur la réquisition de Claude Vitube fermier de Behins et père du dit défunt et en présence du dit médecin et d'un religieux de Saint-Jean-de-Laon il a fait ouverture du dit défunt, lequel on avait déjà enseveli et tout chaud et dans le fond de son estomac qui était rempli de vent et qui était fort livide et les intestins de même.

Il ne s'est rien trouvé non point même aucun

aliment, hormis quelques glaires attachés aux membranes et était le dit estomac fort gonflé et au premier coup de rasoir, le tout s'en est violemment évaporé et le dit estomac s'est rendu tout fléchi, ne pouvant dire autre chose que la susdite lividité tant du dit estomac que des dits intestins tombait jusques à la noirceur, qui est l'effet d'un grand feu, quoique autant de fois qu'il a visité le dit malade, il ne lui ait point trouvé de fièvre, ains toujours un poulx très petit et juge en son âme que cela peut parvenir par le poison, quoiqu'il n'en ait point trouvé dans les parties dudit défunt, qui est ce qu'il a dit et lecture à lui faite de sa déposition a ensuite persister et dit qu'elle contient vérité et a signé en chacune page avec nous et Noser, Greffier; signé Roger Blondel et Macquart.

M. Michel Roze docteur et médecin en la faculté de Caen, âgé de trente ans et demeurant à Marle, natif de la ville de Rethel et assigné par exploit de Cagnon sergent qu'il a représenté et après serment prêté.

A dit n'être parent, allié, serviteur ni domestique des parties et que mardi dernier sur la réquisite de...

...Ancelot et sa femme demeurant à Berlancourt sœur de Simon Vitard fermier de Chancourt, il fut visiter le dit Vitard malade, environ dix heures du matin, auquel il trouva des symptômes extrêmement grands et violents, pourquoi il résolut de lui faire apporter des remèdes extrêmes et aussitôt les parents de le faire administrer de tout les sacrements, retourna sur l'heure le déposant du dit

Chancourt à Marle pour faire mettre son ordonnance à exécution et pendant la préparation des remèdes que le déposant se préparait à lui faire apporter et retournant au dit Chancourt avec des Cardiaques il lui fut dit par Danielle Roger médecin-chirurgien que le dit Vitard malade était décédé; pourquoi quittant la pose des remèdes et pour connaître la vraie cause de la maladie du dit défunt il engagea le dit Roger de retourner avec lui audit Chancourt pour lui en faire ouvrir le cadavre. Et ayant tiré l'agrément des parents, fit faire la dite ouverture et cherchant particulièrement le lieu ou il a cru la cause des dites mort et maladie et lui a fait ouvrire le cercueil, en la partie supérieure duquel il a reconnu, vu l'humidité considérable. Et était le dit estomac tout gonflé de vent sans aucun aliment qu'un peu d'humeur. La dite cavité provenant des grands vomissements, dont il a apris avoir été extrêmement travaillé plus les intestins grêle changés de leur couleur naturelle et venus livides, tombant sur le noir, se souvenant que visitant le dit malade quelques heures avant sa mort il se plaignait que la gorge et fondement lui faisait grandes douleurs et ayant reconnu sa langue sèche et aride et fort livide, tout lesquels accidents il juge être provenus par le séjour d'un corps qui aurait vertu dileytericque, qui est ce qu'il a dit et lecture à lui faite de sa déposition a en réelle persiste et dire contenire vérité et a signé en chacune page avec nous, et notre greffier. Signé Roze, Blondel et Macqueret.

Nous requérant le procureur d'office a nous ordonné que Antoinette Carlier connue de Simon

Vitard fermier de Chancourt, Antoine de Sains, chirurgien demeurant à Sains et la femme du nommé Darist du bourg[1] de Crécy, seront pris au corps et amenés prisonniers à cette fin commission délivrée,

Fait à Chancourt le 27 *septembre* 1681.

Signé : BLONDEL et LE VASSEUR.

1. Bailliage de Laon. Empoisonnement, femme Vitard. 1682.

CHAPITRE XI

ATTENTATS AUX MŒURS

(Prostitution.)

La débauche, vieille comme le monde, s'est établie dans les sociétés humaines[1] dès leur berceau.

La faim, l'occasion, l'herbe tendre,
Et je pense, quelque diable aussi les poussant.

Les nations civilisées cherchèrent, — non pas à la détruire, — mais du moins à la réglementer, à flétrir ceux ou celles qui, en exerçant un courtage

1. En Grèce, vingt-deux espèces de courtisanes desservaient vingt-deux branches de la volupté, c'étaient, dit H. de Balzac : la Fellatrice, coquette trompant le désir, pour en prolonger les brûlants accès ; la Tractatrice, venant de l'Orient parfumé, où les plaisirs qui font rêver sont en honneur ; la Subagitatrice, fille de Lesbos ; la Lémane, avec ses voluptés douces et chatouilleuses ; la Corinthienne, qui pourrait, au besoin, les remplacer toutes ; l'agaçante Phicidisseuse, aux dents dévorantes et lutines, dont l'émail semble intelligent ; enfin, la brillante et fougueuse Propélide qui montre, en fuyant, les ravissants trésors qu'elle ignore elle-même et qu'elle offre aux autres à contempler d'un œil enivré, de flatter, d'une main caressante. — Paris présente encore les variétés des mêmes espèces. (Lecour, *la Prostitution en France et en Angleterre.*)

impudique, procuraient des jeunes filles à des vieillards riches, préférant acheter ainsi l'*amour tout fait!* Le mal ne fut jamais déraciné; malgré la sévérité des règlements, on dut dire que bonne renommée *valait mieux que ceinture dorée.* Il existe une médaille portant cette devise : *Proxénète juré de Rouen.*

Saint Louis rendit des ordonnances somptuaires, — souvent renouvelées, toujours inexécutées, contre le luxe des filles de joie. — Sa femme, la reine Marguerite de Provence, allant à l'offrande, après avoir touché la patène de ses lèvres, se retourna, selon l'usage de la primitive Église, pour donner le baiser de paix à sa voisine; elle embrassa une dame de riche costume et de haute apparence, qui n'était aultre qu'une ribaulde folieuse. (*Bibl. nat.*, *Dép. des manusc. Fr.* 13635 *Fr. supp.*, *Fr.* 4945.)

Bien que cantonnée en certains quartiers de Paris, la débauche troublait et inquiétait les voisins. En 1518, à la prière de la Reine Claude, émue des lamentations du clergé de Notre-Dame, François Ier signa des lettres patentes, qui prescrivaient la destruction du bordeau de Glatigny, situé derrière l'église Saint-Denys-de-la-Chartre, à cause des insolences qui s'y commettaient, par chascun jour. En démolissant lesdites maisons, furent trouvés les squelettes de trois hommes morts, et, le lendemain, qui était dimanche, par ordonnance de Monsieur de Paris, furent faictes processions générales autour de la Cité. (Journal d'un bourgeois de Paris, sous le règne de François Ier.)

La prostitution a toujours été, avec raison,

regardée comme un sérieux danger; aussi, un des premiers actes de Hugues Aubriot[1], nommé prévost de Paris (1367), fut-il d'aller visiter tous les bordeaux de la ville dont la surveillance lui était confiée par le Roi. Il en est de même encore aujourd'hui ; *les meurtriers, les voleurs, les filles vivent dans une compagnie étroite et nécessaire*, disait aux assises de la Seine (1878) l'accusé Humbert au magistrat qui écrit ces lignes.

Indulgente pour toutes les faiblesses, l'Église elle-même n'avait pas d'indignation, pour le voisinage, maintenant réprouvé[2], des maisons de débauche.

Au quinzième siècle, la paroisse Saint-Merry avait intérêt que des bordeaux restassent dans les édifices l'avoisinant, car ainsi ses rentes en valaient mieux (*Archives nationales, section judiciaire*). Saint Louis, par ses ordonnances, maintenues par ses successeurs, cantonna les ribaudes, détermina leurs costumes, robes, boutonnières, leur indiqua les rues : dans la cité Glatigny, dans l'Université[3], Muscon, la Boucherie, Clos-Bruneau, Froidmanteau, Baillehoï, de Tiron, Chapon, Champfleury, Court-Robert et autres bouges[4]. Nous vivons encore,

1. *Le Châtelet de Paris*. Didier, éditeur.
2. *Pénalités anciennes*, page 62. Plon, éditeur.
3. *L'Université de Paris*. Charpentier, éditeur.
4. Pour distraire la Pompadour et la Dubarry, les favorites royales, les prévôts et les exempts de Paris dressaient, chaque jour, des rapports indiquant les noms des abbés galants et moines, surpris dans les lieux publics avec des filles perdues. Au dix-huitième siècle, dans un tableau dressé sur la débauche des religieux, les divers ordres sont classés dans le rang suivant : Cordeliers, 12. Bernardins, 5. Carmes, 3. Dominicains, 5. Capu-

sans nous en douter, sur ce passé. M. Vivien, l'austère et regrettable ministre, l'ancien président du conseil d'État, me racontait, en 1846, qu'après la révolution de 1830, emprunté d'abord au barreau, féconde pépinière, par le parquet de la Cour d'Amiens, puis bientôt par l'administration, on lui avait présenté à signer, comme préfet de police, *des ordres de détention à Saint-Lazare, pour deux mois, sans jugement, contre des filles inculpées de contravention.* Sur son refus de signer, sans autre explication que le procès-verbal d'un agent des mœurs, on lui répondit que : depuis les prévôts de Paris, dont il devenait le ferme et honorable continuateur, les choses ne s'étaient jamais autrement passées, et, sur la production à lui faite des archives, remontant au treizième siècle, le légiste, M. Vivien, se détermina enfin à décerner les mandats de détention, lui l'avocat, resté toute sa vie fidèle, en théorie, aux idées de liberté individuelle.

Dans son *Tableau historique* des ruses, subtilités des femmes, où sont représentées leurs mœurs, humeurs, tyrannies, le tout confirmé par histoires arrivées en France[1], l'auteur dit : « Je crois qu'il

cins, 3. Récollets, 2. Picpus, 1. Minimes, 1. Feuillants, 1. Augustins, 7. Mathurins, 2. De la Merci (frères), 1. Prémontrés, 3. Pénitents de Nazareth, 1. Théatins, 2. Bénédictins, 2. Clunistes, 1. Célestins, 2. Religieux de la Charité, 2. Oratoriens, 4. Genovefains, 8. Jésuites (voir la *Police de Paris*, dévoilée par Pierre Emmanuel). Cet ouvrage fut fait sur les registres secrets des inspecteurs des mœurs, sous Louis XV, enlevés lors de la prise de la Bastille et transportés à la Commune de Paris, dont Manuel était administrateur.

1. *Paris*, Rollet-Bartomé. 1623, in-8.

n'y a ville au monde[1] si consommée en saletez et ordures comme Paris ; aussi, à juste titre, l'a-t-on appelé, en latin, *Lutetia à luto*, veu qu'il n'y a rien de plus dissolu en luxure partout l'univers, et surtout par la détestable conversation des femmes. — C'est elle qui perdit un Augustin, lequel signa, le 26 octobre 1755, la déclaration suivante : Je, soussigné, Honoré-Regnard, 53 ans, chanoine de l'ordre de Saint-Augustin et procureur de la maison de Sainte-Catherine, reconnois que le s[r] Morer m'a trouvé chez la s[r] Louis, rue du Figuier, chez laquelle je suis venu, de mon propre mouvement, pour m'amuser avec la Félix, que j'ai fait déshabiller et que j'ai touchée avec la main enveloppée dans le bout de mon manteau, et jouant, avec la Félix et Julie, sa compagne, qui m'ont ôté mes habits religieux. — Elles m'ont mis en femme[2], avec du rouge et des mouches. — L'inspecteur m'a surpris en cet état. — J'avoue qu'il y avait plusieurs années que j'ai cette fantaisie, que je n'ai pu satisfaire plus tôt. — En foi de quoi j'ai signé la présente déclaration.

Un autre religieux, Boniel (Auguste), surpris, en même état, avec Louise et Sophie Prével, s'engage, pour payer le silence de la police, à donner au lieutenant général tous renseignements sur la maison dont il est professeur de théologie. (*Curiosités des anciennes justices*, pages 200 et 201.)

1. *Maxime Du Camp*, *Paris et ses organes*. Hachette, éditeur.

2. Ces détails se reproduisent, de nos jours, dans toutes les affaires concernant les pédérastes en chambre. — Tardieu, *Attentats aux mœurs*, Lecour (M. Du Camp).

Dès 1755, Monseigneur l'archevêque de Paris, désirant empêcher le libertinage des ecclésiastiques, s'était adressé à M. le lieutenant de police[1]. Il fut entendu qu'on serait averti, dès qu'un prêtre, moine ou individu portant l'habit, entrerait chez une fille, et que le procès-verbal, transmis en minute au magistrat, serait communiqué en double copie au prélat et à Versailles, pour y égayer la Cour.

Parmi ces procès-verbaux, recueillis en 1789, à la prise de la Bastille, nous voyons ceux qui concernent :

François-Guillaume Champion, 35 ans, natif de Soissons, curé de la paroisse de Sainte-Croix, audit diocèse de Soissons, logé au Palais-Royal, chez M. Petit, son oncle, médecin de monseigneur le duc d'Orléans, trouvé, le 10 avril 1755, huit heures du soir, chez la Mitronne, fille du monde, avec Marie-Louise Blage, âgée de 19 ans.

André de Clermet, natif de Beauvais, chanoine de ladite ville, trouvé, le 29 avril 1755, rue des Vieilles-Étuves-Saint-Honoré, dans l'appartement de la Montpellier, femme du monde.

Jean Jalibert, prètre de la cure de Bicêtre, 42 ans, surpris chez la Jonde, femme du monde, avec Marie Dupont, 22 ans, native de Reims.

Le R. P. Jean-Baptiste Girard, religieux de l'ordre de Saint-François, âgé de 36 ans, surpris avec les filles de débauche Moulinard et Voitout, âgée de 16 ans, chez Aubry, marchand de vins, rue Fromenteau.

1. *Le Chatelet de Paris*, p. 115.

Un inspecteur de police était, à Paris, exclusivement chargé du service des prostituées ; il disposait arbitrairement, à son gré, des personnes et de la liberté de ces femmes, placées hors la loi, et dont il étendait le cercle à d'autres qui ne l'avaient pas encore franchi. Il levait sur elles, à son profit, des impôts et redevances arbitraires, dont on se rachetait par des présents en argent ou en nature[1].

Parfois, en vertu de commission du Roi ou de mandats, décernés par le lieutenant de police, l'inspecteur opérait, de nuit, l'enlèvement des contrevenantes, dont l'arrestation était opérée par des exempts, accompagnés de fiacres, escortés par des soldats de la maréchaussée[2].

Les prostituées, ainsi arrêtées, étaient déposées à la prison Saint-Martin, de là conduites au Châtelet pour l'audience du lieutenant de police[3] qui, sur le vu du procès-verbal, le procureur du Roi entendu, les condamnait à un ou six mois d'hôpital, parfois même les renvoyait[4]. Ces femmes étaient

1. Les choses se passent encore ainsi aujourd'hui ; le service des mœurs emmène les filles, surprises sur la voie publique, en flagrant délit de prostitution non autorisée.

2. Pour étudier les marchés, le prix de la débauche des filles, à Paris (dix-huitième siècle), il faut lire les rapports de police, sur les grands seigneurs, les riches étrangers, les jeunes gens de famille, entretenant les actrices ou entretenus par elles ! (Bibliothèque nationale, manuscrits français, 1357, 1358, 1359, 1360.)

3. Nous possédons un précieux tableau du temps, attribué au peintre Saurat, représentant cette audience du lieutenant de police. Il a été reproduit heureusement par le photographe Boussetou, rue Saint-Lazare, 56, à Paris.

4. Depuis le remplacement de M. Gigot, une commission, composée du préfet de police, du chef du bureau des mœurs et d'un commissaire délégué, statue sur ces ordres de détention, arrêtés en comité secret.

amenées, dans une voiture fermée, au bas de l'escalier du Châtelet et de là menées dans le prétoire.

Pendant le trajet de Saint-Martin au Châtelet et leur entrée dans la salle d'audience, on les entendait crier, menacer les témoins ; quelques-unes pleuraient, se déchiraient les habits, d'autres se découvrirent avec indécence, bravant ainsi, par leur attitude et leurs propos, la présence des magistrats. A ce spectacle assistaient les badauds, les libertins, les femmes perdues. — Outre les filles enlevées ainsi, il en était d'autres que l'on ne pouvait arrêter, chez elles, que par ordre du Roi : c'étaient celles qui étaient domiciliées et dans leurs meubles. L'usage était donc de les conduire à l'audience publique ; elles étaient dirigées immédiatement sur la maison désignée par ceux qui avaient obtenu des lettres de cachet et y restaient pendant un an [1].

A Paris on comptait, au 1er janvier 1870, 3,656

1. Les prisons d'État étaient, en France : Le château du Taureau, le château de Saumur, Pierre-Encise, Château-Trompette, le fort de Brehon, le mont Saint-Michel, le château de Ham, les îles Sainte-Marguerite, Saint-Lazare, à Paris, Bicêtre, Charenton ; Angers, Nancy, Rouen, Tanlay, Amboise, Armentières, Lille, Château-Thierry, Romans, Cadillac, Pontorson, Poitiers, la Bastille. — Les femmes avaient pour prison, et souvent pour tombeau, le Refuge à Dijon, les Annonciades, à Clermont, la Madeleine, la Flèche, Notre-Dame de Guingamp, les Ursulines de Chinon, les Hospitalières de Gomont, Paris, Sainte-Pélagie, le Château de Vuldonne.

Le 16 mars 1790, décret ordonnant la mise en liberté des individus, détenus par lettre de cachet. — On sait que la première campagne contre ces lettres avait été entreprise, par Mirabeau, en 1778. — Je prouverai, disait le courageux écrivain, que la prérogative royale par laquelle un citoyen peut être détenu en filles soumises, 2,590 vivaient isolées en leurs chambres et 1,066 dans les 148 maisons de tolérance[1], actuellement ouvertes dans les différents quartiers, sous le contrôle permanent de l'administration. Là, elles se livraient à la débauche, comme dit la loi romaine : *Palàm, sine delectu, pecuniâ acceptâ* (Digeste, lib. XXIII, tit. II).

A côté de cette prostitution reconnue, il en existe une autre, clandestine et plus dangereuse, parce qu'elle est difficilement atteinte et surveillée, qui est partout, dans les théâtres, dans les boutiques, dans les ateliers, qui est sans cesse recrutée au profit des riches débauchés, sachant où s'adresser pour satisfaire leurs fantaisies, pour assouvir leurs caprices. — Il y a aussi des individus, vivant du commerce exercé par ces filles ; leur nombre actuel est de 40,000, ils sont les mâles de ces fe-

vertu d'un ordre, enfermé en une lettre close et sans aucune forme judiciaire, est une violence contraire à notre droit public et réprouvée par nos lois. — Saint-Simon va jusqu'à dire qu'on délivrait des lettres de cachet, où le nom de la victime, laissé en blanc, pouvait être rempli, à volonté, par le détenteur de l'ordre souverain. — Que fait-on à ceux qui fabriquent de fausses lettres de cachet? demandait un jour Voltaire à un ministre? — On les pend. — C'est toujours bien fait, répliqua le redoutable ennemi de l'arbitraire, en attendant qu'on pende ceux qui en font de véritables. (*Curiosités des anciennes justices. — Le Château de Ham*, par Gomart.)

1. Quelques-unes de ces maisons (dont le nombre tend à diminuer, non par suite de l'amélioration des mœurs, mais par suite de l'envahissement de la prostitution clandestine à tous les degrés) sont établies dans le centre même de Paris, mais la plupart existent sur les boulevards extérieurs, dans le voisinage de l'École militaire notamment. — En 1878, Saint-Lazare avait reçu (quartier de la correction, 232 jeunes filles), 212 étaient sorties. — Prostituées : 1,831 entrées. — 1,719 sorties.

melles qui les paient et ils les maltraitent sans trêve.

En 1780, Mercier, dans son *Tableau de Paris*, disait qu'il y avait dans cette ville 30,000 femmes perdues. Qui en dirait le nombre aujourd'hui? Les registres des hôpitaux, dans leurs chiffres éloquents. En 1860, sur 116 filles soumises, on trouvait seulement une malade, tandis que sur 100 insoumises on comptait 61 malades! — Un rapport d'inspecteur constatait (1865) que les casernes étaient désertes, tandis que les infirmeries regorgeaient de vénériens; les régiments de la garde impériale fournissaient, pour cette catégorie, 20,000 journées d'hôpital. (Maxime Du Camp. — Paris et ses organes.)

L'opinion des médecins, d'accord avec celle des moralistes, est qu'il importe, de l'intérêt des familles, dans l'intérêt de la santé publique, d'user, en cette matière, d'une réglementation sévère, réclamée par le Congrès médical tenu en 1867, d'opérer de fréquentes visites sanitaires rendues possibles à l'aide d'arrestations et d'inscriptions d'office. C'est là, pour l'administration, une tâche pénible, difficile à cause de quelques scandales et de quelques erreurs possibles, mais il faut marcher résolument, malgré cet obstacle. A Paris, les arrestations de filles insoumises sont, en moyenne, de 7,000 par an ; après la Commune (de juin à octobre 1871), elles s'élevèrent à 7,750.

Je ne rougirai pas de parler, pour l'utilité du lecteur, des organes qui donnent naissance à l'homme, puisque Dieu n'a pas dédaigné de les créer (*Pédagogie*, saint Clément d'Alexandrie).

Athènes, Rome eurent leurs filles de débauche.

L'Italie des Médicis eut aussi ses courtisanes célèbres : les *Fossita*, les *Blanzifiora Nigra*, les *Laura Pesciolto*, la *Morgana Arbam;* on enterra, au siècle de Léon X, dans l'église de Saint-Georges, la belle *Imperia*, avec une inscription, gravée sur le marbre, qui la déclare *digne d'un si grand nom!* Dans l'Arétin, l'une de ces vierges folles se nomme : *Maman ne veut pas, Madrema non vuole!*

A Londres[1], comme dans le reste de l'Europe, la débauche est complètement libre ; elle a ses franchises, ses larges tolérances, ses quartiers, ses victimes.

En France, elle est soumise à des règlements de police qui remontent au pieux roi saint Louis : *Omnia casta castis*, tout est pur aux âmes pures.

Comme, en France, la prostitution est encore tolérée avec les anciennes ordonnances, nous croyons devoir les reproduire ici :

Les ordonnances de saint Louis réglementent et châtient la prostitution.

En décembre 1244. — Le Roi ordonne que les femmes de mauvaise vie seraient chassées des villes et de Paris, qu'on prendra leurs biens et que l'on confisquera la maison de celui qui leur aura loué, sachant leur vie. Des quartiers sont affectés à la débauche publique.

1256. — Les ribaudes seront chassées hors des rues, qui sont au cœur des villes, et mises hors des murs, loin des églises, — cependant, pour louer plus cher, les chanoines de Saint-Merri affermaient à des ribaudes.

1. A Londres, la prostitution est tout à fait libre.

28 juillet 1380. — Lettres au duc d'Anjou pour ôter un lupanar, proche de sa maison.

3 août 1387. — Les filles seront chassées et maisons ne leur seront louées en certains quartiers de Paris.

21 juin 1483. — Pour fait de débauche, la nièce du président de Popincourt est interdite de la ville et Prévôté de Paris.

Le 9 décembre 1485, il est décidé « que les « filles de vie malvaise et dissolute porteront, pour « ensaigne[1], en la ville d'Amiens, une aiguillette « rouge de quartier et demi de long sur le brach « dextre, au-dessus du queute, sans qu'elles puis- « sent avoir mantelles ou failles, pour couvrir « ladite ensaigne, n'y porter aussi chayntures d'or « ne d'argent, sur peine de confiscation et de « bannissement. »

A la suite de la débauche viennent les maladies; elles préoccupèrent le législateur : on bannissait, on renfermait, on fustigeait ceux qui étaient atteints d'un mal dont on ne pouvait les guérir; les médecins, d'ailleurs, étaient très jaloux de leurs privilèges.

Décembre 1352. — Lettres patentes du roi Jean[2] portant « défenses à toutes personnes, « aultres que les médecins de la Faculté de Paris, « d'exercer la médecine dans la ville et les faulx- « bourgs de Paris. »

Les chirurgiens exerçant dans Paris devaient,

1. Registre aux délibérations de la ville d'Amiens.
2. Bibliothèque nationale (manuscrits), coll. Delamarre. — *Le Châtelet de Paris* (Didier, éditeur).

au préalable, avoir été examinés par les chirurgiens jurés du Châtelet[1].

Les juifs étaient les dépositaires de la médecine arabe; il importait donc de les accueillir au lieu de les décourager. Dès 1314, leur justice, refusée à l'évêque, avait été adjugée au prévôt de Paris.

Le 11 mai 1391, « l'Université et le doyen de la « Faculté de médecine de Paris font défense à « Macé Revel, juif, de pratiquer en cette ville la « médecine[2]. Macé répondit : « Qu'il est bon « médecin et bien expert, et sont aux juifs toutes « œuvres et pratiques mécaniques lucratives per- « mises, et par espécial, le Roy a octroyé à l'appe- « lant qu'il puisse pratiquer, et mandé au prévost « de Paris qu'il le fist jouir et user de l'octroi du « Roy. »

Ce n'était pas trop des efforts réunis de la science pour prévenir ou soigner des maladies qui se répandaient avec une violence inconnue :

6 mars 1496. — « Comme depuis deux ans, le « mal de Naples a cours en France[3] et au prin- « temps doit devenir plus contagieux, sera faict « cry, de par le Roi, que les forains attaqués de la « dite maladie sortiront de Paris, dans les vingt- « quatre heures, hommes et femmes, soulz peine « de la hart. »

1. Ordonnance du roi Philippe III (1311).

2. Bibliothèque nationale (manuscrits, 8608), supplément français, 5097.

3. Registres du Parlement de Paris. — Cette décision est précieuse en ce qu'elle assigne la date de 1494 à l'invasion, en France, du mal de Naples, que d'autres font remonter à une époque antérieure (vers le commencement du quatorzième siècle).

En 1510 et 1511, « Jehan Auxeau, sergent de la « mairie de Dijon[1] afferme trente livres la maison « où se tiennent les filles communes, et il lui est « fait remise du prix du loyer, à cause du mal de « Naples qui a régné et eu cours, pourquoi plu- « sieurs n'ont fréquenté en la dite maison. »

A Péronne, le 28 janvier 1518-1519, « il est faixt « commandement à toutes les filles publiques de « se retirer dans le lieu public à usage d'estuves « pour elles édifiées[2], et ne soient si osée ne hardies « coucher, ne tenir résidence hors le dit lieu, si ce « n'est de jour, pour boire, manger honnestement « et sans bruict[3], scandale ou confusion.

« Défendons aux hosteliers, taverniers, cervoi- « siers de Péronne, vendant vins et victuailles, de « retirer les dites filles, sur peine de bannissement, « si ce n'est par maladie et autre cas pitoyable. »

La même ordonnance est, sous les mêmes peines, renouvelée le 11 février 1519.

En 1539, le Parlement ordonna aux gouverneurs de l'Hôtel-Dieu de Paris « de pourvoir l'hôpital Saint-Nicolas (destiné aux pauvres vérolés) des draps[4], linges nécessaires, de sorte que plainte ne vienne. »

En 1679 : « Ceux qui se trouveront[5] à l'hospital, « attaquez du mal vénérien, on qu'on y enverra, « n'y seront reçus qu'à la charge d'être sujets à

1. Comptes de la ville de Dijon, cités par Alexis Monteil.

2. Registre aux délibérations de la ville de Péronne.

3. *Code ou nouveau règlement sur la prostitution dans la ville de Paris* (Londres, 1775, in-12).

4. Bibliothèque nationale (manuscrits fr., 8608).

5. *Éclaircissemens sur le Roy des Ribauds*, par Gouge de Longuemare (Paris, 1748).

« correction, avant[1] toutes choses[2] et fouettez, ce « qui sera certifié par leurs billets d'envoy. Bien « entendu, à l'égard de ceux-là qui auront gagné « ce mal, par leurs désordre et débauche et non « de ceux qui l'auront contracté — comme une « femme par son mari et une nourrice par l'en- « fant. »

Les malades avaient pour nourriture un pain d'orge grossier.

Les ordonnances rendues contre le luxe par le roi saint Louis, et renouvelées par ses successeurs, durent bien souvent être reproduites, sans être mieux entendues. Les femmes publiques[3] restaient sourdes aux cris les concernant, et le prévôt de Paris, qui s'enrichissait sans vergogne des dépouilles de ces élégantes pécheresses, dut être lui-même averti.

L'article 6 de l'ordonnance royale[4] du 23 octobre 1425 porte expressément : « Il est faict deffense « au prévost de Paris que désormais il ne prengne « ou applique à son prouffit les ceintures, joyaulx, « habits, vestements ou aultres parements, défen- « dus aux fillettes et femmes amoureuses ou dis- « solues. »

Par son édit de février 1556, Henri II ordonna

1. *La Police de Paris dévoilée*, par Pierre Manuel, administrateur de la commune de Paris (1790) 2 vol.

2. *Archives de l'Assistance publique de Paris*, citées par M. le directeur Armand Husson (de l'Institut), dans sa remarquable étude sur l'importante administration qu'il dirigeait si bien.

3. *Archives nationales* (section judiciaire), livre blanc, petit in-folio, 83.

4. *Ordonnances du Châtelet* (Paris, chez Galliot-Dupré, 1533).

« que la fille enceinte allât faire sa déclaration « devant le juge, sou peine d'estre punie de mort, « si son enfant périssoit. »

Cette odieuse disposition resta en vigueur jusqu'à la révolution de 1789.

Il est difficile d'établir, à distance, des comparaisons avec des éléments statistiques différents, avec une législation souvent modifiée ; cependant, il nous a paru intéressant de la tenter. Nous allons donc, une fois cette réserve faite, relever, sur une donnée qui nous est fournie de 1540 à 1692 pour le ressort du Parlement de Paris, quelques-unes des condamnations y prononcées pour attentats à la pudeur. Il y a là (et ce sera l'excuse de notre entreprise) un côté digne du plus sérieux examen pour le magistrat, pour le législateur, pour le médecin légiste, pour l'historien et pour le moraliste. Nous puiserons nos renseignements dans un manuscrit [1] curieux à étudier puisqu'il renferme, pour une période de cent cinquante-deux années, les sentences prononcées pour attentats aux mœurs. Elles sont au nombre de quarante-neuf seulement.

Les actes de bestialité sont commis avec divers animaux, notamment avec chèvres, juments, chiennes, chiens, vaches, truies, ânesses. L'arrêt de condamnation porte que les animaux seront brûlés avec les coupables [2].

1. Bibliothèque nationale (manuscrits), supplément français, 10969 et 10970.

2. « Interfici debent cum bruto, indignum enim esset et odiosum tale brutum subsistere et in conspectu hominum versari. » (V. *Levit.*, 20. Lex Julia de adulteriis. — (Novelle, 77, 111.)

Quant à la profession, les inculpés sont : charron, boucher, charpentier, commis, ramoneur, domestique, berger, laboureur, vigneron, maréchal, valet, apothicaire, charretier, tisserand, épicier, marchand, sabotier, garçon chirurgien, marchand de vin, rentier.

Les hommes sont en majorité. Quant à l'âge des inculpés, il n'est pas toujours indiqué, non plus que leur domicile d'origine. Nous n'avons jamais manqué de relever ces éléments, pouvant servir à appréciation.

Nous ne pouvons nous empêcher de remarquer tout d'abord, en tenant compte, comme nous venons de le dire, des diversités de mœurs, de lois et d'administration, que si, pour ces délits, la pénalité s'est singulièrement adoucie, leur nombre s'est augmenté dans une très large proportion. Quelle est la cause de ce fait incontestable? C'est là ce qu'il est bien difficile de décider, surtout à pareille distance.

Dans le ressort du Parlement de Paris, comprenant l'Ile-de-France [1], la Beauce, le Berry, la Sologne, l'Auvergne, le Forez, le Beaujolais, le Nivernais, l'Anjou, l'Angoumois, la Champagne, la Brie, le Maine, la Touraine, le Poitou, l'Aunis et le Rochelois, nous trouvons, de 1540 à 1692, quarante-neuf condamnations seulement pour attentats à la pudeur.

Aujourd'hui, 1863, (date du dernier compte de justice criminelle), dans le ressort de la cour

1. *Le Parlement de Paris*, Cosse, éditeur. — (Voir aussi Ferrière.)

impériale de Paris, comprenant sept départements, moins étendu que le ressort du Parlement, on trouve :

Viols.	28
Attentats sur des enfants	156
Outrages publics à la pudeur	522
Attentats aux mœurs	49
En tout	755

Dans le reste de la France, les seuls attentats à la pudeur[1] commis sur des mineurs de quinze ans ont sensiblement augmenté dans ces derniers temps, puisqu'ils se sont élevés de 728 à 750. C'est donc avec grande raison que la loi du 13 mai 1863 a étendu jusqu'à la treizième année la protection due à l'enfance.

Si donc on interroge les comptes de la justice criminelle, dressés de 1830 à 1863, on serait tenté de conclure que le progrès de la moralité ne serait pas en faveur de notre époque.

Suivant arrêt du Parlement de Paris en date du 8 octobre 1540, « Nicolas Ferry, originaire de Mou-« lins[2], est condamné, pour attentat à la pudeur « sur un enfant de treize ans, à estre battu et fus-« tigé par l'exécuteur de la haulte justice, à trois « jours de marche[3], la corde au col, puis banny « du royaume. »

1. Il faut consulter, sur ce sujet, les savantes et complètes études de M. le professeur Ambroise Tardieu, doyen de la Faculté de médecine de Paris, qui les a réunis sous ce titre : *Des Attentats à la pudeur* (Baillière, éditeur, Paris).

2. Bibliothèque nationale (manuscrits), supplément français, 10969.

3. « *Praxis criminis persequendi, elegantibus aliquot figuris*

Le 9 novembre 1540, « en la présence de maistre « Demille, notaire et secretaire du roy, Jehan « Durant, exécuteur des sentences criminelles de « la haulte justice de Rouen, confesse avoir eu et « recu de Jehan Volland, receveur ordinaire à « Rouen, la somme de six livres tournois pour « demi-année de ses gaiges du dict office. »

Le 24 novembre 1542, « Pierre Grondeau[1] gagne-« denier à Loudun, pour bestialité avec une « asnesse, condamné par le Parlement de Paris, « confirmant la sentence du premier juge, à estre « estranglé, bruslé avec l'asnesse, et ses biens con-« fisqués. »

Le 9 janvier 1544, « Jehan Devialle, berger à « Chaslard, convaincu de bestialité avec des chè-« vres et génisses, condamné, sur son appel, par « le Parlement de Paris, à estre estranglé et bruslé « sur la place dudict Chaslard. »

Le 16 mars 1545, « trois cent fagots[2] sont livrés « pour mettre en poudre Jehanne Morey, laquelle « avoit tué de ses mains son enfant, sans qu'il re-« çust le baptesme, »

Le 23 décembre 1546[3] « la court du Parlement

illustrata, Johanne Millæo Boio Sylvigniaco, magni aquarum silvarum que omnium Franciæ quæstoris, in tribunali Marmoreo Palatii, apud Parisios, sub præfecto auctore. » Parisiis, præstant apud Simonem Cotlnœum, 1441, petit in-folio. — Une gravure représente une exécution, sous ce titre : *Figura reorum Plectendorum.*

1. Bibliothèque nationale (manuscrits), supplément français, 10969.

2. Bibliothèque nationale (manuscrits), supplément français ,7615.

3. Bibliothèque nationale (manuscrits), supplément français, 7615.

« de Toulouse mande à son receveur des exploits « l'ordre de payer à Ramond Ribes, dit Croquet, « exécuteur de la haulte justice, la somme de cinq « livres tournois, par luy fournie, tant en une « chayne de fer, boys, fagots, trementine, soulphre, « que aultres menus frais, par luy expensés à « l'exécution de Jehanne Fembresse, dicte Cro- « chenu, condempnée par arrest de la chambre à « estre bruslée toute vifve. »

Le 14 mars 1550, « Guillaume Garnier, con- « vaincu de crime, avec une grande chienne « noire[1], fut condamné à estre bruslé avec elle. « Sur appel, la sentence du baillif de Meaux fut « confirmée par le Parlement de Paris, le 7 juin « suivant. »

Le 30 avril 1550, « Jacques Gion[2] laboureur à « Chamarolles, condamné par le Parlement de « Paris, pour bestialité avec une vache, à estre « estranglé et bruslé avec la dicte vasche. »

Le 7 août 1551, « même décision est rendue « contre Jacques Prenault, âgé de quarante-deux « ans, vigneron à Saint-Martin de Rhé, pour bes- « tialité avec une chèvre noire, laquelle doit « aussi estre bruslée. »

Le 2 mars 1552, le chapitre de Chartres, après information faite, condamna « un pourceau qui « avoit occis une fille, à estre pendu à une « potence, placée sur le lieu mesme du de- « lict. »

1. Bibliothèque nationale (manuscrits), supplément français, 10969.

2. Bibliothèque nationale (manuscrits), supplément français, 10969.

Le 14 janvier 1554[1], « un salaire de cent sols est « alloué aux greffiers et huissiers du Parlement « de Rouen, pour leur peine d'avoir assisté et esté « presens à veoir fustiger un criminel par les car- « refours dudict Rouen. »

Le 23 janvier 1554[2], arrêt de condamnation contre « Michel Morin, âgé de soixante-cinq ans, « maréchal-ferrant à Avallon, inculpé de bestia- « lité avec une brebis. »

1556. — Un viol ayant été commis sur une femme de Chaloutre-la-Grande[3] qui passait pour avoir des relations avec un prêtre du pays, deux des coupables sont arrêtés et condamnés à rece- voir le fouet pendant trois jours, dans les rues de Provins[4].

L'un des condamnés, ayant appelé au Parle- ment, parvient, à force d'argent et par la faveur du rapporteur de l'affaire, à se faire absoudre.

Le 5 janvier 1556, « Jehan de la Soille[5], âgé de « vingt-six ans, asnier à Villeneufve-l'Archeveque, « prevenu de bestialité avec une asnesse, est con- « damné à estre pendu, puis bruslé. »

D'autres arrêts du Parlement de Paris intervien- nent et condamnent à être étranglés, puis brûlés avec les animaux leurs victimes :

1. Bibliothèque nationale (manuscrits), supplément fran- çais, 7645.

2. Bibliothèque nationale (manuscrits), supplément fran- çais, 7645.

3. *Mémoires de Claude Hatton*, édit., Bourquelot, A, 1, p. 34.

4. Voir : *De la prostitution; cahier et doléances d'un ami des mœurs, adressé aux députés de l'ordre du tiers état*. Paris, 1789, au Palais-Royal, in-8.

5. Bibliothèque nationale (manuscrits), supplément fran- çais, 10969.

7 octobre 1560. — Maée, âgé de trente ans, laboureur à Gisors, pour bestialité avec une brebis.

19 octobre 1560. — Jehan Gerboust, âgé de trente ans, né à Dammartin, charretier, pour bestialité avec une asnesse.

31 juillet 1561. — Pierre Poulain, berger, inculpé de bestialité avec une vache.

20 janvier 1600. — Collas (Hilaire), valet de basse-cour à Chouars, prévenu de bestialité avec une vache.

Le 9 février 1600, « Dobremer (Gilles)[1], âgé de « cinquante-deux ans, originaire de Favencourt, « laboureur à Montdidier, condamné, pour bes- « tialité avec une vache, à estre pendu, puis « bruslé. »

Le 1er août 1600, « Bernard Bouttecolle, âgé de « seize ans et demi, laboureur à Grouche-le-Chas- « tel, inculpé de bestialité avec une cavale, est, « par décision du Parlement, remis entre les « mains de son père, que la Cour charge de sa « conduite et garde. »

Moins d'indulgence attendait la prévenue qui vient ensuite.

Le 15 octobre 1601, « Claudine de Culan, âgée « de seize ans, domestique du prieur de Revercourt, est inculpée de bestialité avec une « chienne.

« L'inculpée avoue le fait qui lui est imputé, « mais elle demande que l'exécution soit différée, « parce qu'elle se sait enceinte de trois mois.

1. Bibliothèque nationale (manuscrits), supplément français, 10969.

« Cet estat allégué n'ayant pas esté reconnu, le « procureur fiscal de Rognon et Saint-Aubin-de- « Cravant la condamne à estre estranglée, puis « bruslée. Sur l'appel de la condamnée, le Parle- « ment de Paris (chambre des vacations) confirme « la sentence attaquée. »

Le 5 janvier 1604, « Eutrope Bedeau, âgé de « treize ans, domestique à Provins, est prévenu de « bestialité avec une jument. — A cause de l'âge, « le Parlement de Paris ordonne qu'il sera mis « sous la custode, à Bicestre, pendant deux mois; « quil y aura le fouët et correction, deux fois la « semaine, puis qu'il sera banny du royaume. »

Le Parlement condamne encore à être pendus, puis brûlés :

Le 27 octobre 1604, Didier Lengarat[1], trente-sept ans, cordonnier à Joinville, convaincu de bestialité avec une jument.

30 juin 1606, Gautier (Pierre), commis de l'intendant d'Auvergne, à Riom, pour bestialité avec une brebis.

6 juillet 1606, Sardou (Jean), âgé de vingt-sept ans, à Château-Renaud, inculpé de bestialité avec une vache.

12 août 1606, Didier Notel, pour bestialité avec une vache.

30 octobre 1607, Jean Poignon, charretier à Boursault, pour bestialité avec une jument.

17 juin 1609, Pasin (Étienne), domestique à Franconville, âgé de cinquante et un ans, pour bestialité avec une jument.

1. Bibliothèque nationale (manuscrits), supplément français, 10969.

23 août 1609, Dupin (Pierre), apothicaire à La Chapelle, pour bestialité avec une vache.

Des dommages-intérêts sont alloués aux victimes des attentats à la pudeur, commis par Perrichon, condamné à être pendu et étranglé, sur la place publique de Montoiron, suivant arrêt du Parlement, en date du 29 juillet 1613.

Convaincu d'avoir commis un inceste avec sa propre sœur, Berthin de la Rochelle fut condamné à être brûlé, et sa sœur à une réclusion perpétuelle, au pain et à l'eau, par arrêt rendu au Parlement le 8 février 1621[1].

Le 25 mai 1726, messire René Hérault, chevalier, seigneur de Fontaine Labbé, conseiller du Roi en ses conseils, lieutenant général de Police, condamne pour crimes contre nature et autres cas énormes, Nicolas Deschauffours à être attaché à un poteau, dressé place de Grève, à Paris, et là brûlé vif avec la minute de l'arrêt, à un bûcher qui sera allumé autour dudit poteau, ce fait, ses cendres jetées et semées au vent, ses biens confisqués au profit du Roy, après prélèvement de trois mille livres d'amende[2].

La procédure révèle que les victimes étaient endormies avec de l'opium, mêlé au vin.

Dans son rapport, David Taylor, chirurgien juré expert, reçu à Saint-Côme, déclare (après avoir

1. Bibliothèque nationale (manuscrits), supplément français, 10969.

2. Bibliothèque nationale (manuscrits), supplément français, 10970. — Consultez la *Requête présentée à Bailly (Silvain), maire de Paris*, par Florentine de Launay, contre les marchandes de modes, couturières, lingères et autres grisettes, commerçant sur le pavé de Paris. 1790, in-8.

entendu lecture de la plainte) avoir été appelé, rue des Mauvais-Garçons, où il a visité Henri Finet, dont l'anus était écorché, et qu'il y avait toute apparence qu'il avait été violé, et connu charnellement, qu'il avait, sur ladite plaie, non jugée dangereuse, mis appareils nécessaires, et a signé son rapport, certifié sincère et véritable.

Le 10 juillet 1625, dans une nouvelle visite, faite avec son confrère Bomel, Taylor reconnaît que Finet se trouve atteint de la cristalline, *tumeur qu'il leur est expressément défendu de panser et médicamenter* (*Arrêt rendu en la chambre de l'Arsenal, constituée par ordonnance royale, pour l'expédition des crimes d'empoisonnement et autres cas énormes*).

En 1730, des criminels de vols et d'assassinats prièrent la justice de ne les pas faire exécuter en même temps que des condamnés, pour crime contre nature, ce qui leur fut accordé. Dans cette même année, à Harlem, en Hollande, les condamnés pour sodomie virent leurs noms publiés ; et leurs femmes[1], sur le vu de cet arrêt portant condamnation, devinrent libres de se remarier[2], de reprendre leurs

1. La législation ancienne punissait les crimes contre nature, le Lévitique le flétrit comme une infamie, tandis qu'à Athènes et à Rome il est chanté par les poètes. — De nos jours, le Code pénal punit (art. 330 et suivants) ce délit lorsqu'il est accompagné de violence, de publicité dans les actes, qu'il s'exerce habituellement sur des mineurs. — Les poursuites exercées à Paris, récemment à Auch, à Lyon, ont démontré qu'à cette école de honte se forment, — par le chantage, — les plus habiles et les plus audacieux criminels (Ambroise Tardieu, et *Mémoires* de Canler). — Affaire du lancier Pascal (assises de la Seine.)

2. *De la Prostitution, cahier et doléances d'un ami des mœurs, adressés aux deputés de l'ordre du tiers état.* A Paris (1789, in-8.)

noms de famille, leurs armoiries[1] et livrées personnelles.

De l'ordonnance de Monsieur De la Mer, conseiller du Roy, lieutenant particulier, assesseur au criminel, au siège présidial de Laon.

Nous soubsignéz médecin et chirurgiens jurez royaux aux fais des rapports ordonnés estre fait en justice, establis à Laon, y demeurant, et Antoinette Besville, maitraisse sage-femme audit Laon. Certiffions que cejourdhuy vingt-quatre du mois de décembre mil sept cent et six, en vertue de ladite ordonnance ci-dessus, nous avons veü et visitez la nommée Magdeleine Genouille, dem^te^ à la cense de Caillau, paroisse de Monanteuil, jeune fille aagée de quinze ans ou environ, au fin de juger de l'état de sa virginité, ce qu'aiant fait en presence de sa mère nous aurions trouvé les caruncules myrtiformes ecartéz et la petite membranne, qui les joints et qui par cette jonction fait le pucelage entiérement rompue et dilacérée, et mesme pour le peu que nous l'aions touchez, nous avons veu que le sang en sortait, ce qui nous a fait juger quelle a été deffloréе, de force et violence. — Le tout nous affirmons estre véritable, fait ce jour et ans cij-dessus.

			+
J. Gambart med.	*J. Paty*	*Couly*	*Marque de ladite Beuzeville.*

1. *Éclaircissements sur le Roy des Ribauds*, par Gouge de Louguemare (Paris, 1748, in-12).

Déclaration du Roy Louis Quatorze, donnée à Marly, le 26 juillet 1713 (Police). — Punition des déréglements des filles et femmes de débauche.

Portant règlement pour la forme des procédures qui doivent être observées pour parvenir à assurer la preuve des déréglemens des mœurs des filles et femmes de débauches, la conviction des coupables, la seureté des innocens et la décharge des officiers, que leur ministère oblige à veiller à la recherche et à la poursuite de ces déréglemens.

Déclaration du Roy qui régle les formalitez qui doivent être observées pour la correction des femmes et filles de mauvaise vie, donnée à Marly, le 26 juillet 1713.

« Louis, par la grâce de Dieu, Roy de France et de Navarre : A tous ceux que ces présentes lettres verront, salut. Le soin de réprimer la licence et la corruption des mœurs, qui semblent faire tous les jours de nouveaux progrès, estant un des principaux objets de la vigilance des officiers de police de notre bonne ville de Paris, il n'est pas moins nécessaire de régler la forme des procédures qu'ils doivent faire, pour asseurer la preuve des déréglemens qu'ils doivent punir, et prévenir par là les inconvéniens des plaintes téméraires, ou des délations inspirées par la haine des particuliers, plutôt que par l'amour du bien public; et comme jusqu'à présent il n'y a point eu de loy précise, qui ait estably un ordre absolument certain dans cette partie importante de la police, Nous avons crû devoir y donner une forme aussi simple que régulière, qui puisse faire en mesme temps la conviction des coupables, la seureté des innocens, et la décharge des officiers, que leur ministère oblige à veiller à la recherche, et à la poursuite de cette espèce de crimes. A ces causes, de nostre certaine science, pleine puissance et autorité Royale, Nous avons dit et déclaré, disons et déclarons par ces présentes signées de nostre main, voulons et Nous plaist, que dans les cas de débauche publique et vie scandaleuse de filles ou de femmes, ou il n'écherra de prononcer que des condamnations d'amende ou d'aumônes, ou des injonctions de vuider des lieux, ou mesme la Ville et d'ordonner que les meubles desdites filles ou femmes seront jettez sur le carreau, et confisquez au profit des Pauvres de l'Hopital général du Chastelet, puis les commissaires chacun dans leur quartier recevoir les déclarations qui leur en seront faites, et signées par les voisins, auxquels ils feront prester serment, avant que de recevoir les dites déclarations, dont ils seront tenus de faire mention, à peine de nullité, dans le procez verbal qui sera par eux dressé. Le rapport des faits contenus dans le dit procez verbal sera fait par les dits commissaires au Lieutenant Général de Police, les jours ordinaires des audiences de Police, ausquelles les parties intéressées seront assignées en la manière accoustumée, pour y estre pourvû contradictoirement, ou par défaut, ainsi qu'il appartiendra sur les conclusions de celui de nos advocats au Chastelet qui sera présent à l'audience et entre les mains duquel les dites déclarations seront remises pour faire connaitre au Lieutenant Général de Police les noms et les qualitez des voisins qui les auront faites. En cas que les dites parties denient les faits contenus ausdites déclarations, le Lieutenant Général de Police pourra, s'il le juge à propos, pour la suspicion des voisins, ou autres considérations, ordonner qu'il sera informé desdits faits devant l'un desdits commissaires, à la requeste du substitut de nostre Procureur Général au Chastelet, pour y estre statué ensuite définitivement, ou autrement par le dit Lieutenant Général de Police sur le récit des informations qui sera fait à l'audience par l'un de nos advocats, ou en cas qu'il juge à propos d'en délibérer sur le registre, sur les conclusions par écrit de nostre Procureur au dit siège, le tout à la charge de l'appel en nostre cour de Parlement. Voulons que le dit appel, soit que l'affaire ait esté jugée sur le simple procez verbal du commissaire, ou sur le récit ou le vû des informations, les parties procèdent en la Grand'Chambre de la dite cour, encore qu'il y ait eu un décret sur les dites informations, et que la suite de la procédure ait obligé le dit Lieutenant Général de Police à ordonner que les dites femmes ou filles seront enfermées pour un temps, dans la maison de force de l'Hopital général, et en cas de maquerellage, prostitution publique, et austres, ou il écherra peine afflictive, ou infamante, le dit Lieutenant Général de Police sera tenu d'instruire le Procez aux accusés ou accusées, par recolement et confrontation suivant nos Ordonnances, et les arrests et Reglemens de nostre Cour, auquel cas l'appel sera porté en la Chambre de la Tournelle, à quelque genre de peine que les accusez ou les accusées ayant esté condamnez, le tout sans préjudice de la juridiction du Lieutenant Criminel du Chastelet, qu'il pourra exercer en cas de maquerellage, concurremment avec le Lieutenant Général de Police, auquel néanmoins la préférence appartiendra, lorsqu'il aura informé et décreté avant le Lieutenant Criminel ou le même jour. Si donnons en mandement à nos amez et féaux conseillers les Gens tenans nostre Cour de Parlement à Paris, que ces Présentes ils ayent à faire lire, publier et registrer, et le contenu en icelles garder et observer, selon la forme et teneur: Car tel est notre bon plaisir; en témoin de quoy Nous avons fait mettre nostre Scel à cesdites présentes.

« *Donné à Marly le vingt-sixième jour de Juillet, l'an de grace mil sept cent treize et de nostre Règne le soixante-onzième, Signé, Louis; et sur le reply, Par le roy, Phelypeaux. Et scellée du grand Sceau de cire jaune.* »

ARRÊT DE LA COUR DE PARLEMENT

DU 9 DÉCEMBRE 1713

Concernant les appellations des sentences contre les filles et femmes de débauche.

Veu par la Cour, la Requeste à elle présentée par le Procureur Général du Roy, contenant : Que le roy ayant ordonné par sa déclaration du 26 Juillet dernier, registrée en ladite Cour, le 9 Aoust suivant, que les appellations des sentences rendues par le Lieutenant Général de Police au Chastelet de Paris contre des filles ou femmes prévenues de débauche publique, et de vie scandaleuse, soit que les dites sentences fussent rendues sur le simple procez verbal d'un commissaire audit Chastelet, soit qu'il y eut des informations. et des décrets donnés contre les dites filles ou femmes, seraient toujours portées en la grande Chambre de ladite Cour, mesme à l'égard de celles qui auraient esté condamnées à estre enfermées, pour un temps, dans la maison de force de l'Hopital général; il estoit nécessaire de régler par l'autorité de la Cour, en quel estat les dites filles ou femmes demeureroient jusques au jugement de l'appel : et si d'un costé il paroist juste, qu'elles soient, par provision, à l'Hopital général, jusqu'à ce que les Sentences du Lieutenant Général de Police, dont elles sont appelantes, ayant esté confirmées par la Cour, il n'est pas moins nécessaire d'un autre costé, pour maintenir la Police et la discipline publique, qu'elles tiennent prison jusqu'à ce qu'en statuant sur leur appel en la Cour, il ait esté jugé par un arrest rendu définitivement ou provisoirement, avec le Procureur Général du Roy, comme prenant le fait et cause de son substitut au Chastelet, qu'elles seront mises en liberté. A ces causes il plust à la Cour y pouvoir suivant les conclusions de la dite Requeste, signée de luy Procureur Général du Roy: Ouy le rapport de Maistre Francois Robert, conseiller, et tout considéré.

« La cour faisant droit sur la Requeste du Procureur Général du Roy, ordonne que la déclaration du roy du 26 juillet dernier sera exécutée selon sa forme et teneur, ce faisant que sur les appellations interjettées par les filles et femmes prévenues de débauche publique et de vie scandaleuse, de toutes sentences rendues par le Lieutenant Général de Police au Chastelet de Paris, sur les procez verbaux des commissaires audit Chastelet ou sur des informations mesme suivies de décret et généralement dans tous les cas où les dites sentences n'auront pas esté rendues sur le procès instruit par récolement et confrontation de temoins, les parties procederont en la Grand'Chambre en la manière accoutumée, encore que les dites sentences ordonnent, que les dites filles on femmes seront conduites pour un temps à l'Hopital général, sans qu'en cas d'appel les dites filles ou femmes puissent y estre menées et enfermées par provision, comme aussi sans qu'elles puissent estre mises en liberté, jusqu'à ce que autrement par la Cour en ait esté ordonné en statuant sur le dit appel, provisionnellement ou définitivement avec le Procureur Général du Roy, comme prenant le fait et cause de son substitut au Chastelet; ordonne que le présent arrest sera lu et publié au Chastelet, l'audience tenant, et enregistré au Greffe dudit siège. »

(*Même déclaration du roi Louis XIV.*)

SENTENCE DU CHATELET DE PARIS

EN LA CHAMBRE DE POLICE DU 6 JUILLET 1663

Intervenue sur le réquisitoire de M. le Procureur du Roy au Châtelet.
Contre la nommée Hué dite la Godefroy, maquerelle publique, cy-devaut bannie de la prévôté et vicomté de Paris.
Par laquelle, — Il est dit que ladite Hué dite la Godefroy, sera prise au corps et que le scellé sera apposé sur ses biens et effets par le commissaire Picart, desquels inventaire et description sera faite pour être mis au Greffe.

A TOUS CEUX QUI CES PRÉSENTES LIRONT ET VERRONT,

« Pierre Séguier, Chevalier, Baron de Saint-Brisson, Seigneur de Meaux et de Saint-Firmin, conseiller du roy nostre sire, gentilhomme ordinaire de sa chambre et garde de la prévosté et vicomté de Paris,

« Salut : sçavoir faisons que sur ce qui nous a été remonstré par le Procureur du roi, la police tenant, qu'encore bien que par plusieurs sentences de nous rendues à la Police sur les rapports des commissaires Camus, Picart, la nommée Hué dite la Godefroy, locataire d'une maison seize en la rue du Juarre, appartenant à la dame Foucault, ay été condamnée de vuider dans les vingt quatre heures à cause du scandale qu'elle causait aux bourgeois et habitans de la dite et à leurs femmes tenant bordel public dans la dite maison, condamnée en plusieurs amendes même par arrest de la cour de parlement d'être fustigée, ayant un chappeau de

paille sur la teste.... et bannie de la prévosté et vicomté de Paris; néanmoins au mépris de la sentence, la dite Hué n'aurait point gardé son ban et se seroit maintenue dans la dite maison, sans la vouloir vuider et continue de tenir plus que jamais bordel public, fréquentant quantité de filles et femmes de mauvaise vie, qui se disputent. . . . .
Ce qui cause que leurs voisins et bourgeois de la dite rue, se sont plaints, pourquoy requiert le procureur du Roy, que la dite Hué fut prise au corps et constituée prisonnière, pour répondre à ces conclusions, et cependant que scellé fût apposé sur ses biens et effets, qui seront trouvé dans la dite maison, par le commissaire. Qu'il nous plait nommer d'office et inventaire, description faire de ce qui se trouverait en la maison d'ycelle pour être mis au greffe et la porte de la dite maison fermer pour six mois, avec deffense au propriétaire de ne plus louer qu'à gens d'honneur. Nous faisant droit sur les remonstrances et réquisitions dudit Procureur du Roy, que la dite Hué dite la Godefroy, sera prise au corps pour répondre aux conclusions du Procureur du Roy, et cependant que scellé sera apposé sur les biens et effets estant dans la maison occupée par la dite Godefroy, par le commissaire.... Qu'avons nommé d'office. Inventaire et description faire de ce qui se trouvera son bien pour estre mis au greffe et deffense au propriétaire de le louer, sinon a des gens d'honneur. — Sentence exécutée, nonobstant opposition ou appel quelconque, et y au préjudice d'ycelle. En tesmoing de quoy nous avons fait sceller ces présentes du scel original de la dite pré-

vosté et viconté de Paris. Ce fut fait et donné à dame Hué, par M. Dreux-Dambray, *Conseiller du Roy, lieutenant de la prévosté et vicomté de Paris, tenant la police, le vendredi dixième jour de juillet mil six cent soixante-trois.*

Nous trouvons à plus d'un siècle de distance, une excitation de mineures à la débauche, rue de Suresnes, à Paris.

Les agents du service des mœurs ont fait, le 18 janvier 1873, une descente dans une maison de rendez-vous de la rue de Suresnes, chez une dame exerçant un métier interlope.

On a arrêté là deux proxénètes et dix-huit demoiselles, qui ont été écrouées au dépôt de la préfecture de police. C'est à la suite d'une plainte déposée par la mère d'une jeune fille de seize ans, élève du Conservatoire, que la police a fait la descente que nous devons raconter. Une souricière a été établie dans la maison, et dix-sept arrestations ont été opérées. Une des personnes arrêtées habitait le Grand-Hôtel, où elle était descendue, le matin même.

Nous allons ici parler des livres trouvés lors de la perquisition. Les noms de toutes les jolies femmes de Paris, appartenant à tous les mondes, y figurent, avec une cote de prix en regard. On y a découvert également les adresses de beaucoup de personnages, fort connus, dont nous taisons les noms par un motif de convenance facile à comprendre. La comptabilité et la correspondance étaient tenues par une ancienne sous-maîtresse *libre-penseuse*, dont la fille, âgée de dix-sept ans, servait d'amorce à la maison. — Jouant son rôle d'ingénue à merveille, elle a fait de nombreuses dupes.

Voici un type des nombreuses circulaires expédiées par l'entremetteuse :

« ÉLÈVE DE MADAME PRAT

« Monsieur,

« Madame Prat m'avait parlé de votre goût pour les *belles peintures*. J'ai quelques jolis tableaux que je désire soumettre à votre appréciation, si vous daignez me faire une petite visite.

« AUGUSTINE. »

La femme Strausac, dite Rondy, est une proxénète, fort connue à Bruxelles. Elle est en ce moment à la prison de Saint-Lazare.

L'hôtel dans lequel les arrestations ont été opérées appartenait à Madame de R...

C'est M. Sallantin, procureur de la République, qui a requis les mandats d'amener.

Dans cette maison de la rue de Suresnes se donnaient des fêtes. — Elles servaient de lieu de réunion, à un certain nombre d'actrices, et de femmes du monde, trop surveillées ailleurs. J'ai demandé si ces femmes du monde s'y trouvaient, quand la police avait fait sa descente ; on m'a répondu que leurs noms étaient inscrits à côté de leurs adresses sur le grand livre, qu'on avait saisi. Et voilà du coup quatre-vingts femmes compromises, plus encore, déshonorées. Il n'y a rien à répliquer à cela : leur nom y était! Que diable, il me semble qu'avant de déshonorer une femme, il faudrait y regarder, à deux fois. Le nom d'une femme est, malheureusement, à la disposition de tout le monde, et je ne sache pas qu'avant de s'en servir un drôle hésite bien longtemps.

Et pourtant le fait est là. La Strausac, qui est heureusement à Saint-Lazare à l'heure présente, s'est emparée d'une centaine de noms féminins connus : et elle faisait croire aux imbéciles que c'était là sa clientèle accoutumée. Il y a une chose plus forte que la vertu, c'est la calomnie. Il suffit d'un mot dit en l'air, sans intention, mais avec trop de légèreté, et voilà un honneur livré aux bêtes ! Joignez à cela la publicité faite par les journaux aux fêtes du monde, la description de telle ou telle robe, et les plus confiants souriront en se disant :

« Une femme dont on parle tant !... »

Mais comme la malignité publique n'est jamais en reste de soupçons mensongers, elle a classé dans son souvenir une trentaine de noms, qu'elle a flétris du premier coup. L'honneur est pourtant un bien trop précieux pour qu'on lui refuse l'aumône d'un jugement.

Il n'en est pas ainsi. Et si l'on joint à ces noms de femmes du monde les noms d'actrices, qu'on a trouvés chez la Strausac, l'indignation est décuplée, car on voit dans cette promiscuité un scandale de plus.

Il n'entre pas dans mon esprit de dire que toutes les femmes suspectées sont des modèles de vertu. Nous savons tous que la comédienne est exposée à des séductions trop nombreuses. Mais il y a loin des femmes qui se donnent à qui leur plaît, aux filles qui se vendent à tout le monde. Il y a entre elles toute la différence de la faute au vice de bas étage, de la femme légère à la femme de joie.

Et si l'on veut savoir quelle pouvait être la cause pour laquelle on inscrivait leurs noms en pareil endroit, je l'expliquerai en peu de mots : Par suite de cette publicité dont je parlais, publicité du théâtre pour les unes, de la presse mondaine pour les autres, des noms de femmes acquièrent une certaine notoriété. Que fera la directrice de ce bureau de placement, nouveau genre? Elle offrira tranquillement au premier naïf venu les bonnes grâces de madame la duchesse de X... ou de mademoiselle Y. Z..., selon que ce naïf aura voulu d'une grande dame ou d'une comédienne. Une vague ressemblance suffit. Si c'est un imbécile, il croira du premier coup. S'il hésite à croire, on lui montre la dame inscrite sur le livre. Alors le naïf se rappelle *les Lionnes pauvres*, d'Augier. Et, eu égard à la prodigieuse dose de vanité et de bêtise que chaque homme porte en lui, il reste convaincu que madame la duchesse de X... ou mademoiselle Y. Z... s'est vendue à lui.

Que par là-dessus la police ait connaissance de ce trafic et opère sa descente, comme rue de Suresnes, le grand livre aux adresses reste comme un stigmate sur le nom des infortunées que, de son autorité privée, la proxénète y a inscrites. Il me semble pourtant que l'histoire fourmille de trafics semblables. Rien n'a été respecté par les coquins de tous les temps. Pareille aventure, entre mille, est arrivée à une comédienne, à une grande dame et même à une reine de France. La comédienne, de son nom de fille, s'appelait Madeleine Béjart; de son nom d'épouse elle se nommait madame Molière. Ce n'était certes pas une honnête femme. Elle avait trahi son mari, et ce pauvre Georges Dandin, qui vous fait rire, me fait pleurer, moi, car je devine, sous ce grotesque bafoué, la torture inexprimable du grand Molière jetant à la postérité son ridicule, à travers son éclat de rire! Or, un jour, un conseiller à la cour de Rouen arrive à Paris, et, après avoir vu jouer la Béjart, se prend d'amour pour elle. Une femme lui propose de la lui amener, il accepte. Et en effet, au jour dit, il voit venir la comédienne. Quelque temps après, il veut aller rendre visite à sa conquête, et quelle n'est pas sa surprise en présence de l'indignation avec laquelle la Béjart reçoit les souvenirs d'amour qu'il évoque? Madeleine, furieuse, fait sa plainte à la police, et on découvre que celle qui avait pris sa place lui ressemble étonnamment. Le Châtelet ordonna que la proxénète serait punie de mort, et la fausse Béjart, fouettée de verges, devant la maison de la comédienne.

Voilà pour la comédienne. L'histoire de la grande dame est plus triste, dans les *Mémoires de la cour de Louis XV*. La maréchale de D... reste veuve avec une fille, nommée Armande et âgée de quatorze ans. Atteinte d'une maladie de cœur, la maréchale veut marier sa fille avant de mourir, et lui fait épouser un vieux gentilhomme de quatre-vingt-sept ans, le marquis de Loüix.

Le marquis, je n'ai pas besoin de le dire, ne put être que le père de sa femme, et mourut dix-huit mois après, sans que rien eût jamais effeuillé la pensée virginale de l'enfant. La maréchale, voyant que le premier mariage avait réussi, en fait faire un second à sa fille. Cet autre époux avait quatre-vingts ans : il était plus jeune! Mais ce fut encore la même chose. Or, à la cour, on riait beaucoup de cette pauvre enfant, qui semblait éternellement vouée aux vieillards. Armande avait un esprit réfléchi et pensif. De mariage en mariage elle avait gagné dix-huit ans, aussi pure que dans son berceau.

Un jour, sur la plainte du chevalier d'Hamilton, on arrête une femme nommée la Clapart, qui exerçait, rue aux Ours, le même métier que la Strausac de la rue de Suresnes : et on trouve sur ses livres le nom d'Armande. Scandale à la cour. On prévient le mari qui interroge sa femme, laquelle, ne comprenant rien à ce qu'on lui demande, ne peut répondre, se trouble et éclate en larmes. Le mari voit dans ces larmes un aveu, et fait enfermer la pauvre Armande, qui y mourut dix ans plus tard — après deux mariages, et une réputation d'aventurière — et qui resta... vierge.

L'histoire de la reine, calomniée comme la grande dame, qui ne la connaît? qui n'a lu les recherches faites par deux historiens célèbres dans cette ténébreuse affaire du collier de la reine, qui a terni d'un soupçon la mémoire de Marie-Antoinette, cette femme qui a illustré le trône et l'échafaud ?

Ce n'est que longtemps après qu'on a eu la preuve de l'existence de la fille Olliva, ressemblant trait pour trait à la reine de France. Et quand on en eut la preuve, il était trop tard. La Terreur avait déshonoré toute une nation, en se faisant le bourreau de la souveraine martyre.

De la Béjart à la pauvre Armande et d'Armande à Marie-Antoinette, c'est le même sillon de larmes creusé par une ressemblance fatale, d'abord, par la calomnie du monde, ensuite. Ces ressemblances ont existé de tous temps, et je ne crois pas que les exploiteuses des vices humains aient jamais manqué de s'en servir.

C'est dans les affaires de cette nature que l'examen par le médecin légiste, appelé à vérifier l'état des victimes, exerce sur l'administration et la magistrature une influence décisive.

Il est arrivé cependant que des vierges, notoirement connues pour se livrer à la débauche, ont produit des certificats, constatant que, chez elles, la membrane hymen était demeurée intacte. Le même fait s'est récemment produit, dans une affaire de détournement de mineure et de viol, où la jeune fille enlevée de chez ses parents, par son séducteur, et par lui abandonnée, en Belgique, dans un mauvais lieu, avait cependant conservé les signes physiques de sa virginité au rapport de M. le docteur Bergeron. Ce sont là des mystères qu'il suffit d'indiquer à la perspicacité du lecteur.

CHAPITRE XII

LES ALIÉNÉS ET LA LOI DU 30 JUIN 1838.

La folie n'a pas toujours été considérée comme une maladie, et l'on est étonné de voir pendant combien de temps les malheureux, qui en étaient atteints, ont pu être privés de soins. L'antiquité, imbue des principes du paganisme, y voyait l'intervention de la divinité, d'où une sorte de vénération pour les aliénés, recueillis et traités dans les temples. — Quand vinrent les médecins célèbres, on reconnut qu'il y avait là un mal curable, et alors naquit la réputation de l'île d'Anticyre, qui produisait l'ellébore, dont on se servait pour la guérison des fous.

La législation Romaine s'occupa de sauvegarder la société des dangers, résultant de la divagation des aliénés, et plusieurs textes nous montrent que les magistrats étaient chargés de les faire enfermer, en cas de péril public. Quant aux biens, il suffit de nous reporter au texte des *Institutes*, pour voir qu'un curateur était chargé d'en prendre soin : « Si furiosus esse incipit, dit la loi des Douze-Tables, « adgnatorum gentiliumque in eo pecuniaque ejus potestas esto. » Et les *Institutes* au chapitre XXIII du livre Ier : « Furiosi quoque et prodigi, licet majores « viginti quinque annis sint, tamen in curatione sunt « adgnatorum, ex lege duodecim tabularum. Sed « solent, Romæ, præfectus urbis vel prætor, et in « provinciis, præsides ex inquisitione eis curatores « dare. Sed et mente captis et surdis et mutis et « qui perpetuo morbo laborant, curatores dandi « sunt. » Ainsi, non seulement on prenait soin du « furiosus », de celui qui[1] n'avait plus l'usage de la raison, mais encore du « mente captus », c'est-à-dire de celui auquel la faiblesse de ses facultés rendait impossible l'administration de ses affaires.

Cependant, bien qu'on ait reconnu dans la folie[2], une maladie, dont la guérison n'était pas impossi-

1. Il ne peut y avoir ni poursuite judiciaire, ni condamnation contre celui qui est en état de démence. — La loi romaine disait déjà : *Furiosus ipso furore punitur*, le Code pénal (article 64) proclame le même principe.

2. Un peintre belge a fait une toile remarquable, représentant la folie « de Hugues Van der Goes, le vieux peintre de Gand, atteint d'aliénation mentale. Il est enfermé dans la maison de refuge de Bruxelles, dirigée par des moines médecins. On lui a permis la musique, qui seule endort les hallucinations de son cerveau. Des enfants de chœur, accompagnés par un guitariste, chantent doucement, à gauche, l'un de ces hymnes sacrés du quinzième siècle qui composaient toute la musique du temps. Van der Goes est assis, à droite, sur une haute chaise en bois sculpté, les mains croisées sur les genoux, et ses yeux rougis, hagards, dardent sur le spectateur un regard troublé, d'une flamme vacillante, où l'âme se réveille. Le prieur, debout derrière le malade, étudie sur sa physionomie les effets de l'expérience, et d'un geste il modère et dirige les voix des musiciens. Quelques personnages, à droite, assistent à la scène. Il faut louer sans restrictions l'excellente composition, sobre et claire, de ce tableau, le choix heureux des types et des costumes, et son aspect harmonieux. L'exécution en est vigoureuse, savante, notamment dans la figure du

ble, le sort de ceux qui en étaient atteints ne s'améliora pas. Dans les époques suivantes, sous l'action du christianisme, on trouve quelques couvents qui recueillaient les aliénés, mais aucune organisation ne réglait leur situation. C'est en Orient, qu'on voit les premières maisons de séquestration. On trouve, dans *Léon l'Africain*, la nomenclature de divers hôpitaux qui existaient à Feez, en Afrique, pendant le septième siècle. Notre pays était bien en retard, car, au moyen âge, l'ignorance et les préjugés y font encore regarder les fous, comme des êtres inspirés, ou, le plus souvent, comme des possédés du démon. Peu à peu, les établissements religieux en reçurent quelques-uns, et ce fut le commencement des asiles. Au seizième siècle, un établissement existait à Marseille, et, vers le même temps, un autre s'éleva à Avignon. Au dix-septième siècle, les hôpitaux généraux furent organisés et on réserva une partie de chacun d'eux aux aliénés dangereux. En 1660, le Parlement, par un arrêt, ordonna que les fous seraient reçus à l'Hôtel-Dieu. A la même époque, on les recevait aux *Petites-Maisons*, situées sur l'emplacement de l'ancien hospice des Ménages, détruit, il y a quelques années ; à Charenton, à Bicêtre et à la Salpêtrière[1]. Toutefois, ils n'étaient pas tous placés dans des maisons spéciales et il y en avait encore dans

prieur. Le personnage de Van der Goes tout entier est un beau morceau de peinture historique, et l'expression du visage halluciné nous a paru aussi exacte qu'effrayante. »

1. *Les Aliénés* (proposition Gambetta et Magnin). *Le drame d'Ever* (Belgique). Delahaye, éditeur, place de l'École de Médecine, Paris.

les prisons, mêlés aux criminels; en 1700, Howard s'éleva énergiquement contre cette coutume barbare, ses paroles rencontrèrent un écho, et Louis XVI, en 1785, traça des règles, pour le traitement[1] des aliénés. Cette tentative eut peu de succès et, — en 1789 leur sort était encore déplorable. En 1792, l'influence de Pinel, qui s'occupa principalement de Bicêtre et y opéra de bienfaisantes transformations, le fit améliorer. Mais aucune loi n'était encore intervenue, qui réglât la position faite aux aliénés, et, il faut arriver à 1838 pour trouver un document à peu près complet. Jusque-là, des dispositions éparses, traitant de points séparés, mais rien de définitif ne se rencontre. La loi des 16-26 mars 1790, dans son article 9, contient une mesure commandée par les abus antérieurs: « Les prisonniers détenus pour cause de démence, seront, pendant l'espace de trois mois, à compter du jour de la publication du décret, à la diligence de nos procureurs, interrogés par les juges, dans les formes usitées, et, en vertu de leurs ordonnances, visités par les médecins, qui, sous la surveillance des directeurs des districts, s'expliqueront sur la véritable situation des malades, afin que, d'après la sentence qui aura statué sur leur état, ils soient élargis ou soignés dans les hôpitaux indiqués à cette effet. »

1. A cette époque, des lettres de cachet envoyaient les malades dans des couvents, pour en débarrasser les familles. — Les religieux soignaient et guérissaient parfois les fous qui leur étaient confiés, tel fut le berceau de la maison d'aliénés, si bien dirigée encore aujourd'hui à Clermont (Oise), par MM. Labitte frères, mes amis, éclairés autant que bienfaisants.

La loi des 16-24 août 1790 ne se préoccupe que des dangers, résultant pour la société de la divagation des fous ; l'article 3 charge l'administration « d'obvier ou de remédier aux événements fâcheux qui pourraient être occasionnés par les insensés ou les furieux laissés en liberté. » Lorsqu'arriva la confection des Codes, il semblait que cette question dût tenir une certaine place, et cependant il n'en est pas parlé. Le Code Napoléon contient des règles applicables à l'interdit, mais il n'est rien dit de celui à l'égard duquel cette mesure n'a pas été provoquée[1]. Le Code pénal, reproduisant une disposition de la loi des 19-22 juillet 1791, qui complétait elle-même la loi des 16-24 août 1790, se contente d'édicter certaines punitions contre ceux qui ont laissé les fous furieux en liberté.

L'administration, en l'absence de lois précises, se trouvait dans une situation difficile. On trouve, dans une lettre du ministre de la justice à son collègue de l'intérieur, du 15 thermidor an IX, une appréciation des pouvoirs qu'elle croyait être en droit d'exercer : « je pense, y est-il dit, que l'autorité administrative, pour obvier aux événements fâcheux qui pourraient résulter de la liberté dont jouirait un insensé, est autorisée, par l'article 3 du titre II de la loi du 24 août 1790, à le faire arrêter et à le placer provisoirement dans un dépôt de sûreté ; mais cette mesure, essentiellement provisoire, ne peut jamais dispenser de faire prononcer

1. Ce sont encore aujourd'hui les plus nombreux et, dans l'intérêt des personnes comme des biens, il serait nécessaire que l'interdiction de toute personne, renfermée dans un asile, fût provoquée par la famille ou le ministère public.

sur son état par les tribunaux, c'est à eux seuls qu'il appartient de déclarer, par jugement, la démence des individus qui en sont atteints. »

Un arrêté du préfet de police, de 1803, s'inspirant de la loi de 1790, avait établi des règles pour l'admission des aliénés, dans les hospices; et, dans une instruction du 25 avril 1816, il était expressément recommandé aux commissaires de police d'éviter les atteintes à la liberté individuelle. Les établissements destinés à recevoir les aliénés avaient attiré l'attention, mais leur état laissait bien à désirer, car une loi du 24 vendémiaire an II avait ordonné le dépôt des aliénés, dans les maisons de répression. La situation était sensiblement meilleure en 1819, 8 établissements spéciaux et 24 hospices, ayant des quartiers, existaient alors. Une instruction du ministre de l'intérieur du 16 juillet de cette année tenta d'introduire des améliorations, elle eut malheureusement peu de succès. On voulait réunir, dans un même établissement, les aliénés disséminés dans des lieux différents, améliorer leur genre de vie et rendre plus fréquentes les visites des médecins et des administrateurs, toutes mesures excellentes et qu'il eût été heureux de voir appliquer. Ce ne fut que plus tard que les asiles d'aliénés se perfectionnèrent, sous l'influence de philanthropes justement frappés de l'abandon d'un sujet si intéressant.

Nous ne devons pas passer sous silence, dans cette énumération de la législation ancienne, une ordonnance de police de 1828, qui était, avant la loi de 1838, le principal monument auquel on se rapportait; elle délimitait les pouvoirs de l'administration, autant que possible, et cherchait à remédier à l'absence de texte précis.

Les dépenses d'entretien des aliénés indigents avaient aussi montré combien il était nécessaire de sortir de l'état de vague où l'on se trouvait; une décision ministérielle du 6 novembre 1815, les avait mises à la charge de la commune ou du département. En 1835, une circulaire du ministre de l'intérieur du 29 juin, les classa parmi les dépenses variables du département et prescrivit aux préfets de réclamer, pour elles, le concours des Conseils généraux. Enfin, la loi des finances du 18 juillet 1836, les assimila aux dépenses variables du département.

Tout commandait de faire une loi; les réclamations qui se produisaient étaient nombreuses, et ce fut avec intérêt qu'on vit enfin, en 1837, un projet présenté sur un sujet aussi urgent[1].

II

Une réforme ou plutôt une réglementation définitive était décidée déjà en 1835, et une inspection

1. Le nombre des aliénés, en France, augmente chaque année. — Cette situation, en dehors de l'hérédité, est due à des causes multiples, parmi lesquelles il convient de placer les excès vénériens, l'abus des liqueurs alcooliques, l'usage immodéré du tabac, les surexcitations amenées par la politique, l'ambition et la cupidité. — L'octroi de Paris rapporte, par an, douze millions, dont la moitié est fournie par les boissons seules. — *Les Démoniaques d'aujourd'hui et d'autrefois*, par Charles Richet (1880). — *Les Vols à l'étalage*, par M. le professeur Lasègue, D. M. P. (1880).

générale du service des aliénés fut ordonnée. Le conseil d'État s'occupa de la préparation du projet en 1836, et le 6 janvier 1837, M. de Gasparin, alors ministre de l'intérieur, le présentait à la Chambre des députés. Pendant près de deux années, des discussions devaient s'élever, et le 30 juin 1838 la loi fut promulguée. Nous allons examiner par quelles phases passa cette loi, et voir, avant celles qui se produisent maintenant[1], quelles étaient déjà les critiques alors adressées au projet, et quelles modifications elles entraînèrent. Le projet de loi contenait, en principe, les caractères importants de la loi. Essentiellement humanitaire, il protégeait, par des garanties auparavant trop peu nombreuses, la liberté individuelle, et prohibait toutes apparences de violence et de détention arbitraire.

Voici quelles en étaient les dispositions principales :

L'individu atteint d'imbécillité, de démence ou de fureur, ne pouvait être placé dans un établissement public ou privé, qu'en vertu d'une autorisation ou d'un ordre du préfet délivré sur la demande des parents, sur les rapports du maire ou du sous-préfet, et sur l'avis d'une commission placée près du préfet. En cas de danger, attesté par un certificat de médecin ou par la notoriété publique, le maire pouvait ordonner les mesures provisoires nécessaires.

Toute autorisation ou ordre, était, dans les trois

1. Projet de loi de MM. les députés Gambetta et Magnin (20 juin 1870).

jours, notifié administrativement par le préfet : au procureur du roi de l'arrondissement du domicile de l'aliéné ; à celui de l'arrondissement où était situé l'établissement ; à la commission placée près du préfet.

La détention cessait : 1° quand les médecins pensaient qu'elle n'était plus nécessaire ; 2° si un jugement venait déclarer qu'il n'y avait lieu ni à interdiction, ni à administration provisoire ; 3° si le temps pour lequel l'ordre ou l'autorisation avaient été délivrés, venait à expirer. Aucune autorisation ou ordre ne pouvait avoir d'effet pendant plus de six mois, ni être renouvelé plus de trois fois. Cette disposition portait à deux années le maximum de la détention ; si, après ce temps, le malade était dangereux, il était nécessaire de provoquer l'interdiction qui entraînait son isolement légal pour une durée indéfinie. A cet effet, le procureur du roi, à défaut de la famille, pouvait, indépendamment des cas prévus par l'article 491, prendre l'initiative de cette mesure sur la demande du préfet. Les établissements publics et privés étaient sous la surveillance de l'autorité administrative ; les préfets, les procureurs du roi et les membres de la commission placée près du préfet devaient les visiter souvent. Les dépenses d'entretien étaient à la charge de l'aliéné ou des parents qui lui devaient des aliments. Pour les indigents, elles étaient considérées comme dépenses départementales. Telles étaient les principales dispositions du projet de loi. La commission, devant laquelle il fut renvoyé, l'examina avec soin, et, dans la séance du 18 mars 1837, M. Vivien, qui en était le rapporteur, présenta le résultat des travaux auxquels elle s'était livrée. Des modifications importantes étaient apportées au premier projet; il faut noter la distinction posée entre les établissements publics et les établissements privés. Les premiers sont placés sous l'autorité du gouvernement; les seconds, sous la surveillance de l'autorité administrative; à ces derniers est imposée la nécessité d'une autorisation préalable, et une surveillance exercée en tout temps par les délégués de l'administration. Une seconde modification, non moins grave, fut la suppression de l'autorisation préalable nécessaire pour le placement des aliénés.

« L'isolement, dit le rapport, est le plus énergique des moyens de traitement; il est, en même temps, le plus urgent; un retard de quelques jours peut aggraver le mal, au point d'en rendre la guérison impossible ou toujours plus difficile. Ce retard résulterait nécessairement de l'obligation de recourir préalablement au préfet. » La suppression de l'autorisation préalable, dans tous les cas, entraîna nécessairement celle de la commission placée près du préfet qui, n'ayant plus de raison d'être, devenait un rouage inutile. Un autre changement intervint relativement à la durée de l'isolement; l'interdiction ne fut plus exigée après deux ans, et le renouvellement semestriel de l'ordre du préfet, sur un rapport spécial, parut suffisant. Quant aux dépenses d'entretien, les principes, établis par le projet, furent entièrement adoptés. Pour ce qui regarde la sortie des aliénés, peu de dispositions furent modifiées par la commission. La famille eut toujours le droit de faire sortir l'aliéné, sauf opposition du préfet, dans le cas où il serait dangereux. Pour les placements faits par l'administration, la sortie avait lieu aussitôt l'ordre levé ou périmé; enfin, le procureur du roi put toujours réclamer la sortie de la personne détenue, soit d'office, soit volontairement.

Le projet, ainsi modifié, fut présenté à la Chambre des députés qui, après cinq séances consacrées à la discussion, l'adopta par 183 voix contre 47, le 7 avril 1837. Il fut présenté à la Chambre des pairs, le 28 du même mois, et M. de Barthélemy, au nom de la commission, présenta un rapport le 29 juin suivant. Le 15 janvier 1838, la Chambre des pairs s'en trouva encore saisie. Un second rapport de M. de Barthélemy fut présenté, et, après sept séances de discussion, le vote eut lieu le 14 février, et amena l'adoption de l'ensemble de la loi par 104 voix contre 19. Des changements avaient été introduits, et il était nécessaire qu'ils fussent soumis à l'approbation de la Chambre des députés. Mais des élections générales ayant eu lieu, il fallait que la loi fût reprise en entier. La Chambre des députés y consacra trois séances; la Chambre des pairs la vota à l'unanimité lorsqu'elle revint devant elle, et la Chambre des députés l'adopta par 216 voix contre 16.

Ainsi, après deux ans d'études et de discussions, fut votée la loi de 1838; elle fut complétée par l'ordonnance du 18 décembre 1839.

Pour mieux comprendre les critiques dirigées contre cette loi et les dispositions nouvelles, proposées pour en compléter certaines parties, il faut en examiner sommairement les règles principales :

Le titre Ier est consacré aux établissements d'aliénés. Chaque département est obligé d'avoir un établissement public d'aliénés ou de traiter avec un établissement privé, qui puisse recevoir les aliénés à sa charge. Les établissements publics sont placés sous la direction de l'autorité publique, les établissements privés sont placés sous la surveillance de cette autorité. Les établissements publics ou privés doivent être visités par le préfet ou par une personne déléguée par lui ou par le ministre de l'Intérieur, par le président du tribunal, le procureur du roi, le juge de paix et le maire de la commune.

Ils reçoivent les réclamations des personnes, qui y sont placées, et prennent tous renseignements nécessaires. Le procureur du roi doit visiter — à des jours indéterminés, — les établissements privés, une fois chaque trimestre, et les établissements publics, une fois chaque semestre. Les indemnités de transport sont réglées par l'ordonnance du 7 mai 1844 et le décret du 18 juin 1811. Une circulaire du garde des sceaux, datée du mois de décembre 1849, demande qu'il soit dressé un procès-verbal de la visite et recommande de vérifier le registre, qui doit être tenu d'après l'article 12 de la loi, d'examiner si la transcription des trois certificats réclamés a eu lieu, conformément au même article, et de voir quelles sont les annotations mensuelles des médecins ; cette circulaire rappelle que la sanction des infractions qui pourraient être commises se trouve dans l'article 41 de la loi. Les articles 5 et 6 de la loi prescrivent, pour les établissements privés, la nécessité de l'autorisation du gouvernement, autorisation qui peut être retirée. Aucune limite n'est fixée à sa durée, contrairement à la législation anglaise, qui établit une durée d'une année. Le titre 2 est le plus important de la loi : il traite des placements faits dans les établissements d'aliénés ; ces placements sont ou volontaires ou ordonnés par l'autorité publique. Pour les premiers, il faut : 1° une demande d'admission ; 2° un certificat de médecin délivré moins de quinze jours avant sa remise ; 3° une pièce constatant l'identité de la personne dont on réclame le placement. Ces pièces sont mentionnées dans un bulletin d'entrée envoyé, avec un certificat de médecin de l'établissement, dans les vingt-quatre heures, au préfet ou au préfet de police à Paris. Si le placement est fait dans un établissement privé, le préfet, dans les trois jours, charge un ou plusieurs médecins de visiter la personne internée, et, dans le même délai, il notifie administrativement les noms de la personne placée et de celle qui a demandé le placement : 1° au procureur du roi de l'arrondissement du domicile de la personne placée ; 2° à celui de l'arrondissement de la situation de l'établissement. Ces dernières dispositions sont communes aux deux genres d'établissements. Quinze jours après le placement, dans toute espèce d'établissement, un nouveau certificat de médecin est adressé au préfet. Le rôle du médecin, on le voit, est considérable ; il a été l'objet de critiques que nous examinerons plus tard. Disons de suite que, dans les établissements publics, il est, comme le directeur, nommé par le ministre de l'Intérieur conformément à l'article 3 de l'ordonnance du

18 décembre 1839, et que, dans les établissements privés, il est agréé par le préfet, d'après l'article 19 de la même ordonnance. De plus, une sanction se trouve dans l'ordonnance précitée : c'est la révocation dont est passible le médecin qui, dans ses rapports, commet une erreur volontaire. Pour faciliter le contrôle des établissements, chacun d'eux est obligé d'avoir un registre, sur lequel sont inscrits les noms, profession, et domicile des personnes détenues, la mention du jugement d'interdiction, si elle a été prononcée, et les certificats du médecin. Ce dernier doit, tous les mois, consigner sur ce registre les changements survenus ainsi que les sorties et décès. Toute personne cesse d'être détenue lorsqu'elle est guérie ; elle est alors mise en liberté ou confiée à ceux sous l'autorité de qui elle est placée. Dans le cas où il n'y a pas guérison et si l'aliéné n'est pas dangereux, la sortie peut être requise : 1° par le curateur qui lui a été nommé ; 2° par l'époux ou l'épouse ; 3° à leur défaut, par les ascendants ; 4° par les descendants ; 5° par la personne qui a signé la demande d'admission, à moins qu'un parent n'ait déclaré s'opposer à ce qu'elle use de cette faculté sans l'assentiment du conseil de famille ; 6° par toute personne à ce autorisée par le conseil de famille. Le préfet peut toujours ordonner la sortie immédiate des personnes placées volontairement dans les établissements d'aliénés. Enfin la personne détenue, son tuteur, son curateur, tout parent ou ami, peuvent, ainsi que le procureur du roi et la personne qui a demandé le placement, se pourvoir, à toute époque, devant le tribunal du lieu de la situation de

l'établissement pour faire ordonner la sortie immédiate. La décision est rendue, sur simple requête, en chambre du conseil, sans publicité. Lorsqu'un aliéné dont le placement n'est pas demandé compromet l'ordre public, le préfet de police à Paris, et le préfet dans les départements, en ordonnent l'internement sur ordre motivé. S'il y a danger imminent[1], attesté par un certificat de médecin ou par la notoriété publique, les commissaires de police à Paris, et les maires prennent les mesures provisoires à la charge d'en référer dans les vingt-quatre heures au préfet. Vient ensuite une disposition relative à la garantie des aliénés, c'est la nécessité d'adresser, dans le premier mois de chaque semestre, un rapport au préfet, rédigé par le médecin de l'établissement. Le préfet, en cas de danger, peut empêcher la sortie ; si dans l'intervalle qui s'écoule entre les rapports la sortie ne peut avoir lieu, les directeurs en réfèrent au préfet, qui statue sans délai. Dans le cas où il y a placement d'office ou danger imminent, les hospices civils doivent provisoirement recevoir les aliénés. Hormis ce cas, et lorsqu'il existe un asile d'aliénés, ils ne peuvent être placés que dans cet asile ; enfin, dans aucun cas, ils ne peuvent être déposés dans une prison. Nous ne nous étendrons pas ici sur les dépenses du service des aliénés ; les critiques principales adressées à la loi de 1838 ne

1. Des troubles fréquents et volontaires sont constatés, par les médecins, chez des sujets qui se livrent à l'absinthe, à l'éthérisation, au haschisch et à des injections progressives de morphine. — M. le professeur Sée en a cité plusieurs cas dans ses savantes leçons,

sont point relatives à cet objet; il suffira de dire que, dans le cas où l'aliéné ou ceux qui lui doivent des aliments sont dans l'impossibilité d'y satisfaire, ces dépenses sont à la charge du département et de la commune.

Après les dispositions qui ont trait à la personne arrivent celles qui concernent les biens. Si l'interdiction a été provoquée, il y a un tuteur pour représenter l'aliéné, et les règles du Code Napoléon (articles 489 et suiv.) reçoivent leur application. Dans le cas contraire, qui est malheureusement le plus fréquent[1], les commissions administratives, placées près de chaque établissement d'aliénés, exercent les fonctions d'administrateurs provisoires. Un de leurs membres les remplit et l'étendue de ses pouvoirs est assez restreinte. Néanmoins, sur la demande d'un parent, de l'époux, de la commission administrative ou même du ministère public, on peut revenir aux règles ordinaires et nommer un administrateur conformément à l'article 497 du Code Napoléon.

Si l'aliéné est engagé dans une contestation judiciaire, un mandataire spécial lui est nommé pour le représenter; ce mandataire peut être l'administrateur provisoire lui-même. S'il n'y a pas d'administrateur provisoire et que l'aliéné soit intéressé dans un partage, le tribunal, pour le représenter, commet un notaire. Enfin, sur la demande

1. On devrait provoquer l'interdiction de toute personne placée dans un asile public ou privé d'aliénés; c'est là une mesure nécessaire, pour le malade, et surtout pour ses biens, qui restent, le plus souvent, à la merci d'héritiers indifférents et avides.

d'un parent, d'un des époux ou même d'un ami, ainsi que sur la provocation d'office du procureur du roi, un curateur peut être nommé à l'aliéné, en outre de l'administrateur provisoire, à l'effet de veiller : 1° à ce que ses revenus soient employés à adoucir son sort et à accélérer sa guérison; 2° à ce qu'il soit rendu au libre exercice de ses droits aussitôt que sa situation le permet.

Voilà quelle est l'économie de la loi de 1838; les dispositions qu'elle contient ont leur sanction dans les peines édictées par l'article 41, qui la termine; peines qui sont un emprisonnement de cinq jours à un an et une amende de 50 à 3,000 francs contre les directeurs, préposés et médecins, qui ne se sont pas conformés aux règles qu'elle prescrit.

III

La loi fixait donc les principes, il fallait en compléter les dispositions et en régler les détails; c'est ce que fit l'ordonnance de 1839. Elle est divisée en deux titres, le premier consacré aux établissements publics, le second aux établissements privés. Les établissements publics sont placés sous l'autorité du ministre de l'Intérieur et des préfets, et sous la surveillance de commissions locales, ils sont gérés par un directeur responsable. Les directeurs et les médecins en chef sont nommés par le ministre de l'Intérieur, ils sont révocables par lui sur le rapport du préfet. Les commissions de surveillance sont nommées par le préfet, elles sont composées de cinq membres et choisissent leur président et leur secrétaire. Elles se réunissent tous les mois, sauf le cas de convocation spéciale par le préfet ou le sous-préfet, et donnent leur avis sur ce qui intéresse généralement l'établissement et sur ce qui concerne le régime des aliénés. Le directeur est chargé de l'administration de l'établissement, il nomme et révoque les employés et veille à tout ce qui touche au bon ordre et à la police, dans la limite, dit l'article 7 du règlement du service intérieur, établie conformément à l'article 7 de la loi de 1838, par le ministre de l'Intérieur. Le médecin en chef est chargé de tout ce qui concerne le service médical ; il délivre les certificats exigés par la loi. Il est assisté de médecins adjoints, dont la situation est également réglée par l'ordonnance précitée.

Dans le cas où les hospices civils ont un quartier réservé aux aliénés, ils doivent faire agréer par le préfet un préposé responsable, soumis aux obligations de la loi de 1838. Pour qu'on puisse créer un quartier, il faut justifier d'une organisation qui permette de recevoir au moins cinquante aliénés. Pour fonder un établissement privé, il faut adresser une demande au préfet et justifier : 1° qu'on est majeur ; 2° qu'on est de bonnes vie et mœurs ; 3° être docteur en médecine ou produire l'engagement d'un médecin, qui déclare se soumettre aux obligations imposées par les lois. Il est, en outre, nécessaire de produire certaines justifications. (Art. 21 et 22 de l'ordonnance.) Le directeur doit verser un cautionnement destiné à assurer la continuation du service, dans le cas où il viendrait à mourir. Il peut désigner à l'avance la personne qui le remplacerait, et s'il n'a pas usé de cette faculté, les héritiers et, à leur défaut, le préfet désignent, dans les vingt-quatre heures de la cessation de ses fonctions, un administrateur provisoire qui doit, dans le délai d'un mois, être remplacé par un nouveau directeur. Enfin, l'autorisation délivrée à l'établissement privé, peut lui être retirée en certains cas limités contenus dans l'article 31.

Le dernier article de l'ordonnance ne contient qu'une disposition transitoire, il s'agit d'un délai de six mois accordé aux établissements privés existant alors, pour se conformer à la réglementation nouvelle. Telle est l'ordonnance de 1839, complément nécessaire de la loi sur les aliénés.

Vint ensuite une circulaire du ministre de l'intérieur aux préfets, du 23 juillet 1838, elle dut commenter la loi nouvelle et recommande de vérifier l'état des aliénés[1]. La dépense de ceux qui sont assistés est-elle supportée conformément à la loi? N'y a-t-il pas des placements d'office nécessaires à effectuer? Des relevés sont présentés aux Conseils généraux, chargés de statuer sur la création d'asiles départementaux.

Le ministre rappelle ensuite les principaux articles de la loi, et, relativement aux dépenses, fait observer que le concours de la commune du do-

1. La progression constante des maladies mentales est digne de méditation : autrefois les maladies mentales atteignaient surtout les hommes parvenus à l'âge mûr et à la vieillesse; maintenant les jeunes gens figurent, pour un tiers, parmi les malades atteints de ramollissement cérébral.

micile de l'aliéné doit s'entendre, dans le sens d'une subvention déterminée d'après les bases équitables, et non pas de manière à laisser la dépense entière à la charge de la caisse municipale.

Une circulaire du 18 septembre 1838, est relative à l'exécution de l'article 24 de la loi. Motivé par les observations de préfets qui avaient éprouvé des difficultés à faire recevoir provisoirement, dans les hôpitaux, les aliénés dirigés sur un asile, elle insiste sur la nécessité de ne déposer ceux-ci que dans les hospices et de ne jamais se servir de la maison d'arrêt, comme dépôt provisoire.

10 avril 1839. — Circulaire du ministre de l'Intérieur aux préfets sur la forme des états de dépense et le mouvement des aliénés indigents.

5 août 1839. — Circulaire sur l'exécution des articles 1, 25, 26, 27 et 28 de la loi. Le ministre après avoir dit que les Conseils généraux doivent s'occuper de la création d'asiles, fait remarquer que plusieurs départements peuvent se réunir pour fonder le même asile, s'ils n'ont pas une situation financière suffisante pour créer chacun le leur, et si la distance n'est pas un obstacle à la bonne exécution des prescriptions légales. Dans le cas où un traité est fait avec un établissement public ou privé, il doit être renouvelable d'année en année, et ce n'est pas au conseil général à fixer le prix de la pension lors de ce traité, puisqu'aux termes des articles 2 et 26 de la loi, cette dépense est réglée sur un tarif arrêté par le préfet. L'article 25 doit être entendu, comme étant non seulement une mesure de sécurité, mais aussi d'assis-

tance, et l'on doit recueillir, outre les indigents dangereux, ceux pour qui la guérison est possible.

28 décembre 1839. — Cette circulaire, également du ministre de l'Intérieur aux préfets, concernant l'exécution des articles 20, 21 et 22 de la loi, a été refondue dans une autre du 25 juin 1840. Aux termes de l'article 20, les directeurs des établissements doivent adresser aux préfets, dans le premier mois de chaque semestre, un rapport sur chacune des personnes détenues. Le préfet prononcera sur chaque aliéné individuellement, ordonnera sa maintenue dans l'établissement ou sa sortie. Chaque directeur devra transmettre au préfet un état des aliénés détenus et un rapport individuel, et c'est dans les dix jours que le préfet prendra un arrêté sur le maintien ou la sortie de chacun d'eux.

5 août 1840. — Circulaire sur le concours des communes dans les dépenses des aliénés indigents. Le ministre répète que la subvention due par les communes, ne saurait être que limitée. Il donne les proportions suivantes : les communes qui ont 100,000 francs de revenus peuvent supporter le tiers de la dépense; celles qui ont 50,000 francs, le quart; celles qui ont 20,000 francs, le cinquième; celles qui ont 5,000 francs, le sixième; au-dessous la proportion dépend des circonstances.

14 août 1840. — Circulaire relative au même sujet que celle du 5 août 1839.

16 août 1840. — Circulaire sur les mesures à prendre pour l'exécution des articles 1, 25, 26, 27 et 28 de la loi. Celle-ci engage à consacrer exclu-

sivement aux aliénés les asiles où les indigents étaient recueillis; elle rappelle qu'ils doivent avoir un local séparé.

31 août 1840. Circulaire qui demande aux préfets un relevé de la situation des asiles, pour veiller à une répartition égale des aliénés. — 12 août 1841. Circulaire sur le même sujet que celle du 5 août 1839. — 6 avril 1842. A cette date est un avis du conseil d'État sur la question de savoir si c'est à la commission de surveillance, au directeur ou au préfet, qu'appartient la faculté d'accepter des libéralités et de faire des acquisitions immobilières. Cet avis décide que les asiles départementaux ne peuvent acquérir que par le préfet, auquel il appartient de faire, au nom du département, les actes de propriété. — 28 juin 1842. Instruction du ministre des Finances sur le recouvrement des sommes dues par les aliénés. Il est poursuivi par l'administration de l'enregistrement sur le mémoire arrêté par le préfet et par voie de contrainte. — 16 août 1842. Circulaire relative à des détails sur le prix de la pension des aliénés, et aux traités passés avec des établissements privés. — 28 décembre 1842. Circulaire sur les avis d'admission dans les asiles d'aliénés. — 16 août 1845. Circulaire sur la fixation du prix des journées dans les établissements publics d'aliénés, sur le prix de la journée du séjour provisoire dans les hospices, sur le nombre et les conditions d'admission des aliénés non dangereux. — 15 janvier 1852. Décret sur l'organisation du corps des inspecteurs généraux des asiles d'aliénés. Ce décret place les inspecteurs qu'il crée, sous l'autorité du ministre de l'Intérieur.

Ceux-ci sont chargés de faire des tournées annuelles et d'inspecter les asiles publics ou privés. Dans l'intervalle de leurs tournées, ils s'assemblent en conseil, et donnent leur avis sur les établissements, sur leurs règlements et sur les questions d'organisation, dont ils sont saisis par le ministre. Ils sont choisis parmi les directeurs d'asiles ou les médecins, et sont répartis en deux classes. Ils peuvent être réunis aux inspecteurs des établissements de bienfaisance et à ceux des prisons, dans une assemblée, dont la présidence appartient au ministre de l'Intérieur.

Deux autres décrets, le premier du 24 mars 1858 et le second du 28 avril 1860, s'occupent du traitement des directeurs et des médecins des asiles publics. Ils ont été, tous deux, abrogés par un décret du 6 juin 1863, qui traite du même objet et dont les détails techniques ne sauraient trouver leur place ici.

Citons encore une circulaire du 15 juin 1860, dans laquelle il est dit que : les asiles privés d'aliénés ne peuvent recevoir les indigents, atteints de folie, en vertu de traités conclus avec le département, que s'ils ont une commission de surveillance, conforme à l'article 2 de l'ordonnance de 1839. Cette commission, destinée seulement à surveiller, ne peut s'ingérer ni dans l'administration de l'établissement, ni dans celle des biens des aliénés[1].

Depuis 1863, l'attention publique se porta sur la

1. *Les Aliénés*, proposition Gambetta et Magnin. Delahaye, éditeur, à Paris.

législation relative aux aliénés, et des critiques se produisirent. On prétendit que la liberté individuelle n'était pas suffisamment sauvegardée; la presse se fit l'écho des réclamations, et des pétitions furent adressées au Sénat pour réclamer un régime nouveau, ou tout au moins d'importantes modifications au système en vigueur. Une pétition, *signée de M. le docteur Turck*, eut un certain retentissement et motiva, en 1867, un remarquable rapport de M. le sénateur V. Suin, dans lequel ce dernier reconnaissait qu'il y avait certaines améliorations désirables, et inclinait notamment vers l'intervention d'une autorité, dans le placement des aliénés; il proposait le juge de paix. Déjà, en présence de ce courant d'idées, M. le ministre de l'Intérieur et M. le garde des sceaux (Circulaires des 15 et 17 janvier 1866) avaient rappelé aux préfets et aux magistrats les prescriptions de la loi.

En 1869, à la suite d'un rapport dressé par M. de Bosredon, à la date du 12 février, une commission fut nommée pour rechercher s'il y avait lieu de donner suite aux réclamations. Vers la même époque, une circulaire de M. le garde des sceaux, du 8 juillet, faisait connaître aux différentes cours l'institution de la commission et réclamait un relevé exact, pendant les cinq dernières années, des demandes de mise en liberté, adressées conformément à l'article 29 de la loi et du résultat qu'elles avaient eu, ainsi qu'une énumération des plaintes qui auraient été adressées aux parquets, au sujet de la retenue, par les chefs d'établissement, des requêtes ou réclamations adressées soit à l'autorité judiciaire, soit à l'autorité administrative, prévues par le dernier paragraphe de l'article 29 de la loi.

Conformément à ce qui leur était demandé, les différentes cours procédèrent au relevé de ces réclamations, depuis le 1er janvier 1864 jusqu'au 30 juin 1869, et les résultats furent les suivants :

Cour impériale d'Agen. Années 1864, 1865, 1866, 1867, 1868 et 1869 : Affaires relatives à des personnes placées dans un établissement d'aliénés : néant. — Cour impériale d'Aix. Mêmes années. Tribunal de Tarascon. Deux demandes présentées : une admise, une rejetée. — Cour impériale d'Amiens. Département de l'Oise, asile de Clermont. Deux requêtes à fin de sortie ; deux rejetées : l'une après enquête et comparution de l'aliéné ; l'autre, sur le vu de la rédaction même de la requête. — Cour impériale d'Angers. 1864, 1865, 1866 : néant pour tout le ressort. 1867 : néant pour les départements de la Mayenne et de la Sarthe. Année 1867, département de Maine-et-Loire, tribunal d'Angers : une demande : une rejetée, après visite et enquête par l'autorité judiciaire et comparution de l'aliéné. Années 1868 et 1869 ; cinq demandes : quatre rejetées, une admise. Année 1868 et premier semestre de 1869 : néant pour les départements de Maine-et-Loire et de la Sarthe. Département de la Mayenne ; tribunaux de Laval et de Mayenne : deux demandes : deux rejetées en février 1868. Irrégularité de la demande formée par des aliénées interdites, non assistées de leurs tuteurs.

Deux autres demandes régulières, tribunal de Mayenne : rejetées après jugement des 20 février et 4 mars 1868. Une autre demande admise, guérison.

Observations.— Plainte d'un aliéné, après recouvrement de la liberté, contre divers fonctionnaires. Autorisation refusée par le conseil d'État. Plainte au criminel. Ordonnance de non-lieu. Confirmation par la chambre des mises en accusation.

Cour impériale de Chambéry. — Une demande admise (jugement de Chambéry du 29 février 1864). — Cour impériale de Dijon. Tribunal de Vassy (Asile de Saint-Dizier), 1864. Une demande admise (25 octobre). 1867. Deux demandes : une admise (27 juillet) ; une rejetée (29 juillet). Arrêt confirmatif (20 mars 1867). Mise en liberté après l'arrêt, par décision administrative.

1868. — Deux demandes ; une admise (27 août); une rejetée (16 novembre).

Cour impériale de Dijon. — 1869 : trois demandes : trois admises (28 juin et 10 juillet).

Cour impériale de Douai. — Asile de Saint-Venant. — 1863 : Une réclamation. Refus du directeur. Interdiction de communiquer opposée à la famille. Sur l'avis du procureur impérial, le directeur s'exécute.

1865. — Requête d'une parente ; rejet par le tribunal ; admission par la Cour.

1868. — Cinq demandes portées à Lille et accueillies.

1869. — Quatre demandes accueillies. Elles auraient pu être arrêtées plus tôt par une sortie d'office. — Cour impériale de Grenoble. Une demande rejetée. — Cour de Nancy. Trois demandes : Tribunal de Nancy ; ordre du garde des sceaux; rejet. Tribunal de Bar-le-Duc. Deux demandes : une accueillie; une rejetée. — Cour impériale de Nîmes. Deux demandes : une admise; une rejetée.

Observations. — Tribunal de Mende (1863). Séquestration (onze mois) pour soustraire l'inculpé Martin à des poursuites judiciaires. Concert entre la famille et le médecin.

Cour impériale de Rennes. — Rennes : une demande rejetée. Quimper : deux demandes; une admise; l'autre sans suite. Dinan : trois demandes; une rejetée; une accueillie ; une sans suite. — Cour impériale de Lyon. Tribunal de Lyon : 1867. Une demande ; accueillie ; guérison (6 décembre 1867; jugement). — Cour impériale de Toulouse. 1867. Une demande : Demoiselle Berthot réclamée par sa sœur. Changement d'asile. Aliénation reconnue. Décès.

La Commission instituée en 1869 était composée de la manière suivante : MM. Boudet, premier vice-président du Sénat, président; Suin, sénateur; Sénéca, député au Corps législatif; Mathieu, député au Corps législatif; Lenormand (Louis) [1], conseiller d'État, secrétaire général du ministère de la Justice; Grandperret, conseiller d'État, procureur général à la Cour de Paris; Ch. Desmaze, conseiller à la Cour de Paris; de Bosredon (Édouard), secrétaire général du ministre de l'Intérieur; Alfred Blanche, conseiller d'État, secrétaire général de la préfecture de la Seine; le docteur Constant, inspecteur général des aliénés; le docteur A. Tardieu, profes-

1. Remplacé par M. (Adalbert) Philis.

seur à la Faculté de médecine de Paris; le docteur Calmeil, médecin en chef de Charenton; Durangel, chef de division, secrétaire; Mettetal, chef de division à la préfecture de police; Follet, chef de bureau au ministère de l'Intérieur, et Burin des Rosiers, auditeur au conseil d'État, secrétaires adjoints. La présidence en appartenait à M. le garde des sceaux. Plusieurs des membres avaient été adjoints après la formation primitive. Cette Commission commença ses travaux; mais les événements vinrent la renverser avec le gouvernement, sous lequel elle avait été instituée. Un arrêté du membre du gouvernement de la Défense nationale, délégué au département de la Justice, en date du 2 octobre 1870, nomma une seconde Commission, chargée maintenant du même objet. Voici le texte de cet arrêté. — Art. 1er. Une Commission est instituée pour examiner les réformes à apporter à la loi du 30 juin 1838 et au régime des maisons d'aliénés. — Art. 2. La Commission aura pour président le ministre de la Justice, et pour vice-président le secrétaire général du ministère de la Justice. — Art. 3. Sont nommés membres de la Commission : MM. le docteur Béclard, membre de l'Académie nationale de médecine; le docteur Bouchard, médecin des hôpitaux; Duboy (Hippolyte), avocat au conseil d'État et à la Cour de cassation; Durier (Emile), avocat à la Cour d'appel de Paris [1]; Gilbert-Boucher, juge au Tribunal civil de la Seine [2]; Leblond, procureur général à la Cour

1. Depuis secrétaire général du ministère de la Justice.
2. Depuis conseiller à la Cour d'appel de Paris.

d'appel de Paris [1]; le docteur Magnan, agrégé à la Faculté de médecine de Paris. — Art. 4. Sont nommés secrétaires de la Commission : MM. Gréhen, avocat à la Cour d'appel de Paris [2]; le docteur Legroux. — Art. 5. Le projet, élaboré par cette Commission, sera soumis à la prochaine Assemblée constituante [3].

Tel est l'état actuel de la législation, avec les noms des législateurs.

Avant d'examiner les modifications proposées, jetons un coup d'œil sur quelques-unes des législations étrangères.

IV

Les pays étrangers ont, en grande partie, suivi l'impulsion donnée en 1838; quelques-uns cependant, et notamment l'Angleterre, toujours soucieuse des intérêts de chaque citoyen, s'étaient déjà occupés de ces importantes questions. Voir le travail de *M. le docteur Lunier, publié dans les Annales médico-psychologiques en* 1868 [4]. La législation anglaise contient un assez grand nombre de documents. Parmi les plus importants, on peut citer deux bills, le premier du 17 et le second du 25 mars 1828. Le bill du 17 mars 1828 s'occupe de l'érection, dans chaque localité, d'un établissement

1. Depuis avocat.
2. Depuis substitut à Paris.
3. On en ignore jusqu'ici la suite (1880).
4. Voir aussi l'*Étude des diverses législations sur les aliénés*; par M. le conseiller Ernest Bertrand (1872).

public d'aliénés; il autorise les juges de paix à lever des taxes à cet effet. Disons de suite, à propos des asiles, qu'il existe une mesure fort sage: les épileptiques indigents ne sont pas admis dans les asiles et confondus avec les aliénés.

Le bill du 25 mars impose à tout établissement privé la nécessité d'une autorisation préalable, accordée seulement pour une année. Pour Londres et les districts environnants, cette autorisation est délivrée par quinze commissaires, que désigne le secrétaire d'État chargé du département de l'Intérieur; pour les autres localités, elle est délivrée par le juge de paix,

La même autorité est chargée d'inspecter les asiles. Les commissaires ordonnent, s'il y a lieu, la mise en liberté de toute personne retenue comme aliénée. La dépense du traitement de chaque aliéné est à la charge de la paroisse de son domicile, s'il est connu, sinon elle est acquittée par la trésorerie du comté.

Depuis les bills de 1828, d'autres lois sont intervenues, les principales sont celles du 4 août 1845, du 20 août 1853 et du 7 août 1862.

Voici le résumé des dispositions actuellement en vigueur. Il y a trois catégories d'asiles : 1° les asiles des comtés, recevant des indigents et exceptionnellement des vagabonds ou des aliénés abandonnés par leur famille; 2° les hôpitaux autorisés qui reçoivent des aliénés au compte des familles et des indigents, par exception; 3° les maisons de santé, où l'on admet des pensionnaires seulement. Il y a de même trois catégories d'aliénés : 1° les indigents assistés par l'État; 2° les aliénés qui sont à la charge de leur famille; 3° les aliénés placés sous la tutelle du lord chancelier, et dont la fortune a besoin d'être sauvegardée.

Pour les placements volontaires, il faut fournir: 1° une demande d'admission signée d'un parent ou d'une personne, qui ait vu l'aliéné, depuis moins d'un mois; 2° un certificat de deux médecins, contenant des faits observés, et qui doivent avoir visité l'aliéné séparément. (Nous retrouverons, dans les changements proposés en France, la nécessité de ce double certificat.) Cependant, en cas d'urgence, on peut interner un aliéné sur le vu d'un seul certificat, mais il faut alors produire le second dans les trois jours.

La loi belge date du 18 juin 1850. Elle autorise le traitement dans la famille, et considère comme établissement d'aliénés toute maison où l'aliéné est traité par une personne, qui n'a pas reçu la qualité de tuteur, de curateur ou d'administrateur provisoire [1].

L'admission ne peut avoir lieu que dans les cas suivants : 1° sur une demande du tuteur d'un interdit accompagnée de la délibération du conseil de famille conforme à l'article 510 du Code civil. Dans le cas où l'interdiction n'a pas été prononcée, l'administrateur provisoire peut former la demande en y joignant le jugement qui le commet; 2° sur une demande d'admission de l'autorité locale du domicile de secours d'un aliéné indigent; 3° sur la réquisition faite par le Collège des bourgmestres et échevins. Dans le cas d'urgence,

1. Code des lois politiques et spéciales de la Belgique.

il est donné avis du placement au juge de paix du domicile de l'aliéné et au procureur du roi, dans les trois jours; 4° sur la réquisition du ministère public, quand il s'agit de prévenus ou d'accusés atteints de folie; 5° sur une demande d'admission de toute personne intéressée indiquant la nature des relations ou le degré de parenté ou d'alliance qui existe entre elle et l'aliéné. Dans ce cas, la demande doit être visée par le bourgmestre, mesure que nous retrouverons aussi parmi celles que l'on a proposé d'adapter à notre loi; 6° en vertu d'un arrêté de la députation permanente du Conseil provincial, dans les cas des numéros 2, 3 et 5 précédents. En cas d'urgence, le gouverneur seul peut prendre cet arrêté, sauf à le soumettre à la députation permanente, à sa première réunion.

Dans tous les cas que nous venons d'indiquer, à l'exception du premier, on doit produire un certificat de médecin, qui doit avoir moins de quinze jours de date et être délivré par un médecin, non attaché à l'établissement. Cependant, en cas d'urgence, on peut ne pas l'exiger lors de l'admission, mais alors il doit être délivré dans les vingt-quatre heures.

Le chef de l'établissement doit, dans les vingt-quatre heures, donner avis de l'admission : 1° au gouverneur de la province; 2° au procureur du roi de l'arrondissement; 3° au juge de paix du canton; 4° au bourgmestre de la commune; 5° au comité de surveillance de l'établissement. Il doit en être donné avis également au procureur du roi de l'arrondissement de l'aliéné, qui en informe l'autorité, afin que les plus proches parents en soient avisés. Cette dernière mesure n'a lieu que pour les placements prescrits par l'autorité locale, dans le cas de danger, et pour ceux qui sont effectués à la requête de particuliers ou en vertu d'un arrêté de la députation permanente.

L'aliéné est visité, pendant les cinq premiers jours, par le médecin de l'établissement qui, le sixième jour, transmet ses observations au procureur du roi. Voilà les règles principales : nous ne nous occuperons pas des détails ; la loi belge se rapproche sensiblement de la nôtre, elle est peut-être plus perfectionnée dans certaines parties ; ainsi, quant à la surveillance des établissements, ils doivent être visités à des jours indéterminés : 1° tous les six mois, par le bourgmestre de la commune ; 2° tous les trois mois, par le procureur du roi de l'arrondissement ; 3° tous les ans, par le gouverneur de la province ou par un membre de la députation permanente du Conseil provincial délégué par le gouverneur [1].

Nous devons ici mentionner une institution belge, toute particulière, la colonie de Gheel. En 1803, M. de Pontécoulant, préfet du département de la Dyle, fit transporter des aliénés, dans le petit village de Gheel, qu'une ancienne croyance religieuse avait déjà signalé. On y fonda, non pas un hôpital, mais une colonie. Les aliénés, placés chez les habitants, y demeurent ; ils se promènent dans les rues et jouissent d'une entière liberté. La situation de ce village, entouré de landes et de

1. Voir le drame d'*Evere*, en Belgique. (Delahaye, éditeur, à Paris, 1872).

bruyères, est essentiellement favorable, et la colonie de Gheel rend les plus grands services aux malades et aux familles [1].

La Hollande possède une loi qui date de 1841; elle est consacrée, dit l'article 1er « aux aliénés qui ne jouissent pas de leur libre arbitre ou qui ne le possèdent que partiellement. » On y rencontre la même règle que dans la loi belge, relativement aux maisons particulières qui sont considérées comme établissements spéciaux, quand elles reçoivent des aliénés. Il y a des placements d'office et des placements volontaires. Pour ces derniers, on exige une demande d'admission ; cette demande, visée par le procureur du roi, peut être formée par un parent, par une personne surveillant l'aliéné, ou même par celui-ci, lorsqu'il est majeur et non muni de curateur. Elle doit-être accompagnée d'un certificat délivré par un médecin autre que celui de l'établissement.

La demande formée est examinée, avec les pièces jointes, par le président de l'arrondissement, qui prévient le ministère public, de la part duquel une opposition peut intervenir. Cet examen fait, l'admission a lieu, mais elle n'est cependant que provisoire, car une nouvelle demande doit être adressée au conseil d'arrondissement six semaines après, avec l'avis du médecin de l'établissement, pour parvenir à un état définitif.

La loi du canton de Neufchâtel (Suisse) offre de nombreuses lacunes; elle date du 20 septem-

1. *Gheel*, par Jules Duval, directeur de l'*Économiste français*. (Hachette, éditeur.)

bre 1843 et a été complétée en 1848. On exige comme conditions d'admission : 1° un certificat d'origine ; 2° une demande formée par un parent ou un ayant droit ; 3° un certificat de médecin visé par le chef du district habité par l'aliéné ; 4° s'il s'agit d'un étranger, une pièce émanant de l'autorité du pays d'origine du malade, attestant qu'elle a connaissance du placement et qu'elle le considère comme régulier. Cette dernière mesure est essentiellement sage et l'on ne saurait que la propager utilement.

Le canton de Vaud est doté d'une législation plus complète et plus récente. Elle est contenue dans deux règlements du conseil d'État, le premier du 19 décembre 1860, le second du 4 juillet 1862. Les conditions exigées sont : 1° la production d'un acte de naissance ; 2° une demande des parents ou ayants droit ; 3° un certificat de médecin ; 4° une déclaration de l'autorité compétente qui constate qu'elle a connaissance de la déclaration du médecin et du placement. Pour le cas d'admission dans un hospice d'aliénés, il faut, chose singulière, une décision du conseil d'État prise après avis du médecin chef de bureau de la police sanitaire.

Le canton de Genève, dont la loi déjà ancienne date du 5 février 1838, reconnaît des établissements publics et privés. On considère, de même que dans la loi belge, comme établissement privé tout domicile où est retenu par contrainte et soigné, même seul, un aliéné.

Il y a des placements d'office et des placements volontaires ; ils sont ordonnés ou autorisés par le lieutenant de police. Quant aux conditions demandées pour les placements volontaires, il y a une extrême facilité ; car il suffit, pour accorder l'autorisation, que le prétendu aliéné ait été vu par le lieutenant de police ou par un délégué, ou par le maire de la commune. Il n'y a même pas besoin alors de produire un certificat de médecin.

Le grand-duché de Bade, dont la législation date de 1843, ne reconnaît que des asiles publics. S'il y a urgence et si la demande de placement émane de la famille, le directeur de l'asile peut provisoirement recevoir l'aliéné. Pour l'autorisation définitive on doit adresser à l'autorité administrative une demande d'admission, que les parents ou les tuteurs seuls peuvent former. Il est nécessaire d'y joindre : 1° un certificat délivré par le pasteur ou par le conseil communal ; 2° un certificat de médecin. L'autorité administrative transmet ces pièces au directeur de l'établissement qui prononce.

La Prusse n'a pas de loi spéciale ; elle ne possède que des ordonnances et des règlements. Il y existe des établissements publics, pour recevoir les aliénés placés d'office et des établissements privés dans lesquels on est admis sur une demande et un certificat du médecin. Il convient de rapprocher de ces quelques notions les dispositions suivantes de la loi civile : « En principe, les personnes qui ne peuvent pas gérer elles-mêmes leurs affaires sont sous la surveillance de l'État, à moins, bien entendu, qu'elles soient sous l'autorité paternelle, et la nomination du tuteur ou du curateur appartient à l'État. » On voit que la règle est large et qu'en s'y référant on peut accorder aux aliénés une suffisante protection. Voici du reste le texte des articles qui complètent ceux auxquels nous faisons allusion. § 341 : Les furieux et les insensés doivent être surveillés d'une manière constante et de telle sorte qu'ils ne puissent nuire ni à eux-mêmes, ni aux autres. § 342 : Cette surveillance regarde le tuteur, sous l'inspection de ceux auxquels est imposée l'obligation de pourvoir à l'entretien. § 343 : Cependant on ne peut contraindre ni un parent, ni un tuteur, ni un particulier quelconque à se charger de cette surveillance. § 344 : Si ce tuteur ou les parents ne trouvent pas d'autres moyens de pourvoir aux soins qu'exigent ces sortes de personnes, l'État les recevra dans un établissement public. § 345 : Lorsque les personnes en état de démence ou de fureur sont sans fortune, ceux auxquels les lois imposent l'obligation de pourvoir à leur entretien doivent fournir les frais d'inspection qu'ils ne peuvent pas exercer eux-mêmes.

La Norwége possède une loi du 17 août 1848, complétée par une instruction relative à son exécution. On admet des asiles publics et privés. Ainsi que dans la loi du grand-duché de Bade, c'est le médecin de l'établissement qui examine s'il y a lieu de recevoir le malade. Si des parents s'opposent à l'admission, une commission de contrôle établie près de chaque asile, et composée de trois membres dont un au moins doit être médecin, statue après deux interrogatoires faits à huit jours d'intervalle. Il convient de citer encore l'article 15 ainsi conçu : « Nul ne peut être détenu comme aliéné dans son domicile, chez des parents ou des étrangers, ou gardé à vue, sans que l'avis en ait été donné aussitôt que possible au pasteur ou à un médecin, qui devient dès lors responsable de l'exécution de la loi et doit adresser un rapport au département de l'Intérieur. » En Suède, une loi du 5 mars 1858 reconnaît des asiles publics et privés. Les placements volontaires ne se font qu'aux conditions suivantes : 1° une demande d'admission adressée à la direction de l'établissement par un parent ou un ami ; 2° un certificat médical ; 3° un certificat émanant d'un pasteur ou d'autres personnes dignes de foi. L'Italie, l'Autriche, la Russie, l'Espagne, le Danemark, le Portugal, la Turquie et la Grèce, n'ont pas de lois spéciales ou du moins n'en avaient pas à l'époque où a été fait le travail auquel nous empruntons la majorité de ces détails, c'est-à-dire en 1868. Nous avons passé en revue la plupart des législations étrangères ; elles ont toutes ou presque toutes une certaine ressemblance avec la nôtre. Toutefois nous avons trouvé, çà et là, des dispositions utiles, dont la plupart ont été signalées comme devant être introduites dans notre pays ; c'est ainsi que le *double certificat de médecin* exigé en Angleterre, *le visa du bourgmestre qui existe en Belgique*, et généralement tout ce qui contraint l'autorité à intervenir, a été réclamé constamment. D'autres mesures sont également dignes d'intérêt : ainsi la déclaration de l'autorité, constatant qu'elle a connaissance du placement, exigée dans le canton de Vaud (Suisse), et surtout cette même déclaration demandée dans le canton de Neufchâtel, à l'autorité locale, lorsqu'il s'agit d'un étranger, sont d'une utilité incontestable. Nous avons parcouru la législation ancienne et les phases par lesquelles a passé celle qui nous régit ; nous en avons rapproché quelques-unes des législations étrangères. Il ne nous reste plus qu'à voir quelles sont les modifications qui sont demandées à la nôtre.

V

Les critiques adressées à la loi de 1838, ont été nombreuses, et certaines affaires judiciaires ont accentué le mouvement. La presse a favorablement accueilli des récriminations, qui se produisent chaque jour, et, à la faveur de sa publicité, les idées les plus diverses et parfois les plus singulières se sont fait connaître. Des pétitions ont été fréquemment adressées à nos assemblées; le résultat de celles qui avaient été envoyées au Sénat fera voir quelles sont les tendances manifestées par l'opinion publique. Les masses, impressionnées par l'idée de séquestrations arbitraires, ont accueilli tout ce qui multipliait les précautions, aussi en est-on souvent arrivé à presque méconnaître l'utilité d'un traitement promptement appliqué. Ce n'est pas qu'il n'y ait dans le nombre des réformes sages, mais à côté de celles-ci, nous rencontrerons des systèmes tellement compliqués que, s'ils étaient admis, ils rendraient incurable l'aliéné pour lequel il existe encore quelques chances de guérison.

Voici le résumé des pétitions adressées au Sénat : Revision des articles 9, 12, 13, 14 et 20 de la loi de 1838; constatation plus sérieuse de l'aliénation mentale et contrôle rigoureux de la déclaration médicale; admission dans un établissement spécial, subordonnée aux résultats d'un premier traitement dans la famille ou dans un hôpital; formation dans chaque établissement d'une Commission, placée sous la direction et sous la surveillance de la magistrature, pour statuer sur les admissions, les maintenues ou les sorties; pouvoir et attributions des médecins limités au traitement; visites fréquentes et interrogatoire des malades par des magistrats et des médecins, étrangers au service des asiles; constatation d'office, par le ministère public, des irrégularités relatives aux admissions, aux maintenues ou aux sorties, des pénalités ou des réparations qu'entraînent ces irrégularités; réparation pécuniaire imposée sans distinction à tous les auteurs ou complices de séquestration illégale; promulgation de mesures propres à assurer le recours aux tribunaux; notification de ces mesures aux malades et des dispositions protectrices qu'a voulu leur donner la loi; adjonction à l'administrateur provisoire des biens, d'un curateur, choisi de préférence parmi l'économe, le receveur ou l'aumônier de l'établissement; remise aux mains du malade, lors de sa sortie, de tous les documents relatifs à sa séquestration et à son séjour dans l'asile; obligation imposée à chaque pensionnaire, lors de sa sortie de l'établissement, d'inscrire sur un registre *ad hoc*, déposé à la mairie ou à la préfecture, ses plaintes ou ses observations favorables ou non, concernant le régime intérieur de la maison et le personnel; substitution d'une Commission administrative à l'organisation actuelle, et, subsidiairement, disjonction des fonctions administratives et médicales, sans tenir compte de l'importance de l'établissement; âge d'activité des médecins d'asiles, limité à soixante ans; service intérieur et surveillance des malades exclusivement confiés à des sœurs hospitalières; liberté plus complète accordée aux malades, et faculté de correspondre librement avec les personnes du dehors et de recevoir directement leurs lettres; classification des maladies par catégories, et traitement différent pour chaque catégorie; enfin, revision du règlement du 20 mars 1857 dans un sens plus favorable au bien-être et à la liberté des aliénés, aux droits des familles et au traitement moral.

La Commission, instituée en 1869, s'était montrée, en général, favorable aux principes de la loi de 1838, tout en reconnaissant cependant que certaines parties de cette loi pouvaient être amendées; ses travaux ont été interrompus et on ne peut dire si la Commission qui lui a succédé adoptera la même ligne de conduite, car elle est muette. On a demandé que l'aliénation mentale soit étudiée, avec un soin particulier, et l'on ne saurait que s'associer au vœu de ceux qui réclament la création, dans les Facultés de médecine [1], d'une chaire qui aurait pour objet l'enseignement relatif à l'homme aliéné, envisagé comme unité pathologique et comme individualité sociale, afin de mettre

1. Une chaire, pour l'étude des maladies mentales, vient d'être enfin ouverte à Paris, elle est confiée à M. le docteur Ball, agrégé, mais il lui manque, pour être montrés aux élèves, les sujets, qui sont tous renfermés à la Salpêtrière, Bicêtre, Charenton, Sainte-Anne, Ville-Evrard. La Faculté de médecine devrait avoir, dans tous les hôpitaux ou asiles publics, un enseignement clinique.

tous les médecins à même d'acquérir le degré de compétence qu'ils doivent avoir. Le rôle si important qu'ils sont appelés à remplir est la meilleure recommandation de ce désir. On a été plus loin, dans cette voie, et on a conseillé une association de médecin psychiatres, se ralliant autour d'un même principe d'observation et dont la communauté de vues ferait une véritable puissance scientifique, ayant un organe périodique, patronné par l'État. La même intention également louable, a inspiré cette seconde réforme. Il y aurait également un grand progrès à réaliser dans la création d'asiles différents, affectés spécialement à chaque genre d'aliénés. La loi actuelle n'a pas pensé à séparer les aliénés criminels des aliénés ordinaires, de là une confusion regrettable et dangereuse. De plus, les aliénés criminels sont versés, sans dossier, dans les asiles, et ainsi se perd la trace des faits qui ont motivé leur placement. Enfin, si un aliéné parvient à s'évader, quelles mesures prendre à son égard? La loi est ici muette. En Angleterre, la loi permet de reprendre l'aliéné pendant un délai de quinze jours; en France, rien de pareil. Toutes ces observations ont une sérieuse importance et doivent être prises en considération. Mais la disposition contre laquelle les attaques les plus vives ont été dirigées, est assurément l'article 8 de la loi relatif au placement de l'aliéné. La séquestration de celui-ci a fait éclater bien des critiques et les formalités si simples qu'il suffit de remplir, pour y arriver, ont amené bien des récriminations. Les garanties, a-t-on dit, font complètement défaut, et la porte est ouverte à tous les abus, par l'insuffisance de la loi. Cependant, ne se presse-t-on pas de condamner cet article, et mérite-t-il tous les reproches qu'on lui adresse? Dans un rapport fait à la Société médico-pratique de Paris, dès 1870, M. le docteur Collineau, auquel nous empruntons les lignes suivantes, en fait ressortir toute la portée avec beaucoup de vigueur :

« L'économie et la portée de l'article 8, dit-il, ont besoin d'être bien comprises. Les dispositions impliquées par les termes dans lesquels il est conçu peuvent se résumer ainsi :

1° *Demande de placement.* Elle doit être signée de celui qui la fait, avec indication de ses prénoms, profession, âge, domicile, degré de parenté ou nature de relations existant entre lui et le malade, renseignements corrélatifs sur la personne de celui-ci et production, au cas échéant, de l'acte d'interdiction.

2° *Certificat médical.* Il doit mentionner l'état mental, la nature de l'affection, la nécessité du placement, l'absence de parenté ou d'alliance, soit avec celui qui est placé, soit avec celui qui place, soit avec le directeur de l'asile, la liberté de toute attache entre le médecin de l'asile, auquel il est préposé. En résumé, la loi de 1838 ne présente que quelques imperfections à corriger, et elle est sortie intacte des critiques plus ardentes qu'éclairées, dont elle a été récemment l'objet. »

Les aliénés du département de la Seine. — Le département de la Seine est, de tous les départements français, celui qui supporte la plus lourde charge pour l'entretien de ses aliénés indigents. Il y a toujours dans ses asiles de 7 à 8,000 aliénés, et le traitement s'applique, année moyenne, à plus de 10,000 personnes atteintes de folie [1].

Voici les chiffres officiels du dernier dénombrement de cette malheureuse population, tels qu'ils résultent du rapport présenté par M. Herold, préfet de la Seine, au conseil général :

Le nombre des aliénés traités, tant dans les trois grands asiles que possède le département (Sainte-Anne, Ville-Évrard et Vaucluse) que dans les asiles des autres départements auxquels le département de la Seine paye une pension, était, au 31 décembre 1877, de.	7 547
Dans le courant de l'année 1878, le nombre des admissions a été de.	2 921
Le chiffre des aliénés traités en 1878 a donc été de.	10 468
Les sorties définitives, guérisons, décès se sont élevés à.	2 791
De sorte que, le 31 décembre 1878, le nombre des aliénés traités aux frais du département était de.	7 677

Cet entretien coûte plus de 4 millions par an au département de la Seine.

La dépense exacte a été de 4,215,367 fr. 30 en 1878.

1. C'est parmi les joueurs que l'on trouve, d'après les statistiques civiles et criminelles, les mœurs les plus dissolues, le plus de relâchement dans les affections de famille, la folie et la misère profonde pour conclusion (*De l'irritation et de la folie*, par Broussais, D. M. P. professeur à l'hôpital militaire d'instruction de Paris (1828). — *La folie lucide, étudiée au point de vue de la famille et de la société*, par le docteur Trélat (1860).

On prévoit, au budget de 1880, un chiffre de 4,419,501 fr. 24.

Ce qui représente plus du quart du budget ordinaire total du département, s'élevant à 16 millions 603,133 fr. 80.

AUTOPSIE DE SANDON QUI, SOUS L'EMPIRE, AVAIT ÉTÉ ARRÊTÉ COMME ALIÉNÉ[1].

Nous soussignés, docteur Henri Liouville, chef de clinique à la Faculté, et Emile Percheron, interne des hôpitaux de Paris, chargés par M. le docteur Hérard, médecin à l'Hôtel-Dieu, de procéder à l'autopsie du sieur L. Sandon, frappé d'une attaque d'apoplexie, le 26 octobre 1872, à midi, boulevard du Palais, et transporté de suite à l'Hôtel-Dieu, où il est mort, déclarons avoir ainsi opéré, le 28 octobre. La mort remontait à trente-six heures, le temps était froid, rigidité cadavérique, pas de décomposition extérieure, organes

1. Sous l'Empire, l'avocat Sandon fut, à Paris, arrêté à différentes reprises, et conduit devant des juges d'instruction, sous prévention de chantage, menaces de mort envers les ministres de Napoléon III, MM. Billaut et Rouher. — Les médecins, commis par la justice, notamment Ambroise Tardieu, à ce sujet fort attaqué par la presse, conclurent unanimement à la démence, dont l'autopsie démontra enfin la réalité. En Angleterre, pays essentiellement pratique, tout criminel, acquitté, comme aliéné, par le jury, est à perpétuité détenu dans une maison de fous. La sécurité publique est ainsi sauvegardée; il n'en est malheureusement pas ainsi en France, où l'aliéné est, sans contrôle aucun, mis de suite en liberté, maître et libre de recommencer les crimes, médités en son cerveau troublé, dont il est irresponsable par suite et à toujours.

viscéraux altérés, surtout le foie et le cœur, cerveau intact.

1° *Cavité thoracique.* — Le cœur est volumineux, il existe une hypertrophie, caractérisée par l'épaississement des parois, en même temps que par l'augmentation de la cavité du ventricule gauche; à l'intérieur du cœur gauche, existent des signes d'endocardite ancienne, qui sont surtout prononcés au niveau de la valvule mitrale et des valvules de l'aorte. Toutes sont rigides et, par ce fait, leur fonctionnement devait être entravé. Dans le cœur droit, on retrouve quelques modifications également chroniques de l'endocarde, mais moins accusées qu'à gauche.

Poumons. — Ils étaient le siège d'une congestion apoplectique très ancienne, et un sang très noir s'écoulait en abondance, à la coupe.

Aorte. — Sur la surface interne de cette artère, à son origine, on distingue des traces irrécusables d'une lésion déjà ancienne (plaques scléro-athéromateuses).

2° *Cavité abdominale.* — Le foie, assez volumineux, était d'une teinte grisâtre ; il ne laissait pas écouler de sang à la coupe. La section en était dure, on y distinguait une série de petits mamelons, entourés de tissu plus dense, caractérisant un degré, déjà prononcé, de cirrhose. Cette modification est surtout bien évidente autour des vaisseaux.

Reins. — Les reins, dont la capsule se détache difficilement, indiquent un commencement de lésions, dans le parenchyme. La sclérose commençante portait principalement sur la périphérie, où, dans quelques points, on constatait de petites hémorragies.

Cavité crânienne. — Les désordres constatés ont été contrôlés par MM. les docteurs Béhier, Hérard, Ball, médecins à l'Hôtel-Dieu, les pièces justificatives ont été conservées.

1° *Désordres cérébraux anciens.* — Ils comprennent les modifications des artères, des méninges et des deux substances du cerveau.

Artères. — Les artères présentent un calibre très notable et ont leurs parois tout à fait épaissies, la basilaire surtout reste béante à la coupe, ce qui indique un certain degré de maladie profonde du vaisseau méningé. Les méninges sont partout très épaisses, de couleur blanc grisâtre, prononcée par places; elles ont perdu leur transparence, elles s'enlèvent tout d'une pièce, sont devenues rigides, et leur épaississement est surtout notable le long des scissures, autour des vaisseaux. L'ablation des méninges, qui n'amène pas partout une exubération de la substance grise, montre cependant une adhérence normale, avec cette couche externe du cerveau et reproduit, dans de certains points (sur la convexité de l'hémisphère cérébral gauche, à la partie moyenne, tout contre la grande scissure), des excoriations superficielles, reposant sur un fond, un peu plus rose et grenu que les autres circonvolutions. Cette même disposition se reproduit, à droite, mais beaucoup moins prononcée. Dans l'espace interpédonculaire, ces enveloppes emprisonnent, dans leurs épais cloisonnements morbides, les nerfs et les vaisseaux de cette région. Par ce fait, toutes ces parties ont subi des modifications de rapports et de formes, déjà visibles à l'œil. La méningite chronique, avec ses conséquences, est donc ainsi, dans de nombreuses places, des plus manifestes.

Foyers hémorragiques. — Dans de certains points, à l'extérieur, on constatait déjà, les méninges enlevées, des déformations de la couche externe du cerveau, qui présentait, par ce fait, des inégalités dans le volume et la configuration des circonvolutions. Mais c'est surtout en faisant des coupes que l'on distinguait, tout de suite, très nettement, la cause de ces malformations, car on tombait dans des foyers d'apoplexies anciennes, caractérisés par des débris de teinte jaune ocrée, gomme-gutte, terre de Sienne, ou plus foncés même, et des parcelles de sang emprisonné, ayant subi, avec le temps, des métamorphoses connues (cristaux et blocs hématoïdiens). Dans quelques-uns on distinguait des brides intérieures et il y avait de véritables cicatrices, qui toutes portaient le cachet irrécusable de désordres cérébraux anciens. La grandeur de ces apoplexies, de dates différentes, à en juger par le travail consécutif, qui s'était effectué d'une façon spéciale à chacune, était également variable. Les plus grosses pouvaient mesurer 2 centimètres sur 3, les plus petites de 3 à 4 millimètres. Elles existaient, dans la substance blanche, et dans la substance grise du cerveau; mais les plus considérables atteignaient les circonvolutions, et, à niveau, la substance grise était ridée, s'enlevait facilement et c'est elle-même qui servait d'enveloppe. Un de ces foyers, qui avait dû être autrefois volumineux, existait, dans le corps strié, du côté gauche, qu'il avait atteint, dans sa partie antérieure, où l'on distinguait une perte de substance très notable. A ce niveau même, une bride cloisonnait, pour ainsi dire, la partie antérieure du ventricule latéral. Rien de pareil n'existait, de l'autre côté, à droite, dans le point symétrique. En faisant différentes coupes, on a pu ainsi compter sept de ces foyers : quatre à gauche et trois à droite. Tout autour d'eux existait un travail d'inflammation lente, spéciale à ces sortes de désordre du cerveau (encéphalite scléreuse).

Telles sont les principales lésions, de date éloignée, qu'il nous a été permis de constater, tout de suite, à l'œil nu, et sans avoir employé aucun procédé, qui pût, en quoi que ce soit, modifier les altérations morbides très faciles à découvrir ; elles sont les preuves irrécusables de maladies cérébrales, de dates variées, remontant à une époque éloignée, mais sans qu'il soit possible de fixer le moment précis, où elles ont commencé. Toutefois, on peut affirmer que rien ne doit être confondu, avec elles, et qu'elles diffèrent surtout, d'une façon incontestable, des modifications, quelles qu'elles soient, qu'aurait pu amener une maladie récente. Nous les résumerons donc en disant qu'elles traduisent, d'une façon très complète, l'existence de désordres anciens et profonds des deux côtés du cerveau et des enveloppes méningées.

2° *Désordres cérébraux nouveaux.* — Nous arrivons actuellement à ce qui a occasionné les accidents ultimes et la mort si rapide ; ce sont les désordres cérébraux nouveaux, caractérisés surtout par l'existence d'une grosse apoplexie, dans l'intérieur de la protubérance annulaire. Cette hémorragie formidable qui a détruit ce point central, dans sa presque-totalité, irradie vers les pédoncules cérébelleux des deux côtés, et forme un vaste foyer récent, de 3 centimètres de large, pour la seule protubérance, sans compter les irradiations voisines. La paroi interne contient des débris de pulpe nerveuse, détachés des bords qui sont tout à fait irréguliers, et elle est remplie d'un sang rouge, rose, en caillots. L'examen du sang de ce foyer indique bien, de suite, d'une façon irrécusable, la récente extravasation. Notons encore l'existence de sérosité sanguinolente, dans les ventricules, de suffusions sanguinolentes intraméningées, paraissant récemment produites, et évidentes sur les parties latérales des hémisphères cérébraux, comme aussi sur le cervelet. De plus, presque partout, les vaisseaux sont gorgés d'un sang noir, coagulé, et leur volume est presque triplé, par rapport à l'état normal.

Or, ces lésions sont très suffisantes pour rendre compte des phénomènes présentés, à partir de l'attaque apoplectique dernière, et constatés, pendant le séjour à l'hôpital ; elles suffisent également bien pour expliquer la mort, si prompte, la mort, presque foudroyante, qui les a suivis [1].

1. Ce rapport impartial mit à néant les injustes imputations, dirigées sous l'Empire, contre les magistrats, contre les médecins, notamment contre Ambroise Tardieu, que l'on accusait de couvrir, par la complaisance de ses rapports, les mandats, qualifiés lettres de cachet, dont Sandon avait été si souvent l'objet à cause de ses violences et de ses mœurs.

CHAPITRE XIII

SUICIDES [1].

C'est là un sujet digne de fixer l'attention des médecins et des moralistes. Les suicides augmentent, en France, dans une proportion toujours croissante; en 1877, on comptait 4,689 hommes et 1,233 femmes. — (*Comptes de la justice criminelle. — Suicides dans le département de l'Aisne*). — *Brière Boismont. — Du suicide.*)

A Paris, centre de toutes les surexcitations, asile de tous les déclassés et de tous les oubliés, en 1879, en mai, 32 hommes et 12 femmes se sont suicidés; 18 hommes et 10 femmes ont tenté de se suicider. 16 cadavres ont été retirés de l'eau pendant cette période, et sur ces 16 décès la moitié au moins doit être attribuée au suicide. On arrive donc à un

1. Se donner la mort volontairement était au dix-huitième siècle regardé comme une manie ou maladie anglaise qui a gagné Paris et la province, où se trouvent des têtes exaltées. — Le 6 mars 1785, un bourgeois s'est brûlé, aux Champs-Élysées, la cervelle d'un coup de pistolet. Les lois se sont relâchées, elles ne poursuivent plus les insensés, qui se portent à de tels excès; tôt ou tard, elles seront forcées de reprendre leur première rigueur (Documents tirés du château d'Harcourt).

total de 52 suicides et de 28 tentatives; soit une proportion de près de 3 par jour. Pour juin, en calculant comme pour le mois de mai, on trouve absolument le même total et, par conséquent, la même proportion.

Les suicides et les tentatives de suicide se répartissent de la manière suivante : suicides par strangulation 29; par asphyxie 29; au moyen d'armes à feu 16; par submersion 47; par empoisonnement 4; par divers moyens 25.

Un fait curieux, c'est la reproduction constante du choix des mêmes moyens de se donner la mort pendant plusieurs jours de suite. Si l'on signale le suicide d'un individu qui s'est précipité de l'Arc de Triomphe, le lendemain on est certain qu'un autre individu se jettera des tours Notre-Dame, de la tour Saint-Jacques ou de la colonne de Juillet. Dans le mois de juin, une femme jeune se tire un coup de revolver dans la poitrine au bois de Boulogne, et pendant les jours qui suivent, cinq femmes ou jeunes filles emploient le même procédé pour mettre fin à leurs jours. Quant aux causes des suicides elles sont variées. Chez les femmes, ce sont généralement les déceptions d'amour, qui produisent le désespoir. Chez les hommes, c'est la misère ou la maladie. Si on considère la question au point de vue de l'âge, en prenant les chiffres des dix dernières années, on remarque que la période de la vie pour laquelle les suicides sont les plus nombreux est celle de vingt à quarante ans. Mais nous avons été profondément attristés, en voyant sur la funèbre liste de mai et juin figurer des jeunes filles de seize et dix-sept ans, des enfants de onze et treize ans, et en constatant aussi une progression constante dans le nombre des suicides. Nous laissons aux moralistes le soin de tirer les conséquences de cette statistique et d'indiquer, s'il est possible, le remède au mal.

Les départements qui comptent le plus grand nombre de suicides sont : la Seine, 994; Seine-et-Oise, 237; l'Oise, 162; la Marne, 159; l'Aisne, 146; la Somme, 134; le Rhône, 127; la Seine-Inférieure, 182. — On compte, parmi les suicidés, 4,689 hommes et 1,233 femmes : total, pour l'année 1877, 5,922. 3,137 habitaient la campagne, 2,741 les villes. 44 avaient un domicile inconnu; 1,751 étaient célibataires. — 47 suicidés avaient moins de seize ans, 101 avaient plus de quatre-vingts ans! L'ivresse, les maladies, la folie ont été les causes les plus fréquentes de ces déterminations suprêmes. Les mois de mai, juin, juillet sont les moments qui présentent le plus de suicides. La pendaison, la submersion, l'asphyxie, les armes à feu sont les modes employés le plus souvent. — L'amour, la jalousie ne figurent que pour 142 cas[1].

ASPHYXIE PAR LE CHARBON.

Un ouvrier, nommé Déal, déçu dans son ambition, a décrit les impressions de son suicide par asphyxie, dans les termes suivants : « J'ai pensé qu'il serait utile de faire connaître, dans l'intérêt

1. Comptes de justice criminelle en France. Le nombre des suicides a plus que triplé, en 50 ans. De 1732 (1826 à 1830); il s'est élevé à 5617 en 1874.

de la science, les effets du charbon sur l'homme je place sur une table une lampe, une chandelle, ma montre, je commence la cérémonie. — Il est 10 heures 15 minutes : je viens d'allumer mes fourneaux, le charbon brûle difficilement. — 10 heures 20 minutes : le pouls est calme et ne bat pas plus vite qu'à l'ordinaire. — 10 heures 30 minutes : une vapeur épaisse se répand peu à peu dans la chambre; ma chandelle est près de s'éteindre; je commence à avoir un violent mal de tête; mes yeux se remplissent de larmes; je ressens un malaise général; le pouls est agité. — 10 heures 40 minutes : ma chandelle s'est éteinte, ma lampe brûle encore; les tempes me battent, comme si les veines voulaient se rompre; j'ai envie de dormir; je souffre horriblement de l'estomac : le pouls donne 80 pulsations. — 10 heures 50 minutes : j'étouffe; des idées étranges se présentent à mon esprit; je puis à peine respirer, je n'irai plus loin; j'ai des symptômes de folie. — 10 heures 60 minutes : je ne puis presque plus écrire, ma vue se trouble; ma lampe s'éteint : je ne croyais pas qu'on dût souffrir autant pour mourir. — 10 heures 62 minutes...

Les suicides concertés s'accomplissent rarement pour les deux victimes; l'une d'elles survit souvent et répond alors à une prévention d'assassinat. (*Affaire Chevreul. — Assises de la Seine. — Masque de poix placé sur le visage de sa maîtresse par l'amant, qui ensuite n'a pas su mourir.*)

A Bordeaux, un double suicide, résolu par deux sœurs, s'est accompli avec une persévérante et énergique volonté. Il y a quelques mois (1879), deux sœurs, les demoiselles Chaumont, qui tenaient naguères un bureau de tabac, dit *la Civette*, tentèrent de s'asphyxier par le charbon. Les circonstances de cette double tentative de suicide avaient été si théâtrales, que personne à Bordeaux ne voulut croire à une résolution bien arrêtée chez les deux héroïnes de l'aventure. Mardi matin, la *Gironde* recevait la lettre suivante qu'elle reproduit telle quelle et qui est ainsi conçue :

« Bordeaux, 7 octobre 1879.

« Monsieur, veulliez donc donner, je vous pris, le conte rendu de la fêtes, qui a eu lieu cette nuit à Pessac chez M. X... C'est la fêtes de la mort, ces la suicidé de la civette, qui en termine avec l'existence et qui porte son cadavre chez son amant, afin qu'il soit bien convaincu que ce nais pas une comédie[1] en me voyant empoisonnée et persé de coup de révolvert, il n'ausera peut-être plus dire que c'était de la comédie tout simplement pour lui monter le coup, comme il a dit à tout le monde. »

Quelques heures avant l'arrivée de cette lettre dans les bureaux de la *Gironde*, c'est-à-dire au petit jour, quelques paysans se rendant à leur travail, relevaient les cadavres des deux sœurs dans

1. Les comédiens ne commettent jamais de crimes en dehors du théâtre où ils jouent leurs drames, tandis que les malfaiteurs, ayant besoin d'un public, d'une scène et d'épisodes tragiques, transportent, dans l'horreur réelle de leurs crimes, les fictions des tragédies (Voir les *Comptes de la justice criminelle en France*, 1826, 1880).

la propriété de M. X..., à Pessac; elles s'étaient brûlé la cervelle.

Les deux femmes étaient étendues, l'une à côté de l'autre, dans l'intérieur du jardin, où elles avaient pu pénétrer, la porte étant restée ouverte, selon l'habitude. Elles avaient la main gauche dans la main gauche; dans la main droite, elles tenaient chacune un revolver. La moins âgée des deux sœurs avait, en outre, un poignard passé à la ceinture. Près d'elles étaient une petite boite contenant deux pilules, une fiole contenant un liquide, probablement quelque poison violent. Toutes deux avaient la tempe droite, percée d'un trou par où le sang s'était épanché. Une des deux sœurs, la cadette, portait un chapeau garni d'une couronne de roses thé artificielles, et à manchettes; elle avait des bas en soie bleue.

L'autre portait des vêtements presque pareils.

Tout autour d'elles étaient éparpillés des papiers, lettres et photographies, portant des épithètes injurieuses et des lambeaux de phrases très agressives à l'adresse de M. X...

Depuis plus d'un an, les deux sœurs, poussées par une sorte d'exaltation romanesque, faisaient à Pessac de fréquentes excursions, et bien des personnes les avaient vues rôder aux alentours de la propriété.

La plus jeune s'est tuée de désespoir d'avoir été abandonnée par son amant, M. X...; l'autre, à cause de la grande affection qu'elle avait pour sa sœur, et dans la certitude qu'elle ne pourrait rien sans elle.

CHAPITRE XIV

L'HYGIÈNE ET LES HOPITAUX

Les médecins sont souvent aussi appelés, par l'autorité administrative, à raison des inventions et progrès survenant chaque jour dans l'industrie, à émettre leur avis sur les conditions d'installation des établissements et machines. Un comité d'hygiène est constitué pour chaque département et se réunit, sur la convocation du préfet, en même temps que des inspections périodiques sont exercées, notamment pour la visite des pharmaciens.

Les questions qui se posent le plus fréquemment sont celles relatives aux établissements insalubres, au travail des enfants; ce sont là de graves problèmes, dont la gravité et l'importance saisissent tous les esprits. — En France, nous avons la loi[1], toute récente encore, bien peu ap-

1. Voir sur l'*enfance abandonnée*, *sur les jeunes détenus*, les bons travaux de M. V. Bournat, avocat à Paris, membre du Conseil supérieur des prisons, et le Commentaire de la loi des 7-20 décembre 1874. *De l'emploi des enfants*, *dans les profes-*

pliquée, qui devra être complétée par les observations fournies par l'expérience, les rapports des inspecteurs et aussi par l'étude de la loi anglaise, dont la vigilante application est confiée au ministre secrétaire d'État, ayant sous ses ordres des inspecteurs pouvant, avec un médecin par eux requis, entrer à toute heure de jour et de nuit dans les manufactures, ateliers, écoles. — Les contraventions relevées contre les patrons sont suivies d'amendes devant la *Court of summary juridiction*, en appel devant les *quarter sessions*.

La propreté, la ventilation des ateliers, des lieux d'aisances, des fossés sont prescrites; les enfants ne peuvent être employés dans les ateliers d'étamage, de polissage à sec des métaux, de trempage des allumettes chimiques; ils ne peuvent prendre leurs repas dans les salles d'ateliers, où il existe des émanations métalliques, mélangées de matières.

Le travail ne doit, en général, être permis que de huit heures du matin à huit heures du soir, sauf l'exception autorisée pour les hauts fourneaux.

On comprend la sagesse de ces dispositions, qu'il faudrait maintenir et généraliser dans tous les pays.

De tout temps, des précautions ont été prises pour signaler et combattre les épidémies. — Un arrêt du Parlement de Paris (13 septembre 1533)

sions ambulantes de saltimbanques, acrobates, par E. Nusse et J. Perin, avocats à Paris. Marchal et Billard, éditeurs à Paris, 1878.

prescrit que les maisons des pestiférés seront désignées par une croix de bois aux fenêtres et à la porte. Les malades doivent être indiqués au commissaire du quartier ; les logeurs ne peuvent recevoir personne autre dans leur auberge, où ils ont un pestiféré. — En 1619, on oblige les pestiférés à se faire panser dans les hôpitaux. Les médecins, les prêtres ne doivent pas visiter d'autres malades en sortant des pestiférés ; il en est de même des Prévots de la santé et de leurs archers[1]. (*Règlement du* 13 *septembre* 1533. — *Arrêt du Parlement du* 2 *juillet* 1561.) On prescrivait aussi de nettoyer les rues, les maisons, de purifier l'air par des feux et des aspersions de vinaigre. Il est enjoint à tous bourgeois, chefs d'hôtel, de fournir du bois, deux fois la semaine, le jeudi et le dimanche, pour faire feu matin et soir. (*Ordonnance du Châtelet,* 18 *juillet* 1596.)

Le 5 juin 1532, le Parlement de Bordeaux, sur le danger de peste survenu en ladite ville, ordonne la visite des boutiques d'apothicaires par les médecins Gabriel Tivraque et Antoine Podio. (*Bibliothèque nationale de Paris. — Sérilly.* 395.)

En avril 1564, les consuls de Lasseneuil, en Agenois, souscrivent une somme de trois cents écus d'or pour rémunérer Bernard Canot, maître chirurgien, qui s'était dévoué pour soigner les habitants de cette ville, malades de la peste. (*Archives de la Gironde.* — B. 182.)

Le dimanche 15 mai 1712, nombre des malades à l'Hôtel-Dieu de Paris :

1. *Trésor judiciaire de la France.* Plon, éditeur, Paris.

SALLES DES HOMMES.

Saint-Denis	29
Saint-Côme	96
Le Rosaire	65
Saint-Charles	142
Saint-Pierre et Saint-Paul	151
Saint-Louis	38
Saint-François	13
Saint-Yves	8
Saint-Jérôme	22
Les taillés	44
Total	608

SALLES DES FEMMES.

Sainte-Marthe	164
Sainte-Geneviève	35
Saint-Augustin	50
La Sainte-Vierge	23
Saint-Jean	156
Saint-Joseph	166
Saint-Landry	120
Sainte-Martine	42
Sainte-Reine	38
Convalescentes	»
Total	794
Total général	1402 [1]

Vérifié et certifié,

MÉRY,

Maistre chirurgien de l'Hôtel-Dieu.

1. Bibliothèque nationale (manuscrits), 8125. — Au moment actuel, l'Hôtel-Dieu de Paris contient 800 lits.

Le 15 janvier 1713, l'état des pauvres de l'Hôtel-Dieu fait connaître que cette maison est chargée de 2,189 pauvres, dont il y en a 334 venus de l'hôpital pendant le mois passé; que le nombre des morts de l'année dernière est de 4,350. (*Rapport* de d'Argenson.)

Pourquoi ne pas observer aussi, en France, les sages prescriptions observées en Angleterre pour le transport, dans les voitures publiques ou privées, des individus atteints de maladies contagieuses, dont l'infection se propage par le contact et aussi par les miasmes atmosphériques, par les déjections?

En notre pays trop insouciant, on place, dans les chemins de fer, dans les fiacres accessibles ensuite à tous, des malades dont la présence souille et contamine bientôt les étoffes et ceux qui se trouvent, avec elles, en contact même passager.— Il y a là une série de prescriptions sur lesquelles devrait se porter l'attention éclairée des législateurs et des médecins.

CHAPITRE XV

L'ÉCHAFAUD ET LES GALÈRES

Le 15 avril 1792, on essayait à Bicêtre, pour la première fois et sur le cadavre, l'instrument du supplice que venait d'inventer le docteur Guillotin[1].

« Pour l'efficacité de la chute du couperet, écri-

1. Le texte suivant, cité par J. Michelet (*Origines du droit français*, p. 375), et par cet historien emprunté à Jean d'Auton (p. 230), tendait à prouver que l'instrument attribué à Guillotin, qui lui donna son nom, était connu dès le quinzième siècle; « Demetri, riche Génois, auteur d'un soulèvement, estendit le « col sur le chappus. Le bourrel print une corde à laquelle « tenoit attaché un gros bloc, à tout une doulière tranchante, « entrée dedans, venant d'amont entre deux poteaux, et tira la « dicte corde, en manière que le bloc tranchant à icelluy « Génois tomba entre la teste et les épaules, si que la teste s'en « alla d'un costé et le corps tomba de l'autre. » Voir aussi ce que nous avons dit plus haut au sujet d'un mode particulier de supplice capital usité dans le ressort du Parlement de Toulouse (seizième siècle). — En ce moment, la savante et laborieuse Allemagne nous envoie un récent ouvrage : *De la peine de mort, d'après les travaux de la science, les progrès de la législation et les travaux de l'expérience*, par M. Mittermaier, professeur à la faculté d'Heidelberg; traduction de M. Leven, avocat à la cour impériale. Paris, 1865, Marcsq, éditeur. — *Pénalités anciennes, Supplices et prisons*. Plon, éditeur.

« vait M. le docteur Louis, la machine devait avoir « quatorze pieds d'élévation. » Elle est aujourd'hui presqu'au niveau du sol, contrairement à cette indication.

En France, la guillotine, perfectionnée par les exécuteurs Sanson, Heindreich, Roch, Deibler, fonctionne[1] en public, tandis qu'en Angleterre on n'exécute que par la pendaison, et, — en d'autres pays, — par la décapitation ou la strangulation.

Un incident s'étant élevé, à Paris, au moment de l'exécution des condamnés Barré et Lebiez, parce qu'une brigade de gardiens de la paix n'était pas en nombre, on a pris texte pour proposer l'exécution dans les prisons. Cette modification n'est pas encore réalisée[2].

Au cours de la dernière session, le garde des sceaux a déposé sur le bureau de la Chambre un projet de loi tendant à interdire désormais les exécutions capitales publiques, et prescrivant qu'à l'avenir ces exécutions auraient lieu, comme en Angleterre, dans l'intérieur des prisons, en pré-

1. On peut ici se demander si cette réforme est bien nécessaire, étant maintenue la peine de mort, que nul, en présence de crimes toujours croissants, ne songe sérieusement à abolir en notre pays. Une exécution, dans les quatre murs d'une étroite prison, ôtera à la peine l'exemple qu'elle recevait surtout de la publicité. Si un incident s'est produit un jour par exception, il est bien facile d'y pourvoir en songeant que rien de pareil n'a jamais lieu dans les exécutions militaires, toujours et réglementairement accompagnées d'un nombreux déploiement de troupes.

2. Au moment de l'exécution de Barré et Lebiez, un spectateur s'écria : bravo Lebiez. — Il y eut là un tel moment de désordre que M. Jacob, alors chef du service de sûreté, disait : Tout le monde pouvait approcher et circuler, près de l'échafaud, excepté les condamnés.

sence de certaines catégories d'autorités ou de personnes désignées par la loi elle-même. La commission parlementaire chargée d'examiner ce projet de loi s'y est montrée favorable; mais, avant de déposer son rapport, elle a voulu connaître les prisons dans lesquelles il était possible d'appliquer immédiatement la réforme projetée. Pour déférer au désir de la commission, le garde des sceaux vient d'adresser à tous les procureurs généraux une circulaire les invitant à lui faire connaître les prisons de leurs circonscriptions respectives, dans l'intérieur desquelles pourraient avoir lieu les exécutions.

Les résultats de cette enquête seront communiqués à la commission dès la rentrée de la Chambre, et le garde des sceaux profitera de cette occasion pour demander à la commission de hâter ses travaux de manière à ce que la réforme projetée puisse être réalisée dès le début de l'année 1880.

Autrefois avant d'être dirigés sur les galères du Roi, les condamnés étaient préalablement soumis à la visite des médecins.

Le 7 août 1665, le Parlement ordonne que les condamnés aux galères seront, après leur arrêt, visités par les médecins et chirurgiens de la Cour, en présence du rapporteur et d'un substitut, pour, en cas d'invalidité[1], être communiqué le rapport au procureur général, pour être requis par lui ce qu'il appartiendra.

On s'est souvent demandé si les suppliciés con-

1. Bibliothèque nationale (manuscrits); Harlay, 48,133.

servaient de la sensibilité, éprouvaient de la douleur, après la section de la tête par la guillotine. L'expérience qui suit répond à cette question et a fait l'objet d'une toute récente communication à l'Académie de médecine[1].

Depuis la fin du dernier siècle, un nouveau mode de supplice, rapide mais sanglant[2], a été admis en France, comme occasionnant moins de douleur que ceux qu'on avait employés jusqu'alors. Pendant longtemps, on ne songea pas à mettre en doute la supériorité de la guillotine sur la pendaison et le supplice de la hache. Mais, dans ces dernières années, quelques écrivains, des médecins même, ont affirmé que la décapitation est indigne de notre civilisation et qu'elle inflige au criminel de longues souffrances. Ils oubliaient que les physiologistes du siècle dernier, et parmi eux Bichat, avaient réfuté d'avance ces affirmations, qui sont en contradiction avec ce que nous apprend la physiologie expérimentale, avec ce que l'on sait du mécanisme de la mort subite.

« Quoi de plus grave, comme le disaient, en 1870, MM. les docteurs Évrard et Dujardin-Beaumetz dans leur excellent travail sur le supplice de la guillotine, quoi de plus grave, en tout état de cause, que de jeter dans un public incompétent,

1. *Expériences physiologiques sur le cadavre de Prunier.* — Communication faite à l'Académie de médecine, dans la séance du 2 décembre 1879, par le docteur E. Decaisne, en son nom et au nom de MM. les docteurs Évrard et Gaston Decaisne.

2. *Histoire de l'échafaud en France*, par De Lescarc. — *Les Nuits de l'échafaud*, par Maurice Chardon (1878). — Exécution de Prévost, gardien de la paix à Paris (20 janvier 1880), dont le cadavre fut examiné à l'École de médecine.

cette affirmation hardie, et quoi de plus propre à troubler la conscience des citoyens à qui la loi impose le devoir de juger les criminels? La crédulité publique recherche avec avidité et accueille avec une faveur aussi cruelle que malsaine, les histoires émouvantes : la tête de Charlotte Corday rougissant sous le soufflet du bourreau, deux têtes se mordant dans le panier funèbre, le fond des sacs rongé par les dents des suppliciés sont des récits traditionnels, que leur imagination commente sans s'arrêter à l'invraisemblance. Les partisans de l'abolition absolue de la peine de mort, ont trouvé dans ces horreurs un argument persuasif, car ils s'adressent à cette pitié instinctive et profonde que les cœurs les plus affermis éprouvent pour l'homme qui va payer de sa vie l'excès même de ses crimes. »

C'est pour réfuter encore une fois ces assertions que le docteur Évrard, médecin des prisons de Beauvais, a voulu renouveler les expériences qu'il a faites en 1870, avec le docteur Dujardin-Beaumetz, médecin de l'armée.

Ce médecin demanda et obtint qu'on lui livrerait les restes d'un supplicié, immédiatement après l'exécution. Il nous avait invités, avec mon fils, dit le docteur Gaston Decaisne, à l'aider dans ces expériences, et nous nous rendîmes à cet effet, le 13 novembre 1879 à Beauvais, où nous nous rencontrâmes avec les docteurs Chevalier et Lesguillon, de Compiègne; Rochu, de Neuilly-en-Thelle et Lesage de Beauvais.

Le condamné était un nommé Prunier, âgé de vingt-trois ans, charretier à Trie-la-Ville, dans le département de l'Oise. Il avait, sans motifs aucuns, tué une vieille femme, l'avait violée, avait chargé le cadavre sur ses épaules et l'avait jeté à la rivière. Dix minutes après, voulant s'assurer que sa victime était morte, il retournait à la rivière, apercevait le corps qui flottait, le tirait hors de l'eau par les pieds et renouvelait ses outrages. Puis il abandonnait le cadavre et allait coucher chez son père, à quelque distance du crime. Il fut réveillé par les gendarmes, qui vinrent l'arrêter quelques heures après et à qui il fit les aveux les plus complets.

Le jour du crime, il s'était levé en disant : « Il faut que je fasse un coup aujourd'hui, je veux me battre. » Il parcourt les cabarets du pays et du village voisin, il boit outre mesure, revient dans l'après-midi soigner les chevaux de son maître, rôde autour d'une jeune domestique qu'il effraie par son attitude et qui se retire chez ses parents, laissant à la maison la belle-mère du fermier. Cette femme, craignant que Prunier, sous l'empire de l'ivresse, ne se fasse blesser par les chevaux, le suit à l'écurie. C'est là qu'il commet son épouvantable forfait.

Comme ses frères et sœurs, au nombre de treize, Prunier était allé à l'école du village ; il savait lire et écrire. D'un caractère sombre, il parlait peu. On le considérait comme un sournois, un gros butor. Il était très bon ouvrier, mais dur aux chevaux. Il était resté dans ses foyers comme soutien de famille. Il y a huit ou dix ans, il eut la petite vérole, puis la fièvre typhoïde sans accidents cérébraux ; il aurait eu des convulsions dans son enfance. Il y a quelques années, un cheval, qu'il maltraitait, lui avait d'un coup de pied fracturé la mâchoire supérieure. Il n'y a point d'aliénés dans la famille.

Depuis près de cinq ans, Prunier s'adonnait aux boissons alcooliques[1] et il a toujours attribué son crime à la boisson. Il résulte des dépositions de plusieurs témoins entendus dans l'instruction qu'à différentes reprises et depuis quelques années, poussé par des instincts génésiques, il avait poursuivi de ses brutales obsessions plusieurs femmes du pays, qui n'avaient échappé à ses tentatives criminelles que par la fuite.

Observation. — Le 13 novembre 1879, Prunier payait de sa tête le crime odieux dont il s'était rendu coupable. Rien dans sa conduite à la prison de Beauvais n'a pu faire soupçonner, un seul instant, l'existence d'une perturbation des facultés mentales. Ses conversations ont toujours été claires et précises. Il a toujours témoigné vis-à-vis de ses gardiens une grande douceur et une complète docilité. Il accueillit la fatale nouvelle avec un calme apparent; son émotion se traduisit toutefois par une grande pâleur du visage et une respiration anxieuse. Son pouls, pris à ce moment, marquait 84 pulsations par minute. Avant de se livrer aux

1. Quelquefois les résultats de l'ivrognerie sont tout autres. A Paris, dans une instance en séparation de corps, fondée en 1880, sur l'injure grave résultant de l'abandon complet de la femme, âgée de vingt ans, celle-ci, après une cohabitation de six mois, avec un mari anéanti par des excès d'absinthe, fut reconnue encore vierge, par le médecin requis par la famille. La cinquième chambre de la Cour, prononça la séparation de corps, après enquête. (*Affaire Quisubi.*) Docteur Martineau, *Cours de gynécologie à l'hôpital de Lourcine.*

exécuteurs, il demanda l'autorisation de serrer la main aux gardiens et notamment au gardien-chef qui s'était toujours montré plein d'égards pour lui. Il manifesta aussi toute sa reconnaissance à l'aumônier qui l'assista jusqu'à ses derniers moments.

Les restes du supplicié nous ont été remis à sept heures cinq minutes du matin, c'est-à-dire entre quatre minutes et demie et cinq minutes après la décapitation. Le corps était placé à plat ventre dans le panier, dont le fond était garni de sciure de bois, la tête reposait sur le côté gauche. Celle-ci présentait à peine quelques rares taches de sang, isolées dans le voisinage de la section. Pas de sang au niveau des lèvres et de la conque des oreilles. Rien, en un mot, indiquant que l'extrémité céphalique ait pu être le siège de mouvements convulsifs immédiatement après sa chute. Ce qui confirme encore cette supposition, c'est que les oreilles ne contenaient à peine que quelques parcelles de sciure de bois.

Cette tête, placée immédiatement sur une table, en plein air, au milieu du cimetière, présente l'aspect suivant :

Les yeux sont fermés. Si l'on entr'ouvre les paupières, on aperçoit le globe de l'œil fixe et affaissé. Les pupilles sont égales et moyennement dilatées. La face est pâle, mate, complètement exsangue, offrant une apparence de stupeur. La mâchoire est légèrement entr'ouverte. Les conjonctives, les lèvres, la langue, toutes les muqueuses, enfin, sont absolument décolorées.

La section très nette est située à un niveau élevé.

Elle correspond, en effet, à l'intervalle qui sépare la troisième et la quatrième vertèbres cervicales. Une lamelle osseuse a été détachée de la face supérieure de cette dernière. Le larynx, complètement intact, est resté avec le tronc, les grandes cornes du cartilage thyroïde n'ont même pas été entamées. La peau, fortement rétractée, laisse apercevoir le bord inférieur du maxillaire.

La plaie exhale une légère vapeur, l'odeur du sang frais est rendue plus appréciable par l'abaissement de la température à l'heure où nous faisions nos expériences. (Nous opérions de grand matin, en plein air et par un froid assez vif.)

Il a suffi de souffler légèrement sur les oreilles pour enlever le peu de sciure de bois qui s'y était fixé.

C'est alors que l'un de nous appelle plusieurs fois de suite le supplicié par son nom, en s'approchant aussi près que possible du conduit auditif. Aucun mouvement de la face ou des yeux ne trahit la moindre perception.

On pince fortement la peau des joues, on introduit dans les narines un pinceau imbibé d'ammoniaque concentrée, on cautérise la conjonctive avec un crayon de nitrate d'argent. Aucune contraction, aucun mouvement ne se produisent; la face conserve son impassibilité. Une bougie allumée placée immédiatement auprès des yeux largement ouverts, avait déjà donné un résultat négatif, alors même que la flamme léchait le globe oculaire.

La cautérisation de la face et du tronc, pratiquée à différents points, n'est suivie de l'apparition d'aucune vésicule.

Ces premières expériences une fois terminées, notre but principal était rempli. Nous avions acquis, autant qu'il est humainement possible, la certitude que la tête du supplicié ne sentait plus, ne percevait plus, ne vivait plus.

Nous procédons alors à l'extraction du cerveau. Les os du crâne étaient extrêmement durs et épais, et ce n'est qu'au bout d'un temps assez long qu'avec l'aide de la scie et du marteau, nous avons pu mettre l'encéphale à découvert, Notons, en passant, que la section du cuir chevelu n'avait été suivie de l'apparition d'aucun phénomène réflexe.

La dure-mère n'offrait ni épaississement notable, ni adhérence pathologique aux parois crâniennes. Par contre, les deux feuillets de l'arachnoïde adhéraient fortement entre eux dans le voisinage des corpuscules de Pacchioni.

Dans son ensemble, l'encéphale, d'un volume moyen, paraît affaissé et offre une décoloration générale. Les vaisseaux de la pie-mère sont vides, et il en est de même des sinus.

De chaque côté de la scissure inter-hémisphérique, sur la face convexe du cerveau, vers sa partie latérale moyenne, nous avons constaté l'existence d'une plaque blanchâtre de trois à quatre centimètres d'étendue en longueur comme en largeur, parfaitement adhérente à la surface cérébrale, et plus accentuée à gauche. De ce dernier côté, outre la plaque signalée plus haut, existait une teinte opaline, occupant un quart environ de la surface totale de l'hémisphère. Les circonvolutions ne présentaient rien d'anormal.

Des coupes horizontales et verticales pratiquées

sur les deux hémisphères montrent un tissu manifestement décoloré ; c'est à peine si, à la troisième coupe horizontale, nous trouvons un léger piqueté, très disséminé. Quelques gouttelettes de sang s'échappent alors par les orifices des vaisseaux divisés. Dans son ensemble, l'organe, à part les lésions périphériques, précédemment constatées, est d'ailleurs absolument normal. Point de liquide dans la grande cavité arachnoïdienne, point de granulations tuberculeuses. A peine une cuillerée à café de sérosité claire dans les ventricules latéraux. Le cervelet, d'un volume ordinaire, ne présente rien à signaler; il en est de même des nerfs crâniens, des couches optiques et des corps striés.

A l'ouverture du thorax, on trouve les poumons affaissés et d'une coloration pâle.

Le cœur est recouvert d'une couche assez abondante de graisse. Il ne bat plus, et *l'électricité n'y provoque aucune contraction*. Il est assez volumineux, grâce à la dilatation du ventricule droit, rempli d'air. Les deux ventricules et l'oreillette gauche sont vides de sang, mais l'oreillette droite renferme un gros caillot mou et noir. Des caillots semblables existent dans l'artère pulmonaire et ses branches. Le péricarde contient un peu de sérosité.

Tous les muscles réagissent à l'électricité. C'est ainsi qu'*après l'ablation du cerveau* on provoque toutes les contractions des muscles de la face, le grincement et le claquement des dents, les mouvements des yeux, l'élévation et l'abaissement des paupières. De même par l'électrisation des muscles intercostaux et du diaphragme, on provoque artificiellement les mouvements respiratoires. Même résultat lorsqu'on applique l'un des pôles de la pile entre les muscles scalènes, l'autre sur le diaphragme. Des contractions énergiques sont également obtenues dans les muscles des membres. Nous avons pu ainsi faire élever les bras, fléchir les avant-bras, les poignets, et les doigts sont venus serrer fortement la main de l'un de nous. Cette réaction musculaire persistait une heure et demie après la décapitation, c'est-à-dire au moment où les restes du supplicié ont été remis aux fossoyeurs.

Telles sont les seules expériences qu'il nous ait été donné de faire, vu le temps limité dont nous disposions par suite des nécessités de l'inhumation. Il eût été sans doute intéressant d'examiner un plus grand nombre d'organes, les viscères abdominaux par exemple. Mais nous avons dû nous arrêter devant une impossibilité absolue. Quant à l'injection de sang oxygéné dans les vaisseaux crâniens, outre qu'elle ne pourrait donner de résultat qu'à la condition d'avoir la tête au moment de sa chute, les moyens matériels nous manquaient pour la mener à bonne fin. Cette expérience ne serait d'ailleurs praticable que si les exécutions avaient lieu à l'intérieur des prisons. Encore une fois le seul but que nous avions en vue a été atteint, et nous avons acquis la certitude que la mort est *immédiate* après la décapitation par le couperet de la guillotine.

Comme les confrères qui assistaient à nos expériences, nous avons été frappés de l'état particulier que présentait le cerveau du supplicié. Ces lésions périphériques que nous avons décrites plus haut, étaient le produit manifeste d'un travail pathologique à marche plus ou moins lente, qui ne s'était traduit pendant la vie *par aucun symptôme appréciable*. Comme nous l'avons dit, Prunier passait dans le pays pour un *butor* obéissant aux plus bas instincts. Doué d'une force musculaire peu commune, il cherchait volontiers querelle. Depuis plusieurs années, il s'était adonné aux boissons, et l'étude de son dossier faite avec soin nous a laissé la conviction que le jour du crime, il était sous l'influence de l'alcool. Faut-il conclure de là qu'il était irresponsable?

Bien que nous n'ayons pas été chargés de résoudre cette question, nous ne croyons pas devoir la passer sous silence, en présence des résultats de l'autopsie et nous nous prononçons hardiment pour la négative. Toutes les dépositions des témoins s'accordent à dire que, le jour du crime, Prunier avait bu avec excès, comme cela lui arrivait souvent, mais qu'il n'avait pas perdu l'usage de sa raison. Il résulte également de tous les renseignements que nous avons recueillis, que jamais il n'avait donné le moindre signe d'aliénation mentale. Pendant les trois mois et demi qu'il a passés à la prison, rien dans sa conduite n'a pu faire songer un seul instant à la folie. Quand, après sa condamnation, l'un de nous lui demandait pourquoi il ne faisait point de recours en grâce, il répondait : « Que demanderais-je après ce que j'ai fait? Si je suis là, c'est bien ma faute. A la grâce de Dieu ! »

Peut-être les lésions cérébrales constatées par nous se rattachent-elles à l'alcoolisme? Cela est possible et même probable. Peut-être des habitudes d'ivrognerie ont-elles conduit cette nature brutale jusqu'au crime le plus odieux? Cela est encore admissible, mais rien, absolument rien n'autorise à nier la responsabilité du meurtrier.

CHAPITRE XVI

RAPPORTS[1] DE MÉDECINE LÉGALE

(Assassinats).

1707. — *Infanticide.* — Cejourd'huy 14e juin 1707, j'ai soubssigné Anthoine Aubert, mestre chirurgien du faubourg de Sissonne, expert nommé d'office, certifié à tous qu'il appartiendra qu'en vertu de la requeste de Monsieur le Procureur d'office de la Justice de la Selve par exploit à moy donné cejourd'huy par Jean Douay, sergent à ladite Justice, après serment par moy prêté par devant Monsieur le lieutenant en ladite Justice pour procéder à la visite d'un petit cadavre ché Ponce Charpentier, charon, demeurant audit lieu, où j'ay mesme transporté. Et ayant veüe et visité ledit cadavre nouveau né provenant de la couchement de Elizabeth Charpentier, fille dudit Ponce Charpentier, demeurant audit lieu j'aurais remarqué audit cadavre la teste toute fracturée avec lividité exputescite ce que j'ay croix que la chose est arrivé dans la couchement soit qu'il ait été trop fort longtemps au pasage ou quelle ait esté acouché trop

1. Consulter l'excellent précis de médecine judiciaire de M. le professeur agrégé, A. Lacassagne, médecin-major de l'hôpital militaire de Médéah.

rudement comme n'y ayant personne cognoissant à l'opération. Et certifie que le petit enfant est entre sept à huit moy suivant la grosseur. Et ayant fait louverture de la poitrine j'ay n'ay trouvé aucung epanchement de sangs n'y dans le cœur. Ce quy est dessus j'ay certifié est véritable fait ce jour et au susdit signé Aubert, chirurgien. (Affaire fille Poncelet-Charpentier de la Selve. — Infanticide (1707 [1]) et grossesse celée.

RAPPORT DE MÉDECIN.

Avril 1730. — *Meurtre par arme à feu.* — Nous soussignés Claude Pipelet chirurgien, juré royal en ce baillage de Coucy et Danièle Canivet, maître chirurgien audit lieu. Certifions que cejourd'hui trente avril 1730, et en vertu de l'ordonnance de Monsieur le Lieutenant Criminel, et par assignation à nous donnée en date du même jour par Louis Moirde huissier audit lieu, nous nous sommes transportés en la ville de La Fère à l'hôtel où est pendue pour enseigne la couronne ou de là l'on nous avait conduit chez François Bortrand archer de la maréchaussée où étant l'on nous a conduit dans la cour, dans laquelle cour nous avons trouvé un cadavre que l'on a dit être celui du nommé Pouce sergent de la compagnie de mineurs en garnison en la ville. Et après l'avoir examiné de toute part nous avons remarqué au cadavre une solution de continuité à la partie senextre de l'os sacrum partie inférieure et latéralle pénétrante dans la capacité de l'hipogastre provenant d'un coup d'arme à feu qui lui a coupé le vaisseau iliaque, la vessie d'une balle, et une solution de continuité, en la partie moyenne du gros de la jambe qui a été faite par le même coup d'une chevrotine, laquelle arme à feu lui a causé la mort par l'épan-

1. Archives du tribunal civil de Laon, classées par M. le président A. Combier.

chement du sang, que nous certifions être véritable, fait ce jour et an que dessus.

PIPELET, CANIVET.

Cejourd'hui trente jour d'avril 1730, 7 heures de relevée, par nous Pierre Saudaige, conseiller du roi, lieutenant général criminel du baillage de Coucy, étant de présence en la ville de La Fère, à l'auberge ou pend pour enseigne la couronne en la présence du Procureur du Roi dudit baillage. Ont comparu : Claude Pipelet et Daniel Canivet, chirurgiens ordinaires en la ville de Coucy, lesquels étant en ce lieu comme experts, ont jurés et affirmés leur rapport d'expertise, qui est de l'autre part être sérieux et véritable et l'avoir fait en tout son contenu en leur loyauté, âme et conscience. Et ce réopérant leur avons fait taxer chacun dix livres. Dont acte que nous avons signé lesdits Pipelet, Canivet, ainsi que le Procureur du Roi et notre greffier.

PIPELET, CANIVET.

RAPPORT DE MÉDECIN-CHIRURGIEN.

Août 1730. — *Mort par fracture du crâne.* — En vertu de l'ordonnance de Monsieur le lieutenant général criminel au baillage royal de Coucy, par exploit à nous donné en date du trente et un août mil sept cent trente-quatre par Quentin Taconnet, huissier audit baillage. Nous soussignés docteur en médecine et maître chirurgien, tous deux résident en la ville de Coucy; certifions à tous qu'il appartiendra que nous nous sommes transportés au village de Troly où étant arrivés, on nous a conduits en une maison où nous avons trouvé, dans une chambre basse, en entrant un cadavre exposé sur le plancher qu'on nous aurait dit être celui du nommé Charles La Chapelle, âgé de 22 ans, fils d'Antoine La

Chapelle et de Jeanne Moutonnet, demeurant audit Troly, paroisse de Saint-Pierre, qu'après avoir examiné ledit cadavre partout, l'habitude du corps, nous aurions remarqué une fracture, avec enfonçure pénétrante jusqu'aux méninges du cerveau, à la partie moyenne du canal près la suture sagittale, partie droite. Laquelle blessure aurait été causée par quelque instrument contondant comme bâton, levier ou autre instrument de pareille nature et ainsi cause manifeste et indubitable de la mort dudit susnommé ; ce que nous affirmons véritable, en foi de quoi nous avons délivré le présent rapport pour servir et valoir ce que de raison.

Fait et délivré audit Coucy, les jour et an susdits.

LEZÉ, PIPELET.

Cejourd'hui 31 août 1734 par devant nous Nicolas Canivet, avocat, appartenant au bailliage de Coucy, exerçant la juridiction comme plus ancien avocat en ce siège, pour l'indisposition de Monsieur le lieutenant général criminel et en remplacement d'autre plus ancien avocat. En notre hôtel et domicile sont comparus les sieurs Lezé et Pipelet, experts, médecins-chirurgiens, dénommés au rapport de l'autre part. Lesquels en présence du Procureur du Roi dudit bailliage ont leur rapport affirmé, véritable et être sérieux en son contenu, pour l'avoir fait en leur loyauté et conscience, donné acte qu'ils ont signé avec nous le Procureur du Roi et notre greffier.

Leur avons fait taxer, savoir : audit sieur Lezé 4 livres 10 sols et audit sieur Pipelet 3 livres, l'an et jour que dessus.

Signé : PIPELET, CANIVET.

1730. — *Dépôt de Rapport.* — Cejourd'hui trentième jour d'avril 1730, 7 heures de relevée, par nous Pierre Sauvaige, commissaire du roi, lieutenant général criminel du bailliage de Coucy, étant de présence en la ville de La

Fère, à l'auberge où pend pour enseigne *la Couronne* en la présence du procureur du Roi dudit bailliage. Ont comparu : Claude Pipelet et Daniel Canivet, chirurgiens ordinaires en la ville de Coucy, lesquels étant en ce lieu comme experts, ont jurés et affirmés leur rapport d'expertise qui est de l'autre part être sérieux et véritable et l'avoir fait en tout son contenu, en leur loyauté, âme et conscience. A ce requérant leur avons fait taxer chacun dix livres. Dont acte que nous avons signé : lesdits Pipelet, Canivet, ainsi que le procureur du roi et notre greffier.

PIPELET, CANIVET.

(Bailliage de Coucy, — 1730, — homicide condamné à la corde et la décapitation. — Lettre de grâce).

A MONSIEUR LE PRÉVOST ROYAL DE COUCY.

13 juin 1773. — *Mort par suite de plaie à la tête.* — Taxé neuf livres y compris le transport. — Nous Edmond Millies, lieutenant du premier chirurgien du roi à Coucy et Christophe Chevallier, maître en chirurgie dudit Coucy, de votre ordonnance, Monsieur, en date de ce jour, et à la requête de Monsieur le Procureur du Roi, nous nous sommes transportés cejourd'hui en la ferme de la Tour au Fay, paroisse de Saint-Aubin, où étant en votre personne et après serment par nous prêté à l'instant par devant vous, nous avons visité le cadavre du nommé Bourain, berger de ladite ferme, trouvé dans la mare servant d'abreuvoir aux chevaux, proche et attenant à ladite ferme, à l'effet de constater le genre de la mort dudit Bourain et après l'avoir examiné en toutes ses parties, nous ne lui avons trouvé qu'une plaque transversale à la partie moyenne du coronal, de la longueur de deux pouces et demi au côté gauche, fait par un instrument tranchant, comme une hache ou autre, avec

division aux téguments et au crâne, pénétrantes presque dans la propre substance du cerveau, d'où il est résulté un épanchement considérable à l'instant du coup, par l'abondance du sang sorti du nez, des oreilles et de la bouche, ce que nous jugeons être la cause certaine de la mort dudit sieur Bourain.

Dont et ce que dessus nous avons fait et dressé notre présent rapport que nous certifions en nos âmes et consciences être véritable, en foi de quoi nous l'avons signé le treize juin mil sept cent soixante-treize.

MILLIES, CHEVALLIER.

Bailliage de Coucy.— (Affaire Lefèvre.— Vol, effraction et assassinat. — Condamné à la roue, le 22 septembre 1773).

RAPPORT DE MÉDECIN-CHIRURGIEN.

31 août 1734. — En vertu de l'ordonnance de Monsieur le lieutenant criminel au bailliage royal de Coucy, par exploit à nous donné en date du 31 août mil sept cent trente-quatre par Quentin Taconnet, huissier audit bailliage. Nous soussignés docteur en médecine et maître chirurgien, tous deux résidant à la ville de Coucy; certifions à tous qu'il appartiendra que nous nous sommes transportés au village de Troly, où étant arrivés, on nous a conduits en une maison où nous avons trouvé dans une chambre basse en entrant un cadavre exposé sur le plancher qu'on nous aurait dit être celui du nommé Charles La Chapelle, âgé de 22 ans, fils d'Antoine La Chapelle et de Jeanne Moutonnet, demeurant audit Troly, paroisse de Saint-Pierre, qu'après avoir examiné ledit cadavre par toute l'habitude du corps, nous aurions remarqué une fracture avec enfonçure pénétrante jusqu'aux méninges du cerveau à la partie moyenne du canal, près la suture sagittale partie droite. Laquelle

blessure aurait été causée par quelque instrument contondant, comme bâton, levier ou autre instrument de pareille nature, et aussi cause manifeste et indubitable de la mort dudit susnommé; ce que nous affirmons véritable, en foi de quoi nous avons délivré le présent rapport pour servir et valoir ce que de raison.

Fait et délivré audit Coucy les jour et an susdit.

LEZÉ, PIPELET.

Cejourd'hui 31 août 1734, par devant nous Nicolas Canivet, avocat, appartenant au bailliage de Coucy, exerçant la juridiction comme plus ancien avocat en ce siège, pour l'indisposition de Monsieur le lieutenant général criminel et en remplacement d'autre plus ancien avocat. En notre hôtel et domicile sont comparus, les sieurs Lezé et Pipelet, médecins-chirurgiens dénommés au rapport de l'autre part. Lesquels, en présence du procureur du roi dudit bailliage, ont leur rapport affirmé, véritable et être sérieux en son contenu pour l'avoir fait en leur loyauté et conscience, donne acte qu'ils ont signé avec nous, le procureur du roi et notre greffier. Leur avons fait taxer savoir : audit sieur Lezé 4 livres 10 sols, et audit sieur Pipelet 3 livres. L'an et jour susdit.

LEZÉ, PIPELET, CANIVET, CAUVRY.

Bailliage de Coucy. — (Affaire Denis. — Condamné à la corde pour homicide, le 6 décembre 1734).

Franchissons un siècle, pour mieux montrer l'étendue et la perfection des recherches :

RAPPORT.

28 septembre 1845. — *Assassinat.* — Nous soussignés, docteurs en médecine, Jean-Baptiste Cazauvieille, demeurant à Liancourt, et Eugène-Joseph Woillez, rési-

dant à Clermont (Oise), sur la réquisition de Monsieur le juge d'instruction, en présence de M. Charles Desmaze, faisant fonctions de procureur du Roi, pour l'absence du titulaire, nous sommes transportés, à Rieux, canton de Liancourt (Oise), pour rechercher la cause de la mort de la fille Euphrosine Legent, dont le corps avait été retiré le vingt-huit septembre au matin de la rivière l'Oise. Cette fille faisant un abus habituel de boissons alcooliques, et âgée de trente-huit ans, vivait en état de concubinage avec le sieur Croizette, Antoine-Basile [1], équarrisseur à Liancourt. Ce dernier prétend que la veille de notre première visite, vingt-sept septembre, il l'avait trouvée, après vingt-quatre heures d'absence, morte dans le fond de son jardin, et que craignant d'être accusé de sa mort, il l'avait d'abord cachée avec de longues herbes et du sable, puis, dans la nuit, portée dans l'Oise, à Rieux, distant de Liancourt de cinq kilomètres. Le vingt-huit septembre, nous trouvons le cadavre sur le dos dans un état de résolution complète, les mains ouvertes, sans sable ni vase au niveau des ongles. Une camisole avec cordon noué au niveau des aisselles, un tablier noué de même. Trois jupons avec bretelles. Deux poches soutenues par un cordon noué sur les seins, des bas de coton et des souliers composent ses vêtements. Un fragment de peau de mouton est maintenu avec quatre cordons à la partie postérieure et au bas de la cuisse droite. Dans cette dernière région, nous constatons une plaie suppurante, superficielle à bords irréguliers et de l'étendue d'une pièce de trois francs. De plus,

1. Greffe de la Cour d'assises de Beauvais (novembre 1845). Procédure criminelle, suivie contre Bazile Croizette, condamné aux travaux forcés à perpétuité, sur les éloquentes réquisitions de M. D'Oms, procureur général près la Cour d'Amiens. — Croizette, après avoir assassiné sa maîtresse Euphrosine Legent, l'avait jetée à la rivière, en lui attachant son passeport sur la chemise pour faire croire à un suicide.

deux cicatrices blanchâtres, très anciennes, de deux centimètres, se remarquent dans la région lombaire, ainsi qu'une cicatrice circulaire de furoncle, également blanchâtre et ancienne, au dedans du genou gauche. Ce sont là les seules traces de lésions extérieures que présente le cadavre.

AUTOPSIE CADAVÉRIQUE.

État extérieur. —. Abdomen météorisé et verdâtre, face et cuir chevelu généralement infiltrés de sang, il s'en est écoulé une certaine quantité par le nez. Pas de sillon parcheminé ni d'ecchymose apparente au cou. Aucune coloration sur la langue ou sur les lèvres, qui puisse faire croire à un empoisonnement par un acide concentré; bouche vide de liquide, ainsi que d'écume bronchique.

Poitrine. — Adhérence à peu près complète des poumons aux parois thoraciques ; ces organes sont gorgés d'un sang noir, mais crépitants ; bronches vides, mais très injectées ; il en est de même de la trachée-artère.

Péricarde sain, mais contenant environ cent cinquante grammes d'une sérosité rougeâtre sanguinolente. Cœur mollasse, quelques caillots dans les cavités droites, quelques bulles d'air dans les vaisseaux propres du cœur (putréfaction), qui n'offre d'ailleurs rien de particulier.

Abdomen. — Sérosité sanguinolente dans la cavité du péritoine, foie emphysémateux, injecté, très volumineux, occupant l'épigastre et jusqu'à l'hypochondre gauche. Estomac refoulé par le foie, et généralement enflammé, mais beaucoup moins au niveau de la grande courbe qu'ailleurs. Muqueuse injectée et très épaissie (inflammation). Cet organe contient une certaine quantité de liquide trouble que l'on recueille, après avoir lié les deux extrémités cardiaque et pylorique. L'estomac lui-même et une portion du foie sont placés dans des bocaux ficelés et cachetés, pour servir à des recherches ultérieures, s'il y a lieu. Les intestins grêles, moins enflammés à mesure qu'on s'avance vers les gros intestins, contiennent du chyle et quelques lombrics. Membre inférieur droit, à sa partie postérieure et au niveau de la cuisse, il existe un abcès profond, de vingt centimètres de hauteur, et contenant un litre de pus bien lié.

Nous constatons les faits suivants, l'exhumation faite:

Tête. — Injection considérable du cuir chevelu avec infiltration séreuse. Os du crâne injectés et très épais, vaisseaux des membranes gorgés de sang ; tout l'organe cérébral, coupé par tranches, offre également une injection sanguine très prononcée; les cavités cérébrales contiennent une sérosité sanguinolente. Aucun foyer apoplectique n'existe, ni dans le cerveau, ni dans le cervelet. Organes génitaux et dépendances. Ganglions de la grosseur d'une noisette dans les aines. Tissu cellulaire entourant la vessie très injecté. Muqueuse pâle, excepté à la base de l'organe, où elle est d'un rouge violacé. Vagin très rouge, enflammé, avec de petites granulations rouges à la partie antérieure. Col de l'utérus gonflé au niveau de la lèvre antérieure, qui est comme bifurquée en deux mamelons égaux, très indurés, criant sous le scalpel (squirre), et du volume d'une noisette ; le corps de l'organe et ses dépendances ne présentent rien de particulier.

De tous les faits qui précèdent nous concluons ce qui suit :

1° Il n'existe à l'extérieur du cadavre de la fille Euphrosine Legent aucune trace de lésions pouvant expliquer la mort ;

2° L'état anatomique des organes respiratoires prouve qu'elle était morte au moment de son immersion dans l'Oise ;

3° La mort pourrait avoir été produite par l'ingestion

dans l'estomac d'une trop grande quantité de liqueurs alcooliques (inflammation des organes digestifs), dont la présence n'a pu être constatée, à cause de l'état de putréfaction ;

4° La congestion des organes des trois cavités paraît démontrer une mort prompte, soit que celle-ci ait été occasionnée :

a. Par l'ingestion trop considérable de ces mêmes liqueurs ;

b. Par un poison irritant ;

c. Ou bien par l'interception de la respiration, la fille Legent étant en état d'ivresse ;

5° La flaccidité des membres due à une putréfaction rapide, par suite de l'exposition du corps à l'air libre, ne peut servir à préciser l'époque de la mort, qui pouvait ne dater que de quarante-huit heures, lors de notre première opération ;

6° L'abcès profond de la cuisse gauche qui, dans les derniers temps de la vie, empêchait la fille Legent de se livrer à ses occupations habituelles, quoique pouvant la rendre très souffrante, ne paraît pas avoir été la cause de sa mort. Il en est de même des organes de la génération, quoique très malades.

En foi de quoi nous avons rédigé le présent rapport. Fait à Liancourt (Oise), le premier octobre mil huit cent quarante-cinq.

Signé : CAZAUVIEILLE, WOILLEZ.

Nous soussignés, Eugène-Joseph Woillez, docteur en médecine; Albert Thévenin, pharmacien de la maison centrale de détention, et Alfred Devillers, pharmacien, demeurant tous en cette ville, reconnaissons avoir remis entre les mains de Monsieur le juge d'instruction, un vase bouché, ficelé et cacheté de cire rouge, portant l'empreinte d'un cachet sur lequel se trouvent les mots : Devillers, pharmacien, Clermont (Oise); lequel vase renferme une portion de l'estomac et une portion du foie de la fille Euphrosine Legent, réservant une autre partie de ces organes dans un second vase ficelé et cacheté comme celui ci-dessus, et portant en outre le cachet de Monsieur le juge d'instruction. En foi de quoi nous avons signé le présent procès-verbal. Fait à Clermont (Oise), le trente novembre mil huit cent quarante-cinq.

Signé : WOILLEZ, THÉVENIN,
A. DEVILLERS.

ANALYSE DE L'ESTOMAC DE LA FILLE LEGENT.

Nous soussignés, Joseph Woillez, docteur en médecine ; Albert Thévenin, pharmacien de la maison centrale de détention, et Alfred Devillers, pharmacien, tous trois résidant à Clermont (Oise), conformément au réquisitoire de Monsieur le juge d'instruction de cette ville, en date du vingt-neuf septembre mil huit cent quarante-cinq, et serment préalablement prêté entre les mains de ce magistrat, avons procédé comme experts, du trois octobre mil huit cent quarante-cinq au douze du même mois, à l'examen chimique nécessaire pour rechercher s'il n'existait pas de substances vénéneuses dans les organes de la nommée Euphrosine Legent, décédée quelques jours auparavant.

Il nous a été remis à cet effet par Monsieur le juge d'instruction : *Primo*, une bouteille bouchée, ficelée et scellée du cachet de ce magistrat. Cette bouteille contenait le liquide trouvé dans l'estomac de la susdite Euphrosine Legent ; *secundo*, un vase de terre cuite, également bouché et cacheté, renfermant l'estomac lui-même, ainsi qu'une portion du foie.

Les opérations ont été faites dans l'ordre qui suit. Nous avons agi : *primo*, sur le liquide de l'estomac ; *se-*

cundo, sur le liquide provenant de la décoction de l'estomac; *tertio*, sur une partie de ce tissu lui-même.

Le liquide retiré de l'estomac exhalait une odeur putride très pénétrante, sans mélange d'odeur alcoolique. Il était trouble, sanguinolent, et tenait en suspension des fibres de matières animales alimentaires mal digérées. Il laissait surnager à sa surface une substance glaireuse, mélangée de quelques parties graisseuses. Le papier bleu de tournesol, plongé dans ce liquide, offrait une réaction acide. N'ayant aucune donnée qui pût nous faire soupçonner la nature de la substance délétère que l'on supposait avoir occasionné la mort, nous employâmes d'abord tous les moyens qui pouvaient nous faire reconnaître la présence de l'acide arsénieux. Nous fûmes portés à diriger nos premières recherches sur ce poison, comme étant celui que l'on retrouve le plus ordinairement dans de semblables circonstances.

Primo, à cet effet le liquide contenu dans l'estomac fut filtré, puis traité par le charbon animal, pour le rendre propre aux essais de précipitation. Il fut désigné sous le nom de liqueur numéro un. La partie solide isolée au moyen des filtres fut desséchée à une douce chaleur et reçut le nom de matière numéro deux. Une portion de ce résidu fut traitée par l'eau distillée bouillante puis filtrée et soumise, ainsi que le liquide numéro un, à divers réactifs, tels que : l'acide hydrosulfurique, l'hydrosulfate de soude, l'azotate d'argent, le sulfate de cuivre ammoniacal et l'eau de chaux, qui donnèrent des résultats complétement négatifs;

Secundo, une portion de l'estomac fut coupée par fragments que l'on fit bouillir, dans dix ou douze fois leur poids d'eau distillée. Le bouillon, décoloré par le charbon et filtré, fut lui-même mis en contact avec les réactifs précités qui ne donnèrent lieu à aucun précipité indiquant la présence de l'acide arsénieux. D'autre part une portion de la matière numéro deux, desséchée et mélangée d'une certaine quantité de potasse et de charbon en poudre fine, fut exposée graduellement jusqu'à la chaleur rouge dans un tube de verre. Cette opération avait pour but de ramener à l'état métallique les parcelles d'acide arsénieux, s'il en eût existé dans la poudre, le résultat fut nul;

Tertio, pour compléter les expériences il nous restait un dernier moyen à employer. C'était de soumettre la matière à l'appareil de Marsh, cet appareil devant signaler la présence d'un sel arsénical, même à des doses excessivement minimes. Pour arriver à cette solution, il fut pris une petite quantité de l'estomac, qui divisée par fragments fut placée dans une capsule de porcelaine et calcinée avec quantité suffisante d'acide sulfurique pur. La matière traitée ensuite par un mélange d'une partie d'acide chlorhydrique et de trois parties d'acide azotique, fut évaporée jusqu'à siccité. Ce produit repris par l'eau distillée et la liqueur filtrée fut alors placé dans l'appareil de Marsh, après nous être assurés de la pureté des substances employées pour cet appareil. Une partie du liquide trouvé dans l'estomac et dont il a déjà été fait mention, après avoir pris toutefois les précautions nécessaires, fut également soumise à l'action de l'appareil. Dans l'un et l'autre de ces cas, on n'obtint pas de taches arsénicales, ce qui acheva de nous convaincre que toutes ces matières ne contenaient pas la moindre quantité d'acide arsénieux. Cependant, comme contre-épreuve de cette expérience, et pour nous assurer que l'appareil de Marsh fonctionnait parfaitement, il fut ajouté au liquide soumis à cette analyse quelques gouttes de solution d'acide arsénieux. Les taches arsénicales se manifestèrent aussitôt et démontrèrent pleinement la sensibilité de l'appareil employé.

Toutes nos recherches étant restées infructueuses sous ce rapport, nous dûmes faire partir nos investigations sur une autre cause d'empoisonnement. Une seconde partie des matières dont nous avons déjà parlé fut traitée par des moyens analogues, pour être soumise aux expériences ayant pour but de rechercher l'existence des sels de plomb, d'antimoine, de cuivre et de mercure. Ces différentes substances, mises en rapport avec les réactifs appropriés, offrent des résultats tellement caractéristiques qu'il n'est pas permis de révoquer en doute l'existence de l'un d'eux lorsqu'il se trouve ingéré dans notre économie. Or les substances suspectes qui viennent d'être citées, étant soumises à l'action de ces mêmes réactifs, n'ont manifesté aucun caractère spécial qui put y faire soupçonner la présence des sels métalliques qui viennent d'être énumérés. De ce qui précède, il découle les conclusions suivantes : *Primo*, la nommée Euphrosine Legent n'a pas succombé à un empoisonnement par un composé arsénical; *secundo*, elle n'a pu succomber non plus à un empoisonnement par tout autre poison métallique.

En foi de quoi nous avons rédigé le présent rapport.

Fait à Clermont (Oise), le douze octobre mil huit cent quarante-cinq.

Signé : WOILLEZ, THÉVENIN
et A. DEVILLERS.

Nous soussigné, docteur en médecine de la Faculté de Paris, conformément au réquisitoire de Monsieur le juge d'instruction de Clermont (Oise), en date du vingt-neuf septembre mil huit cent quarante-cinq, nous sommes transporté le trente du même mois, à la maison d'arrêt de cette ville, pour visiter le nommé Croizette, Antoine-Bazile, et rechercher s'il n'existerait pas sur lui des lésions indiquant qu'il aurait engagé une lutte avec sa concubine Euphrosine Legent, au moment de la mort de cette fille. Nous avons fait déshabiller le sieur Croizette et l'avons examiné avec le plus grand soin. Nous n'avons trouvé sur tout son corps aucune trace de lésions récentes pouvant dater de plusieurs jours ni même de plusieurs semaines. Les seules traces de lésions anciennes que nous ayons notées sont plusieurs cicatrices linéaires et blanches sur la partie dorsale des doigts de la main droite, et qui proviennent de très anciennes coupures. Le sieur Croizette ne présente par conséquent aucune trace de lésions indiquant une lutte récente.

En foi de quoi nous avons rédigé le présent rapport.

Fait à Clermont (Oise), le trente septembre mil huit cent quarante-cinq.

Signé : WOILLEZ.

Certifié conforme au rapport original, par nous, juge d'instruction de l'arrondissement de Clermont (Oise), soussigné.

Clermont (Oise), le premier décembre mil huit cent quarante-cinq.

Signé : MOISSET.

Nous soussignés, Alphonse Devergie, professeur agrégé près la Faculté de médecine de Paris, Bayard et Octave Lesueur, agrégés, chefs des travaux chimiques de la Faculté de médecine de Paris, sur l'invitation de monsieur Poux-Franklin, juge d'instruction près le tribunal de la Seine, nous sommes transportés en son cabinet, le dix décembre mil huit cent quarante-cinq, où il nous a fait connaître la commission rogatoire de monsieur Édouard Moisset, juge d'instruction au tribunal de Clermont (Oise), qui nous commet pour analyser une partie des organes de la fille Legent, et dire si les symptômes constatés dans le rapport des docteurs qui ont procédé à l'autopsie, et ont admis la possibilité d'un crime par l'interception de la respiration de la fille Legent, lorsque celle-ci était en état d'ivresse, doivent s'expliquer par une suppression de la respiration à l'aide d'un moyen extérieur. Après avoir déclaré à monsieur Poux-Franklin que nous acceptions la mission à nous confiée, nous avons prêté serment de remplir fidèlement la mission, et ce magistrat nous a remis : *Primo*, la commission rogatoire de Monsieur le juge d'instruction; *secundo*, le rapport de Messieurs Cazauvieille et Woillez; *tertio*, un panier à claire-voie scellé, sur le couvercle duquel était placée l'étiquette suivante : Affaire Croizette, pièces à conviction adressées par Monsieur le juge d'instruction de Clermont à Monsieur Poux-Franklin, en son cabinet, au Palais de Justice, à Paris. En présence de Monsieur le juge d'instruction du tribunal de la Seine ci-dessus nommé, nous avons brisé les scellés, après en avoir constaté l'intégrité et avoir retiré du panier un pot en grès, fermé par un bouchon de liège et scellé du sceau du juge d'instruction de Clermont. Les pièces à conviction ont été transportées dans le laboratoire de l'un de nous, et nous nous sommes livrés, le onze décembre mil huit cent quarante-cinq et jours suivants, à l'analyse dont nous étions chargés pour répondre aux questions qui nous étaient posées dans la commission rogatoire.

Le pot de grès ayant été ouvert, nous en avons extrait : *Primo*, une portion de foie pesant environ soixante-dix grammes; *secundo*, une portion d'estomac dont la coloration rougeâtre violacée était semblable à celle que développe la putréfaction. Ces portions d'organes étaient baignées en partie, dans un liquide brunâtre et épais. Nous avons cru devoir, avant de faire l'analyse chimique des matières suspectes, nous assurer de la pureté des réactifs que nous devrions employer, et nous avons trouvé ces réactifs parfaitement purs. Après avoir retiré du pot de grès le foie et l'estomac et les avoir laissé égoutter, nous avons procédé : *Primo*, à l'analyse de l'estomac; *secundo*, à celle du foie; *tertio*, à celle des matières liquides et épaisses, qui se trouvaient dans le pot.

ANALYSE DE L'ESTOMAC.

Nous avons coupé en petits morceaux les tissus de l'estomac et les avons fait bouillir pendant deux heures dans de l'eau distillée, et après avoir filtré, nous avons obtenu un liquide d'un jaune très clair A, et une matière solide B restée sur le filtre. Le liquide A a été soumis à l'action d'un courant de gaz hydrogène sulfuré, jusqu'à saturation, et au bout de vingt-quatre heures il n'a laissé déposer qu'un léger dépôt d'une couleur blanche; ce dépôt blanc s'est dissous à chaud dans l'acide azotique. Ce liquide azotique saturé par du carbonate de potasse pur n'a laissé déposer aucun précipité. Alors nous avons réuni le liquide surnageant, le dépôt blanchâtre au résidu solide B resté sur le filtre, nous avons ajouté de l'acide acétique pour aciduler le liquide et nous avons fait bouillir. Après avoir fait refroidir nous avons filtré et obtenu un liquide C incolore et un résidu solide D resté sur le filtre. Le liquide C a été soumis à l'action d'un courant de gaz acide sulfhydrique, jusqu'à ce que le liquide soit saturé par ce gaz, et ainsi saturé, placé dans un vase bien bouché; il n'a pas laissé déposer de précipité, après avoir été abandonné à lui-même pendant quarante-huit heures. Ce liquide C a été évaporé. Le produit de l'évaporation et le résidu solide D ont été réunis dans une capsule de porcelaine neuve et décomposés par de l'acide sulfurique. Lorsque le produit a eu une consistance épaisse on a ajouté de l'acide azotique pur et on a chauffé lentement, en agitant constamment pour obtenir un charbon très fin et ne laissant plus dégager de vapeurs acides. Ce charbon a été humecté avec de l'eau régale et soumis de nouveau à une douce chaleur, jusqu'à évaporation des acides. Ce dernier résidu charbonneux a été traité par l'eau distillée bouillante, pendant une heure, en ayant soin d'ajouter de l'eau distillée en proportion de l'évaporation. Après avoir laissé refroidir, on a filtré, et le liquide obtenu a été introduit dans un appareil de Marsh, modifié d'après le procédé de l'Académie des Sciences et essayé. Après une heure d'essai, l'hydrogène qui se dégageait n'a laissé déposer dans l'intérieur du tube aucune trace d'anneau métallique.

ANALYSE DU FOIE.

La portion du foie que nous avions à examiner a été triturée, dans un mortier de porcelaine, et réduite en bouillie. Cette bouillie a été traitée à chaud par de l'eau distillée bouillante, aiguisée d'acide acétique; après avoir laissé refroidir on a filtré, et le liquide obtenu, d'une couleur jaune, était limpide; il a été saturé par un courant de gaz acide sulfhydrique, le liquide s'est coloré et a pris une teinte vert bouteille, sans laisser déposer de précipité, même au bout de trente-six heures. Ce liquide ainsi coloré, chauffé jusqu'à l'ébullition, s'est décoloré, et il s'est précipité une petite quantité d'une matière floconneuse noirâtre soluble dans l'acide acétique pur. La matière solide restée sur le filtre a été mélangée avec de l'azotate de potasse pur; après y avoir ajouté de l'eau distillée pour que le mélange fût parfait, on a fait évaporer jusqu'à siccité, dans une capsule de porcelaine neuve; le résidu desséché a été projeté dans un creuset chauffé jusqu'au rouge. La matière saline obtenue a été coulée dans une capsule de porcelaine et mise en contact avec de l'acide sulfurique pur concentré; après avoir chauffé jusqu'à ce qu'il ne se dégage plus d'acide hypoazotique et avoir laissé refroidir, on a fait bouillir le résidu solide avec de l'eau distillée; le liquide a été introduit dans un appareil de Marsh essayé, et le gaz qui s'en est dégagé, chauffé dans un tube de verre, n'a pas laissé déposer d'anneau métallique.

EXAMEN DU LIQUIDE ÉPAIS CONTENU DANS LE POT DE GRÈS.

Après avoir retiré ce liquide, nous avons bien lavé le pot avec de l'eau distillée tiède ; le liquide extrait et l'eau de lavage ont été mélangés et soumis à l'action de la chaleur jusqu'à ébullition ; il s'est formé une coagulation ; nous avons filtré et obtenu un liquide presque incolore E et une matière solide F restée sur le filtre. Le liquide E, soumis à un courant de gaz hydrogène sulfuré, n'a pas déposé de sulfure métallique, et ce n'est qu'au bout de quarante-huit heures qu'il est devenu louche et a laissé déposer un précipité de soufre. La matière solide F a été décomposée par l'acide sulfurique dans une capsule de porcelaine, et le charbon obtenu, chauffé avec de l'eau régale jusqu'à ébullition ; on a fait évaporer jusqu'à siccité, et le charbon sec, traité par l'eau distillée bouillante, a donné un liquide qui, placé dans un appareil de Marsh essayé, n'a fourni aucune trace d'arsenic ou d'antimoine.

De tout ce qui précède il résulte pour nous : que les diverses expériences auxquelles nous nous sommes livrés ne nous ont point révélé la présence de poison métallique dans les portions d'organes soumises à notre analyse ; relativement à la recherche des poisons végétaux, elle aurait été tout à fait infructueuse en raison de la petite quantité d'organes qui nous a été envoyée pour être soumise à l'analyse et de l'état de putréfaction, dans lequel ces organes se trouvaient.

Quant à nous expliquer sur la quatrième conclusion, lettre C du rapport de MM. Cazauvieille et Woillez ainsi conçue : La congestion des organes des trois cavités paraît démontrer une mort prompte, soit que celle-ci ait été occasionnée A par ingestion trop considérable de ces mêmes liquides ; B par un poison irritant. C ou bien par l'interception de la respiration de la fille Legent étant en état d'ivresse.

Nous déclarons que tous les paragraphes de ces conclusions s'enchaînent, qu'ils se lient à la conclusion n° 2 ainsi conçue :

L'état anatomique des organes respiratoires prouve qu'elle était morte au moment de son immersion dans l'eau. Or, il résulte du rapport des experts qu'il n'a été fait qu'un examen extérieur du col de la fille Legent, c'est-à-dire un examen superficiel, que les muscles sous-cutanés ou profonds de cette région n'ont pas été disséqués pour y constater les violences qui y auraient été exercées. Que dès lors les phénomènes de congestion des trois cavités peuvent aussi bien être rapportés à la mort par ivresse, à la mort par submersion qu'à la mort par strangulation. Par conséquent les rapporteurs ne sont pas fondés, suivant nous, à faire prévaloir un genre de mort plutôt qu'un autre.

Signé : B. BAYARD, LESIEUR et DEVERGIE.

Réclamé pour chacun des experts 185 francs pour 25 vacations de jour et de nuit, pour expériences, discussion, rédaction de rapport, plus 20 francs réclamés par M. Devergie pour frais de laboratoire.

AUTOPSIE CADAVÉRIQUE DE MADAME LA DUCHESSE DE PRASLIN, ASSASSINÉE A PARIS [1].

18 août 1847. — *État extérieur.* — La rigidité cadavérique existe, mais elle n'est pas très prononcée, si ce

1. Procédure suivie à l'occasion de l'assassinat de madame la duchesse de Praslin. (*Procès-verbaux divers, dépositions des témoins. Interrogatoire.*) Paris, imprimerie royale, août 1847.

n'est aux mains. L'embonpoint est extrêmement considérable.

A partir de la poitrine, les parties inférieures du corps, en avant, en arrière et jusqu'aux pieds, sont souillées par une couche de sang desséché, peu épaisse, et provenant du contact d'un tissu ensanglanté. Il existe, dans les différentes régions du corps, des traces de blessures nombreuses, dont suit l'énumération :

A. *A la tête. — Dans la région frontale.* — 1° Au niveau de la ligne médiane, on voit une plaie longue de 6 centimètres, obliquement dirigée d'arrière en avant et de gauche à droite. Les bords, dans la moitié postérieure, sont nets et réguliers, et infiltrés de sang coagulé.

2° Un peu en arrière de la précédente se trouve une plaie de 4 centimètres, à peu près semblable, et qui se réunit avec elle par son angle antérieur, de telle sorte que ces deux plaies forment en avant une sorte d'M renversé. Les branches médianes de l'M sont représentées par un lambeau, dont l'angle et dont les bords sont contusionnés à tel point que le cuir chevelu présente en cet endroit une épaisseur de moitié moindre que celle des parties voisines; le tissu est comme désorganisé et noirci.

3° Une plaie longue de 6 centimètres, à bords réguliers, se trouve plus en arrière, parallèlement aux précédentes.

Ces trois plaies du cuir chevelu correspondent à trois sections très nettes du péricrâne, et la table externe de l'os frontal offre, au niveau de ces solutions de continuité, un enfoncement linéaire très régulier pour la première, avec refoulement et écrasement des parties les plus superficielles de l'os.

4° Au niveau de la bosse frontale, du côté droit, se voit une plaie contuse de 4 centimètres d'étendue, dont les bords sont comme mâchés. Il existe une dépression très marquée des parties molles, et une large ecchymose avec infiltration de sang coagulé, autour de cette plaie, dans une étendue de 2 centimètres de rayon dans tous les sens.

5° Au-dessus de la précédente, une plaie également contuse de 3 centimètres de largeur, avec attrition des bords et dépression des parties voisines. La peau et le tissu cellulaire au niveau de cette plaie sont réduits en un détritus, qui s'enlève au moindre contact; une portion même de la substance manque au centre de la solution de continuité. Ces deux dernières plaies présentent tous réunis, et au plus haut degré, les caractères des plaies qui résultent de l'action d'un instrument contondant.

6° Dans la région pariétale droite existe une longue plaie oblique, qui n'a pas moins de 7 centimètres d'étendue, et qui intéresse non seulement les téguments et le périoste, mais la table externe du crâne. Le diploé est mis à nu.

7° Dans la région occipitale, en haut, on remarque une plaie, longue de 8 centimètres, un peu oblique, de bas en haut et de droite à gauche, qui pénètre jusqu'à l'os, dont elle a entamé la surface. L'infiltration du sang coagulé est bornée aux lèvres de la plaie.

8° A quatre centimètres au-dessous de la précédente, une autre plaie transversale de 8 centimètres de longueur, avec enfoncement de la table externe de l'occipital et écrasement de la substance osseuse superficielle, dans une étendue de 6 centimètres. Elle est réduite en une sorte de poussière et des éclats assez considérables s'en détachent.

9° Au niveau de l'articulation de l'occipital avec la colonne vertébrale, existe une plaie parallèle à la précédente et qui n'a pas moins de 9 centimètres. Elle atteint également la surface de l'os, et présente vers son angle externe une ecchymose assez large, et qui occupe toute l'épaisseur du cuir chevelu.

10° Une plaie, plus large encore que la précédente, dont elle n'est séparée que par un lambeau de peau de

2 centimètres seulement, s'étend transversalement d'un des côtés de l'occipital jusqu'à l'oreille gauche, dont le lobule est profondément divisé. Cette plaie, longue de 11 centimètres, divise les muscles de la région occipitale jusqu'aux os.

11° A la nuque, on voit encore une plaie longue de 6 centimètres, un peu oblique, et qui ne pénètre pas au delà de l'aponévrose.

Les cinq larges plaies que nous venons de décrire, et qui coupent la région occipitale, sont superposées presque parallèlement les unes aux autres. Elles sont toutes remarquables par leur profondeur, leur étendue, la régularité de leurs bords, et les lésions de la table osseuse du crâne, qui existent dans les quatre premières, indiquent qu'elles résultent de coups assénés avec une extrême violence, et à l'aide d'un instrument très tranchant.

La direction des lambeaux de chacune de ces plaies montre qu'elles ont été faites de haut en bas, lorsque le corps était renversé, et la face inclinée en avant. Les artères qui ont été divisées dans ces différentes plaies sont assez volumineuses pour que le sang en ait jailli à une grande hauteur, et, si l'on rapproche ce fait de l'existence des taches ponctuées, qui se trouvaient sur les objets les plus voisins de la causeuse, on est porté à admettre que c'est dans cet endroit et à cette place qu'ont été portés ces derniers coups.

12° *A la face.* — Nous remarquons sur le dos du nez, à sa partie supérieure, sur le côté droit et en dehors de l'aile droite, quatre excoriations superficielles linéaires, ayant la forme que donnerait l'impression des ongles.

13° Au-dessus de l'œil gauche existe une longue excoriation superficielle, qui s'étend de la paupière inférieure jusqu'à la moitié de la joue.

14° A la face interne de la lèvre inférieure, la membrane muqueuse est éraillée comme par une forte pression exercée contre les dents ; il y a en même temps une ecchymose sous-muqueuse assez étendue.

15° Au milieu du menton une petite plaie transversale de 1 centimètre n'intéresse que l'épiderme.

16° Au côté gauche de la face, en dehors du menton et autour de la bouche, on compte sept ou huit excoriations, dont les unes sont ponctuées, les autres demi-circulaires, en forme de coups d'ongles.

Ces nombreuses excoriations, qui existent à la face et dont la forme représente si exactement l'empreinte des ongles, sont groupées autour de la bouche et paraissent résulter d'une tentative d'occlusion forcée de cette partie, ce que démontre encore la présence d'une ecchymose à la face interne de la lèvre.

B. *Au col.* — 17° Immédiatement au-dessous du menton se trouve une plaie transversale de 5 centimètres, qui intéresse seulement l'épaisseur de la peau.

18° A quatre centimètres environ au-dessous de la précédente existe une plaie transversale beaucoup plus étendue, qui n'a pas moins de 11 centimètres. Malgré sa longueur, cette plaie, faite d'une main mal assurée et sur des parties très lâches, est peu profonde et peu régulière. La section de la peau est incomplète dans certains points ; dans d'autres, le tissu sous-cutané graisseux est divisé. A quelques millimètres au-dessous de cette plaie, une ligne rouge superficielle indique une excoriation, produite par le simple glissement de l'instrument vulnérant.

19° Au-dessous des plaies précédentes, un peu à gauche de la ligne moyenne, on trouve quatre plaies très rapprochées les unes des autres, et dont l'étendue varie de 1 à 3 centimètres. Leur forme est la même ; leurs bords et leurs angles sont très réguliers ; leur direction est perpendiculaire exactement de haut en bas. La plus large pénètre ainsi profondément jusqu'aux insertions du muscle sterno-mastoïdien, qui est divisé et s'arrête sur la clavicule. Du sang coagulé est infiltré dans les tissus qui avoisinent le trajet de cette plaie. Les trois plaies qui existent près de celle-ci sont moins profondes. Il résulte, du reste, évidemment de leurs caractères communs, et notamment de leur forme et de leur direction, qu'elles ont été faites à l'aide d'un instrument, à la fois piquant et tranchant.

20° A droite de la ligne médiane, sur le même plan que la précédente, se trouve une autre plaie de 6 centimètres, qui divise seulement la peau et le tissu graisseux sous-cutané, sans aller au delà. Ses bords sont très écartés et ses angles réguliers.

21° Du même côté, une large plaie béante, de 6 centimètres, s'étend transversalement en dehors, à partir de l'angle de la mâchoire. Elle pénètre sous le muscle peaucier, en arrière du muscle cléïdo-mastoïdien, et ne s'arrête que sur les apophyses transverses des vertèbres cervicales, que l'on sent à nu au fond de la plaie. Un épanchement de sang assez abondant existe dans les tissus que traverse cette plaie, qui, comme les précédentes, résulte de l'action d'un instrument tranchant, manié avec une grande force.

C. *Aux membres.*— 22° Au bras droit on voit cinq ecchymoses disséminées, avec épanchement de sang coagulé dans le tissu graisseux, résultant de contusions.

23° Au bras gauche, en avant du poignet et en arrière, neuf ecchymoses profondes, analogues aux précédentes.

24° A la main droite, la dernière phalange du pouce, l'articulation de la deuxième phalange de l'index et du médius, la deuxième et la troisième phalange de l'annulaire présentent à la face palmaire des plaies transversales, profondes, toutes semblables par leur étendue et leur direction. A la face dorsale, il existe trois petites plaies superficielles, longues de 1 centimètre.

25° *A la main gauche.*—Le pouce est presque complètement détaché, dans l'articulation métacarpo-phalangienne, par une plaie profonde, qui part du milieu de la face palmaire du pouce, taille en biseau à sa base la portion osseuse de la première phalange, la tête du métacarpien correspondant, s'étend ensuite jusque sur la face dorsale, en formant un lambeau rectangulaire de 6 centimètres de hauteur, dont la base est traversée au niveau du bord radial par une plaie de 15 millimètres. De plus, il existe à la face palmaire du doigt médius trois plaies transversales, à l'annulaire deux et à l'auriculaire une ; en avant du poignet une plaie peu profonde, large de 3 centimètres, et, sur le bord radial de l'avant-bras deux de 1 centimètre chacune.

26° A la hanche gauche et à la fesse du côté droit on trouve de larges ecchymoses, probablement produites par la chute du corps. Il en existe une plus légère au niveau du mollet gauche.

Cavité crânienne. — Les os du crâne présentent une épaisseur et une dureté tout à fait extraordinaires : ils n'ont pas moins de 7 à 8 millimètres dans certains points. Ils sont d'ailleurs tout à fait intacts à leur face, tant à la voûte qu'à la base du crâne. Il n'y a pas de traces de fractures. Le cerveau et les méninges sont parfaitement sains.

Cavité thoracique. — Les poumons, qui ne sont le siège d'aucune lésion, sont très pâles et presque complètement privés de sang.

Le cœur, fortement revenu sur lui-même, est tout à fait vide et ne contient pas de sang liquide ou coagulé.

Cavité abdominale. — Les viscères abdominaux sont à l'état normal.

L'estomac ne contient pas de matières alimentaires. Il renferme seulement une petite quantité de sang, mêlé de salive et d'air.

La matrice est très volumineuse. Elle paraît être le siège d'un engorgement chronique avec catarrhe. Elle ne renferme pas de produit de conception.

Conclusions. — Des faits et de l'examen qui précède, nous concluons que :

1° Le cadavre de madame la duchesse de Praslin présente à la tête, au col, aux deux mains, plus de trente plaies, larges et profondes, dont les unes ont le caractère des plaies contuses, et les autres celui des plaies par instrument piquant et tranchant. Il existe, en outre, sur les membres des contusions et ecchymoses nombreuses, et à la face l'empreinte des ongles, fortement imprimée autour de la bouche.

2° La mort est le résultat de l'hémorragie, qui a suivi les plaies que l'on a constatées au col et sur le crâne.

3° Le nombre des blessures, leur siége, notamment à la partie interne des mains, et les excoriations qui existent autour de la bouche, attestent que la mort a été précédée d'une lutte violente ; l'état de la chambre où le crime a été commis ne peut laisser de doutes à cet égard.

4° La présence, dans l'estomac, d'une certaine quantité d'écume sanglante démontre que la victime a crié, à plusieurs reprises, et a vécu assez longtemps pour avaler une assez grande quantité de salive mêlée de sang.

5° Quant à l'ordre dans lequel ont eu lieu les principales blessures, il est très probable que les plaies de l'occiput, en raison de leur gravité, ont été les dernières, car la commotion, qui a dû les suivre, n'aurait pas laissé à la victime les moyens de lutter avec autant d'énergie, et elles paraissent, en effet, avoir été faites dans l'endroit même de la chambre où a été trouvé le cadavre; les plaies de la partie antérieure du col, notamment celle qui s'étend transversalement au-dessous de la mâchoire, auraient atteint la victime encore au lit, tandis que la main et les ongles du meurtrier étaient fortement appuyés sur la bouche, pour étouffer les cris.

La nature des plaies pourrait faire admettre que diverses espèces d'instruments (contondant, piquant et tranchant) auraient été employées dans l'exécution du crime. Mais il importe de faire remarquer que certaines armes (le yatagan, par exemple), dont on ferait agir alternativement la lame et la poignée, pourraient produire ce triple effet.

Paris, 18 août 1847.

Signée : Baron PASQUIER, A. TARDIEU, CANUET, SIMON, BOYS DE LOURY.

RAPPORT MÉDICO-LÉGAL SUR L'EXHUMATION JURIDIQUE DU SIEUR LUCTA, MORT A LA SUITE DE COUPS A LA TÊTE ET DE BRULURES [1].

Nous soussigné, docteur en médecine de la Faculté de Paris, domicilié à Laon, nous sommes transporté à P..., le 8 avril 1852, en vertu d'un réquisitoire de M. le procureur impérial du tribunal de Laon, à l'effet de procéder à l'exhumation du sieur L..., que l'on nous a dit avoir succombé aux suites de brûlures dont il aurait été par accident la victime. Le cadavre était inhumé depuis vingt jours. Les personnes qui avaient pénétré les premières dans la maison du sieur R, attirées par une odeur de brûlé, nous ont dit qu'elles l'avaient trouvé couché sur le ventre, la face au-dessus de tisons éteints, les pieds tournés du côté opposé à la cheminée, juxtaposés, les pointes appuyées sur le sol, les coudes écartés du tronc étaient appuyés sur les chenets, les poings fermés étaient au-devant des yeux. Nous avons veillé à ce que le cercueil fût extrait de la fosse avec toutes les précautions nécessaires. Ce cercueil était en planches de bois blanc d'un pouce d'épaisseur environ; le cou-

1. Ce rapport est dû à feu M. le docteur Henri Chambert, médecin à Laon, prématurément enlevé à la science et à l'humanité, pour lesquelles il s'était entièrement dévoué.

vercle étant enlevé, nous avons découvert le cadavre, encore enveloppé d'un suaire blanc parfaitement intact; le fond du cercueil est recouvert de paille; au niveau des reins et des mollets du sujet, il présente des teintes noires et quelques parties carbonisées qui attestent l'action du feu. La paille contigue ne présente cependant aucune trace de combustion, et l'ouvrier, qui a construit la bière, affirme positivement qu'il s'est servi de bois neuf et ne présentant aucune trace analogue. Le cadavre débarrassé de son linceul est nu jusqu'à la ceinture; il est seulement vêtu d'un pantalon de velours bleu, d'un second pantalon de même couleur en toile de coton, d'un caleçon blanc au niveau du ventre; tous ces vêtements sont brûlés. Le tronc et la tête sont recouverts de moisissures d'un blanc verdâtre; la tête est coiffée d'un bonnet de coton blanc, qui adhère très fortement à la peau; les cheveux, dont elle est garnie, sont blancs à son sommet, gris en arrière et sur les côtés : ils s'arrachent facilement sous l'effort des moindres tiraillements. Presque sur toute la surface du crâne, les cheveux sont collés ensemble, par une substance glutineuse rougeâtre, qui paraît être du sang : ils sont comme feutrés par leur combinaison avec ce sang coagulé et une terre sablonneuse, qui a pénétré jusqu'à leur racine. Tous les cheveux du côté droit sont brûlés; ils sont intacts du côté gauche. La peau du front est sèche, unie, comme parcheminée; elle devient de plus en plus souple et humide à mesure qu'on s'approche de la partie supérieure et surtout de la partie postérieure de la tête.

A cinq centimètres au-dessus du sourcil gauche et à égale distance de la ligne médiane du front commence une plaie, obliquement dirigée en haut et en dedans, où elle ne s'éloigne que d'un centimètre de la ligne médiane. Cette plaie présente six centimètres de longueur sur deux de largeur, dans son plus grand diamètre; elle est elliptique, ses bords ayant été rétractés par l'action du feu. Son fond est fermé par la toile aponévrotique, qui tapisse immédiatement les os du crâne (péricrâne), ses bords sont nettement divisés. Un peu en dehors et au-dessous de cette plaie, la peau est un peu épaissie. Cet épaississement augmente à mesure qu'on descend vers la région temporale. Les fibres du muscle temporal, encore reconnaissables, sont comme désorganisées par une violente contusion. Sur le sommet de la tête, au niveau de la suture bi-pariétale (ligne médiane de la tête), l'incision de la peau permet de constater une ecchymose, qui s'étend d'avant en arrière.

Au milieu de la région occipitale (face postérieure de la tête) existe une vaste collection de sang noir, à moitié coagulé; cet épanchement est circulaire, plus confluent au centre qu'à sa périphérie; il a sept à huit centimètres de diamètre, la peau qui le recouvre est épaisse, rougeâtre, amollie. Au niveau de l'angle occipital supérieur et un peu à droite commence une plaie verticale, qui s'étend jusqu'à la naissance de la nuque; elle a dix centimètres de longueur sur trois de largeur, dans son plus grand diamètre. Son bord droit est rectiligne, nettement coupé, un peu plus raccourci par l'action du feu que le bord gauche, qui est largement déchiqueté. Cette plaie, comme celle du front, repose également sur l'enveloppe immédiate des os du crâne. Les plaies et les contusions de la tête n'ont pu être découvertes qu'après avoir enlevé, avec le plus grand soin, cette épaisse bouillie rougeâtre, déjà signalée et formée par le mélange du sang épanché et de la terre qu'il avait colorée.

Pour éviter au cerveau toute secousse, le crâne est scié circulairement. Pendant cette opération, il s'écoule, par le trait de scie, une grande quantité de sang très liquide, ou plutôt de sérosité fortement sanguinolente. Cet écoulement continue après l'enlèvement de la boîte osseuse. La dure-mère (enveloppe la plus extérieure du cerveau) présente une coloration légèrement violacée à sa partie supérieure et moyenne, rosée à droite, normale du côté gauche. Partout elle laisse apercevoir au-dessus d'elle une arborisation veineuse très prononcée. Sous la dure-mère, au niveau de la fosse temporale droite, existe une collection assez abondante d'une bouillie liquide et de liqueur rouge brique (trois à quatre cuillerées environ); sous la fosse temporale gauche, l'incision de la dure-mère donne issue à une grande quantité de sang noir. Les vaisseaux de la dure-mère (enveloppe immédiate du cerveau) sont gorgés de sang de la même couleur.

L'hémisphère gauche du cerveau présente à sa partie moyenne une couleur vert bouteille assez foncée; à sa partie antérieure et plus encore à sa partie postérieure, une couleur rougeâtre fort intense : épanchement de sérosité fortement sanguinolente dans les ventricules latéraux (cavités que présente le cerveau), consistance augmentée de la substance cérébrale; les couches optiques, corps calleux, corps striés (diverses parties du cerveau), offrent à la coupe un aspect légèrement sablé et laissent suinter quelques gouttelettes de sang; les vaisseaux des enveloppes du cervelet sont fortement injectés. Le cervelet lui-même est comme le cerveau beaucoup augmenté de consistance. La face est recouverte de moisissures abondantes, mais plus confluentes à gauche qu'à droite. Au-dessous de ces moisissures, on enlève, avec le scalpel, une couche pultacée qui paraît formée d'un mélange d'épiderme ramolli et de cendres. Les paupières sont fermées : du côté droit, le globule de l'œil est vide; il est intact à gauche; les humeurs oculaires sont rougeâtres; le nez est écrasé, ratatiné; les narines sont remplies par un mélange de sang et de cendres.

La bouche est entr'ouverte, les lèvres molles; les fibres des muscles qui les composent, sont parfaitement conservées. La cavité buccale renferme une bouillie d'un noir rougeâtre, au milieu de laquelle on découvre un fil noir. Le scalpel ramène de dedans cette cavité une dent incisive. La langue est retirée derrière les arcades. L'oreille droite est ratatinée, la gauche presque à l'état normal. Toutes les parties antérieures et latérales du cou, les parties supérieures et latérales de la poitrine, présentent des traces profondes de l'action du feu. Ces surfaces sont noires, elles résonnent sous le scalpel, qui les frappe. Le derme tout entier est noir, dur, transparent à la coupe ; il recouvre les muscles épais de la poitrine, qui ont pris une teinte rouge pâle, à cause de la coction partielle qu'ils ont subie. Au-dessous de ces brûlures, de larges plaques noires, de même nature, irrégulièrement disposées, alternent avec de vives rougeurs. Toutes ces brûlures ont pour limite inférieure une ligne qui, de l'ombilic, se dirigerait obliquement en bas vers les épines iliaques antérieures et supérieures.

Un cercle violacé, au delà duquel l'épiderme se soulève, marque les limites des parties saines et des parties brûlées; en dehors de ce cercle et à droite, on remarque trois phlyctènes, distendues par une sérosité roussâtre. Le pénis est rouge, pendant; le scrotum, excorié à ses parties antérieures, est recouvert dans quelques points d'une couche pultacée. Les cartilages costaux sont durs, transparents.

Le sternum étant enlevé, les poumons apparaissent avec une couleur d'un gris foncé. Au-dessous de la plèvre qui les tapisse, on remarque un grand nombre de taches noires (taches mélaniques, qui existent souvent à l'état normal chez beaucoup de vieillards). Le larynx renferme une bouillie rougeâtre : l'épiglotte est fortement relevée. La trachée-artère ouverte présente, dans toute son étendue, une coloration rosée; elle renferme une bouillie rougeâtre analogue à celle qui a été trouvée, dans le larynx et dans la bouche.

Les grosses bronches sont tapissées par une membrane

muqueuse de couleur rouge foncé, qui devient d'autant plus violacée qu'on la poursuit plus profondément, dans leurs ramifications ; à droite et au niveau de la bifurcation des deux bronches secondaires, existe un caillot de sang noir de la grosseur d'une aveline ; le tissu pulmonaire et les petites bronches sont gorgés d'une sanie noirâtre, s'écoulant facilement à la surface des coupes que l'on pratique dans l'organe. Le système veineux des poumons en général est distendu par du sang noir ; les poumons eux-mêmes sont moelleux, crépitants ; ils surnagent sur l'eau, même lorsqu'on y plonge les parties qui sont le plus altérées. Le cœur est mou. Sa partie droite surtout est flasque ; elle renferme une petite quantité de sang noir. Les cavités gauches de l'organe contiennent du sang de même nature. Les incisions, pratiquées dans le parenchyme, laissent suinter à leur surface du sang également noir. Les veines cardiaques sont distendues.

Le ventre est légèrement bleuâtre et ballonné. Le grand épiploon est décoloré, beaucoup plus sec qu'à l'état normal, très cohérent. L'estomac renferme une bouillie violacée, au milieu de laquelle il nous est impossible de distinguer la nature des aliments ingérés. La membrane muqueuse est rosée, ramollie ; elle présente, au niveau du grand cul-de-sac, une coloration rougeâtre très étendue, qui se prolonge jusqu'à la limite supérieure du trou inférieur de l'œsophage. Les intestins sont distendus par des gaz, leur membrane muqueuse est uniformément ramollie, un peu plus congestionnée vers les parties déclives. Le foie est consistant, pâle, friable, ne laissant pas couler de sang quand on l'incise : la vésicule biliaire est entièrement vide ; la muqueuse qui la tapisse est légèrement rosée. La vessie renferme à peu près un verre d'urine transparente. Les reins sont à l'état normal. La rate est violacée, diffluente. Les extrémités supérieures sont brûlées en totalité, racornies, diminuées de volume; elles présentent une couleur noir foncé, et de larges crevasses, au fond desquelles on reconnaît la direction fibreuse des muscles mis à nu; leur surface est rêche, résonnant sous le scalpel. Les muscles sont littéralement cuits. Le bras droit forme avec le tronc un angle d'environ trente degrés : l'avant-bras est fléchi, beaucoup plus altéré par le feu à sa face postérieure et le long de son bord cubital. Le cubitus lui-même est à nu dans son quart inférieur; il a une couleur foncée, il est carbonisé près de son articulation avec la main. Le poignet est fléchi sur l'avant-bras, les doigts durs et raccourcis sont crispés, le pouce repose sur le bord latéral droit du sternum. La moitié supérieure de la cuisse gauche a une couleur rosée, limitée en bas par une surface légèrement bleuâtre; à la partie interne du genou existent deux ecchymoses d'un centimètre de diamètre, l'épiderme qui les recouvre s'enlève avec facilité; tout l'épiderme du derme à ce niveau est infiltré de sang noir : la jambe du même côté et tout le membre inférieur du côté opposé présentent quelques vergetures et quelques marbrures violacées.

Appréciation : — En face des lésions présentées par le cadavre du sieur L..., nous étions naturellement amenés à nous poser les questions suivantes : Quelle est l'influence, la part respective qu'ont eues sur la mort de X... les violences dont il a été l'objet?

1° A-t-il succombé à la suite des blessures qu'il a reçues à la tête?

2° Est-il mort par suite de l'action du feu?

3° En supposant que ce soient les blessures qui aient occasionné la mort, étaient-elles récentes ou anciennes? De quelle manière ont-elles été faites?

4° Les brûlures ont-elles eu lieu avant ou après la mort? Le cadavre, nous a-t-on dit, était inhumé depuis vingt jours, et cependant il n'offrait pas le degré de putréfaction qu'il aurait dû présenter après ce délai. Nous avons attribué à la coction partielle de la plus grande partie du tronc ce retard, dans la décomposition putride.

La position de L..., telle qu'on nous l'a dépeinte au moment où l'on a pénétré chez lui, nous a paru difficilement être l'effet du hasard. Pour que X... soit resté immobile au-dessus de son foyer, il fallait qu'il eût complètement perdu connaissance : il est évident que sans cela il aurait cherché, même par des mouvements instinctifs, à se soustraire à l'action du feu. Deux états morbides seuls peuvent avoir provoqué cette perte de sentiment : une apoplexie foudroyante ou une syncope. Mais, la plupart du temps, ceux qui succombent à une attaque apoplectique s'affaissent, leurs membres sont fléchis ou demi-fléchis ; il en est de même de ceux qui sont atteints de syncopes.

Dans aucun de ces deux cas, d'ailleurs, le corps ne peut prendre cette position roide, symétrique, apprêtée, que présentait le cadavre de L... ; les caractères physiques fournis par cette position suffisent donc à eux seuls pour exclure tout état maladif comme ayant amené la mort. Mais il est véritablement superflu d'invoquer l'existence d'une maladie, indépendante de toute cause étrangère, pour expliquer les profondes altérations imprimées au cerveau par la violente commotion que l'autopsie nous a démontrée. Les plaies constatées sur la tête du cadavre ont très probablement été faites avec un corps contondant, dur, mû avec une grande force. La surface de ce corps vulnérant devait être unie, ainsi que le démontre la netteté des bords des plaies qu'il a produites.

Il doit avoir agi avec force, puisqu'il a divisé toute l'épaisseur des téguments jusqu'aux os. S'il n'a pas occasionné de fractures, c'est parce qu'il a porté sur les points les plus durs de la voûte du crâne et ceux où la violence du choc était le plus facilement décomposée par la convexité des os. La direction de la plaie du front paraîtrait indiquer que le meurtrier se trouvait en avant et à gauche de sa victime. Elle est tout à fait en rapport avec la direction, que prendrait dans ces conditions un instrument vulnérant, tel qu'un gros bâton, un sabot. Quant à la plaie qui existe à la partie postérieure de la tête, tout nous porte à croire qu'elle a été faite lorsque L..., terrassé par le premier coup qu'il a reçu, a fait une chute en avant de manière à se trouver la face contre terre. Il est excessivement difficile, pour ne pas dire impossible, de produire sur un homme debout une blessure qui, de la partie la plus saillante de l'occiput, se dirigerait vers la nuque; il faudrait pour cela : ou que le meurtrier se trouvât accroupi ou à genoux à côté de sa victime, ou que celle-ci étant debout lui présentât la partie postérieure de la tête très fortement fléchie sur la poitrine, positions forcées et plus qu'invraisemblables. Dans les conditions ordinaires de la station droite, la saillie de la partie postérieure de la tête recevrait tout le choc, mais elle en garantirait toute la partie qui se trouve au-dessous d'elle, et dont la direction oblique est opposée à celle de l'instrument contondant. Si l'on admet, au contraire, que le sujet était couché sur le ventre au moment où il a été achevé, on se rend parfaitement compte de la direction de la plaie : l'assassin se trouvant toujours à gauche de sa victime, l'obliquité de la solution de continuité et l'obliquité des surfaces atteintes concordent parfaitement avec l'obliquité de l'instrument contondant qui, frappant alors presque perpendiculairement, a également divisé partout où il a porté une égale épaisseur de tégument; on s'explique très bien comment ce corps, portant sur une surface arrondie et oblique par rapport à lui, a glissé en dehors d'elle et produit une plaie dont une des lèvres devait être déchiquetée dans la direction du glissement suivie par l'instrument vulnérant. L'épanchement abondant de sang noir, que nous avons observé sous la peau de la partie postérieure de la tête, nous indique qu'une violente contusion a eu lieu sur ce point.

Les plaies du cuir chevelu ayant divisé une grande partie de la peau du crâne, et cette peau étant sillonnée par des artérioles assez volumineuses et assez nombreuses, il a dû y avoir un écoulement de sang très considérable, et cependant les personnes qui sont entrées les premières dans la maison de L... n'ont pas remarqué de taches de sang sur le pavé; elles n'ont pas mentionné non plus que ce pavé leur ait paru fraîchement lavé. Elles n'ont observé non plus aucune tache suspecte sur le sol de la cour, sol dur et cependant spongieux, qui devait s'imbiber facilement et conserver longtemps les traces des liquides, dont il s'était imprégné. Les plaies étaient cachées par des cheveux totalement ou en partie carbonisés, formant un magma, une espèce de feutre, avec une terre sablonneuse et rougeâtre par suite du sang avec lequel elle est incorporée. Cette terre se trouvait tout aussi bien sur les parties saillantes du crâne qui, dans une chute sur la tête, sont en contact avec le sol, que sur les parties déclives qui, protégées par les premières, sont garanties de tout contact avec le plan sur lequel repose la tête.

Pour que la présence de cette terre puisse être attribuée à une chute, il aurait fallu que la victime, après avoir fait cette chute, ou plutôt ces chutes (car il y a plusieurs contusions), eût roulé sa tête dans un sol mobile et entièrement sablonneux; or ce n'est pas sur un sol pareil, sol mou et sans consistance, qu'une chute aurait été suivie de contusions aussi graves.

Il est donc bien plus naturel de penser que cette terre qui souillait la tête de la victime y a été mise et comme incorporée à dessein, dans le but coupable, soit de déguiser la cause de la mort, soit d'arrêter une hémorragie, dont l'abondance ou la continuité traînaient trop en longueur. Nous avons trouvé sur un vieux pan de muraille, qui se trouvait dans la cour, tout à côté du fumier, des mottes de mortier desséché, très friables, et fournissant, après avoir été écrasées, une terre sablonneuse en tout semblable pour le grain et pour la couleur à celle qui a été constatée sur les cheveux de la victime. Comme nous l'avons constaté, le cerveau était comprimé par un épanchement de sang considérable, qui formait spécialement au niveau de la fosse temporale droite un foyer assez étendu. Ce sang résulte évidemment de la rupture d'un des vaisseaux, qui rampent à la surface du cerveau ; cette rupture était la conséquence nécessaire de la violente commotion imprimée à cet organe par les contusions qu'il avait éprouvées. Quant aux brûlures, il nous paraît démontré qu'elles ont été produites du vivant de l'individu ; nous sommes confirmés dans cette idée par les phlyctènes remplies de sérosité roussâtre, qui se trouvent aux extrémités inférieures de la brûlure (on ne peut jamais produire de phlyctènes semblables chez les cadavres), par le cercle rouge vif qui la sépare des parties saines, par les cendres respirées par la victime, et que nous avons trouvées dans les premières parties des voies aériennes.

Conclusions. — En nous résumant et exprimant ce qui nous paraît le plus probable relativement à la mort du sieur..., nous disons :

1° Que les causes premières de la mort de L... sont les plaies contuses que nous avons signalées, et l'épanchement cérébral qui en a été la conséquence;

2° Que ces plaies ont été produites immédiatement avant la mort;

3° Que la victime a été d'abord frappée à la tête, étant debout; qu'elle s'est laissée tomber sur la face, et que, dans cette position, elle a été achevée par les coups qui lui ont été assénés sur la région occipitale ;

4° Que les plaies ont été produites par un corps dur, uni, mû avec une grande force ;

5° Qu'il est impossible que, par le fait d'une perte de connaissance résultant d'une cause naturelle, R., ait pris, au-dessus de son foyer, la position dans laquelle on l'a découvert;

6° Que les brûlures ont été produites pendant la vie, peu d'instants avant que la victime n'expirât, et qu'elles ont hâté la mort;

7° C'est probablement sur le tas de fumier qui se trouve dans la cour que l'assassinat aura été commis. Le sang se sera mêlé aux liquides, altérés par leur long séjour dans la mare qui les contenait. Il aura suffi de changer ou de recouvrir la paille maculée pour cacher toutes les traces du crime.

Fait à Laon, le 8 avril 1852.

Signé : Chambert, D. M. P.

UN FOU QUI TUE SA FEMME ET SON ENFANT.

Dans la nuit du 5 au 6 février 1877, un drame sanglant se passait à Saint-Remy de la Vanne, près de Coulommiers, dans la maison d'un cultivateur de cette commune, Alexandre Moigneau. Au moment où deux heures venaient de sonner, Moigneau, qui avait passé tranquillement une partie de la nuit à lire auprès du lit de sa jeune femme endormie et du berceau de son unique enfant, une petite fille de deux ans et demi, se leva, et, fermant brusquement son livre, se dirigea vers une armoire placée à l'extrémité de la chambre. Il y prit, sur une étagère, deux pistolets dissimulés avec soin sous une pile de linge, et, revenant vers le lit, il approcha l'une des armes de la tempe droite de sa femme et fit feu. La malheureuse eut un gémissement, un mouvement convulsif, puis elle resta sans mouvement : elle était morte. L'enfant, dont le berceau était adossé au lit de sa mère, ne s'était pas éveillée. Moigneau marcha lentement, avec un sang-froid épouvantable, vers la petite fille, abaissa sur sa tête le second pistolet, et, pour la deuxième fois, fit feu. La mort fut instantanée : l'enfant, dont le crâne n'était plus qu'une horrible plaie, avait été comme foudroyée dans son sommeil. L'assassin, couvert d'éclaboussures sanglantes, jeta ses deux pistolets devenus inutiles, et courut prendre sur une table un couteau de cuisine qu'il y avait déposé. Muni de cette arme, il revint vers le lit de sa femme et vers le berceau de sa fille, mais il n'avait pas à achever ses deux victimes : il avait visé juste. Moigneau, jusqu'à ce moment, avait gardé une épouvantable tranquillité. Tout à coup, une agitation fébrile s'empara de lui, il se mit à trembler de tous ses membres, et, quittant sa maison comme un lieu maudit, il se mit à fuir dans la direction du village. Pendant quatre heures, il erra dans les chemins, autour des fermes, attendant, pour pénétrer dans le bourg, l'heure où les cabarets s'ouvriraient. Au petit jour, il entra chez un marchand de vin, se fit servir à déjeûner, et but coup sur coup plusieurs verres d'eau-de-vie. Quelques paysans, arrivés après lui, observaient avec attention sa physionomie étrange, son attitude égarée. Il les aperçut, les regarda fixement et, reprenant tout son sang-froid, leur raconta, d'une voix très calme, qu'il venait de tuer sa femme et son enfant, et qu'il allait se constituer prisonnier à Melun.

Personne n'attacha d'importance à ces propos. On crut que Moigneau était ivre. Mais, bientôt, la triste réalité apparut à tous les yeux.

La maison de Moigneau était en flammes. La bourre de l'un des pistolets avait mis le feu aux couvertures du lit. L'incendie avait gagné le berceau de l'enfant, puis, lentement, s'était étendu dans la chambre. La fumée, qui sortait par l'une des fenêtres restée entr'ouverte, avertit les voisins. Ils pénétrèrent dans l'habitation de

Moigneau : l'horrible spectacle que nous avons décrit les fit reculer d'épouvante. La femme Moigneau était étendue dans son lit, la tête couverte de sang, les bras et les jambes presque complètement carbonisés; la petite fille avait la tête écrasée. Auprès du lit, au pied du berceau, les deux pistolets; sur la cheminée, le couteau de cuisine, dont l'assassin n'avait pas eu besoin de se servir.

Moigneau fut arrêté le soir même, à Coulommiers, et, de lui-même, dès le premier moment, il confessa, sans oublier un détail, son abominable crime.

Les faits étaient si monstrueux que le parquet pensa, tout d'abord, qu'il se trouvait en face d'un malheureux atteint d'une folie terrible, et irresponsable de ses actes.

Il fallait pourtant rechercher s'il y avait un mobile à ce double assassinat. On interrogea la vie passée de Moigneau. On y vit que, marié depuis trois ans à peine à une jeune fille de dix-sept ans, honnête, irréprochable, et qui lui avait apporté quelque fortune, il avait dissipé peu à peu dans la débauche l'avoir de sa femme. Ses ressources s'étaient bientôt épuisées. A l'aisance avait succédé une gêne chaque jour croissante. Moigneau parla, à diverses reprises, de meurtre, d'assassinat, il se plaignait, avec amertume, des charges qu'il avait à supporter.

Un jour, sa femme lui annonça qu'elle était de nouveau enceinte. Il entra dans une fureur épouvantable; ses préoccupations s'assombrirent encore. Peu après, il achetait deux pistolets, ceux-là même qui devaient servir au crime. Il les chargea, il les plaça tout préparés dans cette armoire où il devait les retrouver la nuit du crime, trois semaines après.

Il fallait donc se résoudre à retrouver dans cette effroyable affaire la trace d'une préméditation de longue durée.

Moigneau a été déféré à la Cour d'assises de Seine-et-Marne, devant laquelle il vient de comparaître.

Le siège du ministère public était occupé par M. le procureur de la République, Prestat. Me Despagnat, du barreau de Melun, assistait l'accusé.

Il faut, pour donner une idée de l'état mental de l'assassin, citer ici quelques passages de l'interrogatoire qu'il a subi :

M. LE PRÉSIDENT. — Moigneau, vous aviez une assez bonne conduite avant votre mariage. Vous étiez dans une bonne situation. Votre femme vous avait apporté une petite fortune en terres. Mais vous avez vendu les immeubles qui provenaient de sa dot et vous en avez dissipé le prix?

L'accusé (*d'un air indifférent*). — Oui, j'ai mangé à peu près trois mille francs; mais ma femme, qui n'était pas économe et qui n'entendait rien à son ménage, a gaspillé aussi beaucoup d'argent.

D. Mais vous étiez souvent ivre et vous passiez vos journées au cabaret? — R. Ce n'était pas la peine de rentrer dans la maison : il n'y avait jamais rien de prêt pour le dîner!

D. Dans les derniers temps, vous vous étiez imaginé de tirer des coups de pistolet la nuit. Les voisins s'étaient plaints. On eût dit que vous vouliez les habituer à entendre ces détonations sans s'inquiéter? (*Mouvement prolongé*). — R. Oh! non, je voulais tout simplement m'amuser.

D. Vous avez fait plusieurs fois le geste de tirer sur votre femme et sur votre enfant! (*Rumeur*).

L'accusé baisse la tête et ne répond pas. M. le président de Mianville arrive au crime :

D. Longtemps déjà avant l'assassinat, lui demande-t-il,

vous aviez tenu des propos inquiétants. Vous paraissiez anxieux, tourmenté? — R. Oui, je songeais au crime que j'allais commettre.

D. N'aviez-vous pas vos pistolets tout préparés? — R. Oui, depuis trois semaines.

D. Pourquoi aviez-vous donc préparé en même temps un couteau de cuisine?

L'accusé (*froidement*). — Pour achever ma femme et ma fille en cas de besoin. (*Sensation prolongée*).

D. La nuit de l'assassinat, vous aviez passé plusieurs heures à lire au chevet de votre femme? — R. Oui, je lisais une histoire de Napoléon.

D. Qu'avez-vous fait à deux heures? — R. Quand l'horloge a sonné, je me suis levé, j'ai fermé mon livre, j'ai pris mes pistolets et je les ai déchargés sur ma femme et sur ma fille. Ensuite, je suis parti pour aller me livrer aux juges. (*Sensation.*)

D. Mais quelle était donc votre pensée en commettant ce crime abominable?

L'accusé (*avec un geste indifférent*). — Je ne sais pas.

D. Vous saviez bien que vous vous exposiez aux peines les plus graves?

L'accusé (*d'un air insouciant*). — La mort, ou les travaux forcés. Je le savais.

D. Pourquoi avoir posé un cataplasme, à votre petite fille le soir même du crime? (*Mouvement*). — R. Je ne savais pas si cela serait pour la nuit même. Il y avait trois ou quatre mois que je pensais à cela.

D. Avez-vous du repentir?

L'accusé (*sans émotion*). — Oui.

L'interrogatoire est terminé. M. le procureur de la République, Prestat, prend la parole. Il estime qu'en l'état de la cause, il est impossible de continuer les débats. Les mobiles du crime sont de telle nature qu'il craindrait, dit-il, d'engager sa responsabilité en l'absence d'une expertise médicale approfondie.

Une approbation unanime accueille ces paroles de M. le procureur de la République.

La Cour prononce un arrêt qui commet les docteurs Blanche, Lasègue et Mottet pour procéder à l'examen de l'état mental de Moigneau.

L'affaire est renvoyée à une autre session.

ASSASSINAT. — UN HOMME JETÉ A LA SEINE.

12 *février* 1878.

L'affaire jugée par la Cour d'assises de la Seine offre un triste tableau des mœurs infâmes de certains individus, dont le nombre est encore plus grand qu'on ne pourrait le croire. L'accusé est un homme de trente-cinq ans environ, maigre, petit, à la physionomie sournoise et aux traits flétris par la débauche. Il déclare se nommer Joseph Journeux, né, le 23 décembre 1841, a Senonge (Vosges), marchand de parapluies, demeurant à Paris, rue Tournefort. Chassé de diverses maisons à cause de ses habitudes honteuses, qui étaient devenues notoires, il rencontra en 1876, dans un bal public, le nommé Mourgues, ouvrier bijoutier, âgé de vingt-deux ans, qui était adonné au même vice, et une intimité honteuse s'établit entre eux. Au bout de quelque temps de cette existence méprisable, Mourgues tenta plusieurs fois de rompre avec Journeux, et celui-ci en avait conçu un vif ressentiment.

Nous passons sous silence les divers incidents de cette ignominie, pour arriver à la scène de l'assassinat que Journeux aurait commis.

Le 1er octobre dernier, vers cinq heures, Journeux, qui avait passé toute la journée à épier Mourgues, le rejoignit à la sortie de son atelier et entra, avec lui, chez un marchand de vin en compagnie d'autres camarades.

Vers six heures et demie on les vit s'éloigner ensemble; dix minutes plus tard, un témoin les rencontra rue Galande, se querellant devant un estaminet. L'accusé criait d'un ton irrité : « Tu me paieras cher les deux coups de poing que j'ai reçus. » Ils gagnèrent ensuite le quai Montebello et descendirent sur la berge; tout à coup Journeux se précipita sur Mourgues, en cherchant à l'étrangler, et, se saisissant de lui, le jeta dans la Seine; les deux gardiens de la paix Eve et Puyon et le sieur Pasty, préposé au service des Petites-Voitures, qui se trouvaient à ce moment sur le quai, entendirent les cris : « Au secours! » partis de la berge, située en contre-bas; descendant rapidement, ils aperçurent un individu qui se débattait dans l'eau à deux ou trois mètres de la rive, et qui disparut avant qu'ils eussent pu venir à son aide. Le cadavre de Mourgues fut retrouvé deux heures plus tard, un peu en aval du Pont-au-Double.

Interpellé par l'agent Eve, qui lui demanda s'il connaissait la victime, Journeux répondit : « Mais non ; je ne l'ai jamais tant vu! » Quelques instants plus tard, dans un estaminet, où son trouble frappa tous les assistants, il fit un récit, mêlé d'hésitations et de réticences, de la mort de Mourgues, et laissa échapper cette exclamation haineuse : « Ah! le coquin, il s'est noyé! » L'accusé a d'ailleurs souvent varié dans ses déclarations, et les contradictions dans lesquelles il est tombé ont corroboré les preuves de sa culpabilité. Il avait commencé par raconter que Mourgues avait tout à coup quitté son bras, pendant qu'ils se promenaient ensemble sur le quai, et était descendu du côté de la berge; Journeux, pensant qu'il voulait simplement se tenir à l'écart, pendant quelques instants, ne se serait point inquiété d'abord en le voyant s'éloigner, et ne serait arrivé sur la berge qu'au moment où le corps était retiré de l'eau. Au cours de l'instruction, il imagina un récit différent; il aurait vu Mourgues courir sans s'arrêter, passer à côté des agents de service, descendre sur la berge et se jeter à l'eau. C'est à ce moment, qu'étant encore sur le quai, il se serait mis à crier : « Au secours ! » Or, il est établi que les gardiens de la paix n'ont vu ni Mourgues, ni Journeux avant d'entendre les cris, et qu'à ce moment l'accusé se trouvait non point sur le quai, mais sur la berge même, en face du point où se débattait sa victime.

Journeux a insinué que Mourgues, qui était sujet à des accès d'épilepsie et qui avait, dit-il, l'habitude de s'enivrer par l'abus de l'absinthe, se serait lui-même donné la mort ; mais l'information a fait connaître que les crises épileptiques de Mourgues avaient complètement cessé, depuis quelque temps, qu'il ne se livrait à aucun excès de boisson, qu'il n'avait jamais manifesté aucune intention de suicide et que son caractère, plein de gaieté et d'insouciance, protestait contre une semblable pensée; enfin, les constatations médicales ont révélé les traces de violences exercées sur la victime par son assassin. On a reconnu, derrière l'omoplate droite, une ecchymose et diverses excoriations, et au cou, sous le menton, trois égratignures très rapprochées produites par la pression des ongles et indiquant une tentative de strangulation. L'auteur de ces violences ne peut être un autre que Journeux, seul présent sur le quai au moment où Mourgues a été précipité dans le fleuve. L'absence de toute lutte démontre que l'attaque de Journeux a été inopinée et qu'elle a été l'effet d'une surprise prompte. La préméditation résulte d'ailleurs manifestement des sentiments de vengeance exprimés et des menaces proférées par l'accusé pendant tout le cours de cette journée.

L'accusé continue à l'audience à nier sa culpabilité, qui est confirmée par les dépositions des témoins.

Le jury rend un verdict affirmatif, mitigé par des circonstances atténuantes, et la cour condamne Journeux à vingt ans de travaux forcés et dix ans de surveillance.

ASSASSINAT. — ACQUITTEMENT.

Le drame qui s'est passé, le 23 juin 1877, dans les caves du collège Chaptal, a eu son dénouement devant la Cour d'assises de la Seine; ce dénouement est moins terrible que le drame et montre une fois de plus ce que peuvent, sur l'esprit des jurés, les bons antécédents d'un accusé et ses sentiments de repentir. Voilà un homme qui, sans autre motif qu'un ressentiment causé par une altercation, en tue un autre dans des circonstances telles que l'accusation a relevé contre lui la préméditation du meurtre; mais à l'audience il montre un tel repentir, que les jurés sont touchés et l'acquittent. C'est peut-être aller un peu loin et faire assez bon marché de la vie humaine. Voici les faits que l'accusation reprochait à l'accusé Jean-Baptiste Blondeau :

L'accusé Blondeau était attaché au service du collège Chaptal, en qualité de chef sommelier, depuis le 23 janvier 1873, et sa conduite n'avait donné lieu à aucun reproche, lorsque au mois d'avril 1877, le nommé Férat lui fut adjoint en qualité d'aide sommelier. Soit que Blondeau se montrât trop exigeant pour son subordonné, soit que celui-ci eût des habitudes d'intempérance, la mésintelligence ne tarda pas à régner entre eux. Dans l'après-midi du 22 juin, tous deux commencèrent à mettre du vin en bouteilles; l'accusé, prétendant que Férat était pris de boisson, le reprit sévèrement et suspendit le travail. Dans la soirée, il redescendit à la cave où Férat vint le rejoindre.

Il ne s'acquitta pas mieux de son service et adressa même des paroles grossières à Blondeau, qui chercha l'économe pour lui porter plainte.

A la suite de ces faits, Férat, cédant à l'excitation alcoolique, se jeta sur l'accusé, le frappa et le terrassa. Cette scène déplorable, dans laquelle Blondeau fut légèrement blessé, ne cessa qu'à l'arrivée d'un témoin, qui constata que les deux adversaires montraient un égal acharnement ; quoique ayant eu le dessous, Blondeau voulait recommencer la lutte.

Loin de se calmer, l'irritation qu'il avait conçue contre son inférieur, ne fit dès lors que s'accroître. Il remonta dans sa chambre, lava sa figure qui était ensanglantée, s'arma d'un revolver, dont cinq coups étaient chargés, et redescendit du troisième étage au sous-sol. Son absence avait duré environ un quart d'heure, et, pendant ce temps, il avait arrêté le dessein de commettre un crime. Son unique préoccupation était de rejoindre Férat. Il dit aussitôt et à deux reprises différentes, à l'un de ses camarades, qui était occupé près de la sommellerie : « Où est-il ? Où est-il ? » Au même moment Férat apparut, et, aussitôt l'accusé lui tira, presque à bout portant et dans la poitrine un premier coup de son arme.

La victime, qui n'avait eu le temps ni de dire une parole, ni même d'entrevoir son agresseur, s'enfuit, mortellement blessée, dans la direction d'un escalier qui conduit au cloître ; mais Blondeau s'acharna sur elle et tira deux autres coups de revolver. Habitué à manier des pistolets, il tirait, à trois pas de distance environ, dans la direction exacte de Férat et non au hasard, car l'une des balles a été retrouvée dans l'une des murailles du corridor, qui mène de la sommellerie au bas de l'escalier, et l'autre a été extraite de l'un des panneaux inférieurs de la porte située au haut de cet l'escalier. Cependant, aux cris de Férat et aux bruits des coups de feu, divers employés du collège accoururent, et l'un d'eux, voyant que l'accusé tenait encore son arme, lui cria : « Malheureux, que faites-vous là ? — Je me venge ! »

répondit Blondeau ; et, s'adressant à Férat, qui fuyait en perdant son sang, il lui adressa ces paroles : « Ça m'est égal, je me suis bien vengé ! »

Son œuvre criminelle était, en effet, accomplie. Transporté à l'hôpital Beaujon, Férat y expira la nuit suivante. La balle avait perforé l'estomac et amené un épanchement mortel dans la cavité du péritoine. Tel est l'ensemble des faits relevés à la charge de Blondeau.

Le docteur Legrand du Saulle, chargé d'examiner l'état mental de l'accusé, dit qu'il doit être considéré comme entièrement responsable de ses actes.

— Quel malheur ! dit Blondeau en sanglotant; j'ai oublié ma famille ! j'ai un regret mortel de ce que j'ai fait.

M. l'avocat général d'Herbelot soutient l'accusation en sollicitant du jury une atténuation, dans son verdict.

Me Demange présente la défense.

Blondeau est acquitté !

UN ANCIEN SOUS-OFFICIER ET SA MAITRESSE. — TENTATIVE D'ASSASSINAT.

Décembre 1877.

On voit assez fréquemment des maris abandonner leurs femmes et ne pouvoir se résoudre à être abandonnés par leurs maîtresses ; il y en a même qui sont inconsolables de leur départ et ont recours au crime, pour se venger. Voilà le cadre, dans lequel se meuvent quelques-uns de certains accusés, qui comparaissent de temps à autre devant la Cour d'assises; mais ce ne sont pas toujours les mêmes sentiments, qui les font agir : les uns obéissent à un sentiment vrai de fureur jalouse, les autres regrettent une existence d'oisiveté, que leur assuraient les relations qu'ils cherchent à renouer, à tout prix.

Il serait bien difficile d'analyser exactement le mobile qui a poussé Léopold Gassion à la tentative d'assassinat, dont il vient rendre compte au jury de la Seine. Il est né à Nîmes le 26 septembre 1832; c'est un ancien sous-officier retraité et médaillé. L'ivrognerie l'a perdu; sa passion pour l'absinthe l'a conduit à Sainte-Anne, où cinq mois de détention ont un peu calmé sa fureur alcoolique. Il a été tour à tour agent de police, employé à la Banque et dans diverses maisons de commerce. Marié depuis 1861, avec une honnête femme qu'il a abandonnée, en laissant à sa charge cinq enfants, il noua des relations avec la demoiselle Breistroff, qui venait voir son père à l'hôtel des Invalides, où Gassion avait alors une place; un enfant naquit de ces relations, que rompit Marie Breistroff, en apprenant que Gassion était marié; celui-ci, pour renouer ces relations, eut recours à tous les moyens : aux supplications et à la menace.

Le 29 mai, dit l'accusation, il alla chercher un couteau de boucher, et le soir, rencontrant un de ses camarades, le nommé Dilloy, il lui annonça qu'il se passerait le lendemain quelque chose de « drôle. » Il faisait allusion au dessein qu'il avait formé d'attendre le lendemain matin la fille Breistroff, au moment où elle se rendrait à son travail, pour s'élancer sur elle et la frapper mortellement.

Afin de mieux surveiller les démarches de cette fille, il alla louer, pour la nuit, une chambre dans un hôtel garni de la rue Saint-Dominique. Il savait qu'elle passerait devant cette maison, dans la matinée, et, avant de se coucher, il recommanda à l'hôtelier de ne pas manquer de le réveiller, à six heures.

En effet, vers six heures et demie, Gassion guettait le passage de la fille Breistroff. Quand il la vit sortir de chez elle, il s'empressa de descendre, muni du couteau de boucher acheté la veille; il se dirigea vers elle et l'aborda. La fille Breistroff, effrayée, le signala aux gardiens de la paix, en demandant qu'on l'arrêtât.

Au même moment, elle était frappée violemment, par derrière, d'un coup de couteau et elle tombait baignée dans son sang.

Le couteau avait été dirigé par l'accusé avec une telle force, que l'extrémité de la lame se brisa contre l'os de la clavicule. Heureusement l'arme dévia, et le coup qui devait léser des organes essentiels et entraîner fatalement la mort, ne produisit qu'une blessure dont la guérison est aujourd'hui assurée.

Après avoir frappé sa victime, Gassion se laissa arrêter sans résistance et sans manifester de regret. Le sieur Dilloy vint à passer, pendant qu'on l'emmenait au poste; il lui adressa ces paroles, qui s'ajoutent à toutes les autres preuves de la préméditation : « Je t'avais bien dit hier que je ferais quelque chose de drôle! C'est fait. Il fallait que cela finisse. »

L'accusé s'est depuis longtemps adonné à des excès de boisson, qui ont surexcité son exaltation naturelle, et qui ont motivé même son placement provisoire à l'asile Sainte-Anne. Mais l'examen auquel a procédé le docteur Blanche a démontré que Gassion avait conservé toujours son libre arbitre, qui n'avait été ni aboli momentanément ni même oblitéré, et qu'il avait par conséquent la responsabilité du crime qu'il avait commis, à la suite d'une longue préméditation.

L'accusé, dont le maintien avait d'abord paru sympathique, prend dans son interrogatoire des attitudes du plus fâcheux effet; il ricane et affecte de parler d'un ton théâtral et méprisant. M. le président lui signale ce qu'il y avait d'anormal dans ses assiduités d'homme marié auprès de la jeune Marie Breistroff. Il répond négligemment avec un sourire qu'il s'efforce de rendre dédaigneux : « Elle avait déjà eu deux enfants; j'imagine que ce n'est « pas moi qui l'ai dérangée et qu'elle avait déjà quelque « expérience. »

Voici une lettre qu'il écrivait à sa maîtresse, le 23 mai, quelques jours avant la tentative d'assassinat :

« Ma chère Marie,

« Tout maintenant est plus que jamais fini entre nous après le crime que je viens de commettre. Éperdu de douleur à cause de toi, depuis surtout notre entrevue de samedi dernier, 19 du courant ; et me voyant délaissé et repoussé de tous, ce matin, tout à coup et en déjeunant, une pensée infernale m'est venue à l'idée. Pour te dire tout en un mot, j'ai volé celui-là même qui me nourrissait. A l'heure où je t'écris, je ne sais que faire du produit de mon vol et où je vais aller.

« Me voilà flétri et déshonoré à jamais. C'est donc un adieu pour la vie que je te fais. Ne dis jamais, je t'en conjure, à notre enfant que son père fut un voleur.

« Ne crois pas, ma bien-aimée, que je veuille rejeter sur toi mon crime, non ; mais j'ai craint d'en commettre un plus grand en restant près de toi, celui de t'ôter la vie, ainsi que je te l'ai dit samedi dernier et qu'était mon intention bien arrêtée. Ne crains donc plus rien de moi, car avant peu je serai arrêté. Mais ce ne sera pas du moins près de toi, car je quitte Paris et ne sais encore où je vais aller.

« Adieu donc, Marie, toi que j'ai donc tant aimée, adieu, sois heureuse et aime surtout ce pauvre innocent. O ma tête ! ma pauvre tête ! Où m'a-t-elle conduit? Mais je t'aimais tant que je ne pouvais survivre à cette séparation. Perdu, déshonoré, voleur, ô ma sainte et digne mère ! si tu vivais, que de larmes verserais-tu sur moi ! Que Dieu a été bon de t'éviter le spectacle de mon déshonneur !

« C'est donc bien fini cette fois, ô Marie ! car, si je n'ai pas le temps de me faire justice, avant d'être pris, je ne puis plus prétendre à te revoir jamais, car moi-même je n'oserais jamais plus me présenter devant toi.

« Adieu donc, sois libre et heureuse, et cependant, dans ton petit cœur, pense quelquefois, tout criminel soit-il, à l'homme qui t'a tant aimée!

« Adieu donc, ô Marie! adieu!

« L. GASSION. »

L'accusé comparaîtra ensuite devant la justice, pour le vol dont il parle dans cette lettre. La Cour d'assises l'a condamné d'abord, pour la tentative d'assassinat, à dix ans de réclusion.

Lorsque M. le président lui dit qu'il a forfait à l'honneur, Gassion arrache vivement le ruban qui est à sa boutonnière et se laisse emmener par les gardes.

AFFAIRE SANTALLIER. — ASSASSINAT.

20 *et* 21 *février* 1878.

A dix heures, une brigade de cinq gendarmes a introduit l'accusé à l'audience de la Cour d'assises de Lyon.

C'est un homme de petite taille, d'un type commun, d'une mise plus commune encore, qui le font ressembler à un vulgaire criminel. Il porte une barbe courte et inculte, des cheveux touffus et en désordre.

Un binocle d'argent qu'il rajuste sans cesse sur la base de son front, dissimule les regards inquiets et furtifs qu'il jette sur l'auditoire; ses gestes saccadés se perdent sous l'ampleur d'un vêtement qui n'est pas fait à sa taille. La détention préventive paraît avoir altéré ses traits. Santallier était avocat à Lyon.

Il tient à la main un petit cahier de notes à consulter et un cahier plus grand sur lequel il a écrit un mémoire, où il puise parfois des réponses qu'il oppose aux demandes du président et aux assertions des témoins. Le ton de ses réponses est vif, et se ressent quelquefois de l'emportement de son caractère.

En résumé, rien dans son attitude ne prouve qu'il ait conscience et regret de l'acte coupable qu'il a commis. Il ne savait ce qu'il faisait au moment où il l'a commis, ses esprits étaient troublés, et il n'a qu'une pensée, qu'un but : repousser toute idée de préméditation.

Après les formalités d'usage pour la formation du jury, lecture est donnée de l'acte d'accusation. Voici les principaux points sur lesquels il est établi.

Le 6 juin dernier, vers deux heures de l'après-midi, Me Cabaud, avocat au barreau de Lyon, sortait du Palais de Justice et se dirigeait, en compagnie de son confrère Me Devienne, vers son domicile, quai Saint-Antoine ; à peine était-il arrivé à l'extrémité du pont, sur le quai du Palais, qu'il fut soudainement assailli par Santallier, qui fit feu sur lui et presque à bout portant, avec un revolver. La balle s'était logée dans la région cérébrale, et, après de cruelles souffrances, le malheureux Cabaud expirait le troisième jour après l'attentat.

Santallier, arrêté et désarmé sur le théâtre même du crime, n'a point cherché à nier les faits ni à dissimuler son intention de commettre un meurtre. En arrivant au commissariat de police, il prononçait ces paroles :

« Pourvu que la balle ait bien porté! » Un moment après, il ajoutait avec l'accent de la colère :

« Ils ont voulu briser ma position, j'ai brisé la leur. »

Interrogé ensuite sur le mobile de son crime, Santallier répondit spontanément qu'il n'avait pas eu l'intention de frapper Me Cabaud contre lequel il n'avait aucun grief, mais bien Me Poidebard, également avocat au barreau de Lyon, vis-à-vis de qui il n'hésitait pas à manifester un vif désir de vengeance. Trompé dans l'exécution de son crime par son état, non contesté, d'excessive myopie, Santallier restait convaincu qu'il avait bien tué celui contre qui éclatait sa haine.

L'accusé a lui-même fait connaître à divers témoins les causes de son animosité contre Me Poidebard; il lui reprochait d'avoir entravé des projets de mariage qu'il avait depuis longtemps conçus, en donnant sur son compte de mauvais renseignements; il l'accusait en outre, et fort injustement, de l'avoir calomnié sous le rapport des mœurs. Santallier portait toujours sur lui des armes chargées; la veille du crime il se rendait au Palais de Justice, observait l'heure de sortie des audiences; au moment fixé pour l'exécution du crime, il s'était posté, en se dissimulant, à l'extrémité du pont, au point où devait passer sa victime, rentrant à son domicile.

La même présence d'esprit se manifeste dans les moyens employés. Il est muni d'un revolver chargé à six coups, l'a tenu caché sous ses vêtements jusqu'au moment où il en voulait faire usage; il s'est glissé derrière sa victime à l'heure de son passage et a dirigé son arme avec une sûreté et un sang-froid tels que le coup tiré à la tête a produit fatalement la mort.

La pensée criminelle de Santallier, sa persistance, son calcul dans l'accomplissement de l'acte, décèlent une énergie de volonté et une précision d'exécution, qui ne peuvent être le fait inconscient d'un auteur irresponsable. Ils sont plutôt le résultat du caractère à la fois violent, haineux et sournois de l'accusé.

Santallier a en effet révélé, dès sa jeunesse, une nature envieuse et irritable à l'excès. A diverses reprises, il s'est laissé entraîner à des accès de colère qui dégénéraient en violences et en actes de brutalité.

Les témoins entendus ont établi qu'en plusieurs circonstances, au collège, il avait gravement maltraité des camarades; plus tard, une scène de violence l'avait brouillé avec son beau-frère. A la suite d'une légère contrariété, il avait porté à celui-ci un coup de canne à la tête et, s'en prenant ensuite à sa sœur, il l'avait meurtrie de coups.

Le naturel emporté et brutal de Santallier n'excluait point d'ailleurs la lucidité de la raison ni la netteté de l'intelligence. Il avait fait de bonnes études, surtout dans les sciences pour lesquelles, au dire de ses professeurs, il montrait une aptitude toute particulière. « C'était, dit à son tour un de ses condisciples, un garçon très intelligent, très instruit, lisant beaucoup, « s'occupant d'études élevées, de mathématiques, de « philosophie, de littérature. » Il avait un goût particulier pour les livres, les belles reliures, et s'était formé une bibliothèque importante.

Ces goûts élevés furent malheureusement pervertis dès sa jeunesse par les plus détestables habitudes.

Après avoir obtenu cependant ses diplômes de bachelier ès sciences et bachelier ès lettres, Santallier acheva ses études de droit et vint se fixer à Lyon. Là, il travailla dans l'étude de Me Ruby, son beau-frère, et se fit inscrire comme avocat au stage. Dès cette époque, d'ailleurs, il se livrait à une vie de désordre et d'oisiveté. Il faisait sa société habituelle de filles perdues, et joignait à tous les excès de la débauche l'abus journalier des boissons alcooliques.

Sous l'excitation de tels excès le caractère naturellement ombrageux, excentrique et irritable de Santallier, s'aigrissait chaque jour davantage. Il s'isolait, demeurait sombre et taciturne, s'exaltait à la moindre impression, se disait victime de malheurs imaginaires et méditait, contre ceux qu'il accusait de mauvais procédés à son égard, des projets de vengeance.

C'est ainsi que sous les excitations de ses passions, de l'intempérance et de la haine, il a prémédité et accompli l'attentat du 6 juin. L'homme qui agit ainsi sous l'influence des passions qui ont leur origine, non dans une disposition maladive de son esprit, mais dans sa propre perversité, n'est point dépourvu de son libre arbitre ; il est responsable de tous ses actes devant la loi.

Le président procède à l'interrogatoire ; comme il doit être fort long, il invite l'accusé à rester assis. Nous en donnons les principaux passages.

D. Vous êtes né à Beaujeu en 1842 ; votre père, qui a été notaire à Thiry, a quatre-vingts ans ; il est séparé de fait de votre mère ; vous aviez commencé vos études à Beaujeu, sous la direction de l'abbé Chervet, aujourd'hui chanoine de la primatiale ; vous les avez achevées au pensionnat, tenu par les missionnaires du diocèse, aux Chartreux ? Vous avez montré une intelligence peu commune, ou du moins au-dessus de la moyenne ; vos examens ont été brillants. Seulement on vous reprochait d'être sournois, peu sociable ?

R. C'est une invention de la haine. Je me tenais à l'écart pour causer avec des camarades. Plus tard, on a prétendu que je me livrais à l'oisiveté. Je travaillais le jour, à 50 francs par mois, chez mon beau-frère ; la nuit j'étudiais le droit et les sciences. J'étais bachelier ès sciences. A Dijon, j'ai été reçu licencié. Je me préparais à prendre le grade de docteur à Grenoble.

D. Au lieu de poursuivre cette vie studieuse, vous nouiez des relations avec des filles de mœurs légères et même avec des filles perdues ? Vous vous êtes adonné à l'intempérance.

R. Je ne buvais pas d'alcools ou du moins j'en buvais peu. Je buvais beaucoup de café, le café neutralise l'effet de l'alcool.

D. En face de l'étude de votre beau-frère, vous avez connu une demoiselle Ronnat ; vous l'avez aidée dans son petit commerce, à la condition qu'elle vous céderait?

R. C'est ce qui est arrivé.

D. Elle le nie. Avant d'avoir eu les relations que vous prétendez avec la demoiselle Ronnat, vous avez été chez une fille Coquempot, elle est venue chez vous? La demoiselle Ronnat est allée habiter Marseille en 1874; vous avez alors pris la fille Coquempot, pour bonne à tout faire; elle a singulièrement abusé, sous tous les rapports, de l'exaltation de vos idées et de vos autres penchants. Vous en aviez fait votre confidente, votre conseiller. Elle s'est amusée, en vous persuadant que l'on s'occupait de vous procurer de brillants mariages?

Santallier proteste énergiquement à chaque accusation nouvelle, puisée dans le dossier de l'instruction. Quelquefois il proteste avec véhémence : On m'a fait passer pour un niais, je ne suis pas un niais.

Son système de défense consiste à dire qu'il a été délaissé de sa famille, de ses amis, de tout le monde; qu'il a été constamment vilipendé, laissé seul; que l'on s'acharnait de toute part à le persécuter, à l'empêcher de contracter un mariage auquel il pouvait prétendre par ses talents, sa fortune de 400,000 francs; on a brisé son avenir. Les bruits les plus détestables étaient obstinément répandus sur son compte. On affectait de cracher devant lui quand il passait ou allait au café Casati. La vie lui devenait intolérable.

Son avocat, Me Arcis, — l'adversaire malheureux de M. Varambon aux élections dernières, — relate une tentative de suicide au moyen du laudanum, commise par Santallier dans une heure de désespoir. Santallier, d'après la défense, serait un monomane[1], une sorte d'aliéné.

1. Cahmit, *La Folie considérée, sous le point de vue pathologique, historique et judiciaire.* (Paris, 1845.)

L'accusation repousse ce système ; M. l'avocat général Tallon, dans son réquisitoire, soutient avec énergie la culpabilité du meurtrier de Cabaud.

La plaidoirie de Me Arcis roule en grande partie, au contraire, sur l'état mental de l'accusé ; il conclut, avec beaucoup d'éloquence, à l'irresponsabilité.

Le jury rend son verdict après un substantiel résumé du président : Santallier, reconnu coupable, avec circonstances atténuantes, est condamné à dix ans de travaux forcés.

AFFAIRE MESTAG. — LE DRAME DE LA RUE DE LA NACELLE. — LE BILLOIR ANVERSOIS.

11 *mars* 1878.

La vaste salle de la Cour d'assises regorge de monde. Ce sont presque tous habitants du quartier où s'est passé le drame de la rue de la Nacelle[1], à Anvers.

La Cour est présidée par M. le conseiller Terlinden, qui a pour assesseurs MM. Smekens, président du Tribunal de première instance d'Anvers, et Liebrecht, juge au même tribunal.

Les fonctions du ministère public sont remplies par M. le substitut du procureur du roi Castelain. Me Victor Jacobs junior, du barreau d'Anvers, est au banc de la défense.

Douze témoins sont assignés à la requête du ministère public ; il n'y a que sept témoins à décharge.

1. A rapprocher de l'assassinat exécuté sur sa maîtresse par Billoir et des crimes commis, à Paris, par le gardien de la paix Prévost, sur sa maîtresse, la fille Blondin et sur le bijoutier Lenoble, dont il avait dépecé (1879) les cadavres, et dont les lambeaux avaient été jetés aux égouts ou enterrés.

Devant la Cour sont étalées les pièces de conviction recueillies au domicile de la victime.

A onze heures, l'accusé est introduit. Mestag répond très fidèlement au portrait qui figure au Panopticum de M. Castan. La tête est remarquablement intelligente. La mise de l'accusé est très convenable ; il est entièrement vêtu de noir. Son attitude est très calme.

M. le président procède aux formalités d'usage. Pendant la constitution du jury de jugement, la foule devient de plus en plus nombreuse. Les dames ne manquent point dans l'auditoire. Elles occupent une tribune placée dans le fond de la salle.

Interpellé par M. le président, Mestag déclare être âgé de 33 ans et exercer la profession de fripier.

M. le greffier donne lecture de l'arrêt de renvoi et de l'acte d'accusation.

Acte d'accusation. — Le procureur général près la Cour d'appel de Bruxelles expose que la Cour, par arrêt du 23 février 1878, a renvoyé devant la Cour d'assises de la province d'Anvers le nommé Mestag, Gustave, fripier, âgé de 33 ans, *né* à Termonde, domicilié à Anvers, actuellement détenu, accusé du crime prévu par les articles 392, 393, 394 du Code pénal ; en conséquence, le procureur général soussigné a rédigé le présent acte d'accusation, par lequel il expose que des pièces du procès résultent les faits et détails suivants :

Les époux Mestag habitaient à Anvers une impasse ou bâtiment carré, situé au nº 54 de la rue de la Nacelle, et où de nombreux ménages d'ouvriers se trouvent entassés.

Leur logis, composé d'une seule chambre à rez-de-chaussée et d'une cave, fait partie du bâtiment, qui se trouve tout au fond de l'impasse ; à côté d'eux une autre chambre de rez-de-chaussée est occupée par la veuve Van Immerseel.

Au premier étage, à l'appartement de la veuve Van Immerseel correspond celui de la veuve Verlinden, et au-dessus de la chambre des époux Mestag se trouve celle habitée par la veuve Goes, dont la demeure n'est séparée de celle des époux Mestag que par un plafond, si mince qu'elle entendait tout ce qui se disait chez celui-ci.

C'est dans cette maison, au fond de cette impasse populeuse, où pas un cri, pas un bruit, semble-t-il, surtout au milieu du silence de la nuit, ne saurait manquer d'être perçu, que fut commis, dans la nuit du 13 au 14 août 1877, un crime horrible. Là, une malheureuse femme fut assassinée, son corps coupé en morceaux, et l'auteur de cet abominable forfait, ayant pris les précautions les plus minutieuses, pour la perpétration de son crime et secondé par une exceptionnelle fortune, parvint pendant plus de quatre mois à en dissimuler la trace.

Mestag est originaire de Termonde, où il vivait de l'état de tailleur de pierres. De là, il travailla à Paris ; il prit une large part aux faciles plaisirs qu'une grande capitale met à la portée d'une certaine culture intellectuelle, d'autant plus dangereuse qu'elle était plus incomplète et puisée à la source de lectures malsaines. L'Internationale en fit un de ses adeptes et bientôt vint s'ajouter chez lui, à de fatales habitudes d'intempérance, une profonde perversion d'esprit et de principes.

En 1875, il arrivait à Anvers et ne tardait pas à s'y lier étroitement avec François Vingeroets, qu'il rencontrait fréquemment au cabaret. Ce François Vingeroets était le frère de Jeanne Vingeroets, celle qui devait devenir la femme de Mestag et sa victime. Jeanne Vingeroets à cette époque avait 58 ans; elle était veuve d'un nommé Asselberg et avait obtenu de son premier mariage plusieurs enfants, tous en âge de vivre de leurs propres ressources.

Comment Mestag se décida-t-il à épouser une femme

qui avait près du double de son âge et ne pouvait avoir pour lui aucun charme? Savait-il que la veuve Asselberg avait vendu, quelque temps auparavant, moyennant une somme d'une vingtaine de mille francs, une maison dont elle était propriétaire et lui croyait-il encore d'autres propriétés?

Apprit-il simplement par son ami François Vingeroets, que la sœur de celui-ci, fripière de son état, faisait des affaires prospères et espéra-t-il, en s'associant à elle, échanger les durs labeurs de son métier de tailleur de pierres contre une aisance relative.

Toujours est-il que le 17 juin 1876 l'accusé épousa Jeanne Vingeroets et que cette union, malgré la disproportion des âges des époux, malgré leur commune tendance à l'ivrognerie, ne parut pas d'abord trop malheureuse.

Quand ils avaient bu ils se disputaient fréquemment, il est vrai, mais ces querelles paraissaient s'apaiser rapidement.

Bientôt, cependant, cette situation se modifia, et à peine un an après la conclusion de son mariage, la femme Mestag se plaignait vivement des procédés de son mari à son égard.

Celui-ci exerçait sur elle une domination absolue, comme s'il lui inspirait une véritable terreur, et à maintes reprises il s'abandonna, sur sa personne, à des actes d'une telle violence, que les enfants de l'infortunée, ses voisins, d'autres témoins encore, avertis par ses plaintes, purent constater la trace des sévices, dont elle était l'objet, dans les égratignures de son visage, dans les meurtrissures de ses yeux.

Si la vie commune était devenue insupportable à la femme Mestag, son mari, lui aussi, était envahi par le désenchantement et le dégoût.

Huit jours avant de se débarrasser de sa femme, on sait de quelle façon, l'accusé dévoilait l'état de ses sentiments à Édouard Asselberg, le fils de son épouse : « Je « ne saurais plus rien faire de bon au gré de votre mère ; « j'ai formé le dessein de l'abandonner, sinon, je ne « ne sais ce qui me reste à faire. »

Alors déjà, sans doute, l'accusé Mestag méditait la résolution criminelle qu'il devait exécuter quelques jours plus tard, mais avant de raconter son crime, il importe de faire connaître dans quelles circonstances celui-ci fut découvert.

Le 2 septembre 1877, Mestag comparaissait devant un officier de police et lui faisait part de la disparition de sa femme ; il avait eu avec celle-ci, disait-il, une violente querelle, le 10 août précédent ; il avait riposté par des coups aux injures dont elle l'accablait. La paix cependant était rentrée dans le ménage, lorsque le 13 août, un lundi, l'épouse Mestag s'enivra de nouveau ; on dut la ramener chez elle.

L'accusé, qui avait bu de son côté, se coucha près d'elle, et quand le mardi matin il s'éveilla, ce fut pour constater que sa femme n'était plus au logis. Il avait cru d'abord, disait-il, qu'elle était partie pour Bruxelles, où elle avait l'habitude de se rendre au marché, mais la prolongation de son absence, l'inutilité des démarches qu'il avait faites pour retrouver sa trace, le décidaient à dénoncer son départ à la police. Mestag ajoutait, avec une profonde hypocrisie, qu'il commençait à croire que sa femme avait attenté à ses jours ou trouvé la mort par accident.

Quelques voisins, entendus le même jour, confirmèrent ce renseignement.

La police fit dans le logis de Mestag de superficielles recherches, qui n'aboutirent à aucun résultat.

Dès le lendemain cependant, la division de police judiciaire à laquelle étaient revenus certains bruits faisant soupçonner un crime, fit un rapport au parquet, à la suite duquel une nouvelle visite du domicile de Mestag fut ordonnée ; on suspectait vaguement celui-ci de s'être débarrassé de sa femme. Aussi sa demeure fut-elle soumise à une exploration plus minutieuse ; on se borna malheureusement à sonder la fosse d'aisance, sans la vider, et l'accusé put croire un instant que l'impunité lui était définitivement acquise.

L'enquête ne fut reprise que le 3 janvier dernier, pour aboutir cette fois à des résultats décisifs.

Le parquet avait été informé que des voisins de l'accusé rapportaient que celui-ci, le mardi 14 août, le lendemain du jour où sa femme avait été aperçue, pour la dernière fois, rue de la Nacelle, avait pompé plus de cinquante seaux d'eau, qu'il introduisait dans sa maison et allait ensuite vider dans un puisard situé à peu de distance de celle-ci ; on avait cru remarquer que l'eau ainsi versée au puisard paraissait teintée en rouge ; même on avait cru y voir des débris de chair sanglante.

A la réception de ce renseignement important, le parquet se transporta chez l'accusé, et comme celui-ci s'obstinait à contredire les affirmations des témoins, ordonna son arrestation. En même temps ordre fut donné de procéder à la complète vidange de la fosse d'aisance, contiguë à son habitation. Dans la nuit même, ces recherches aboutirent aux découvertes les plus concluantes : on trouva dans la fosse *cent cinquante-trois* morceaux de chair provenant indiscutablement d'un corps humain. Ce terrible amas était principalement composé de lambeaux de peau, de graisse, de tendons, de muscles ; on y reconnaissait aussi certains débris des organes, qui garnissent les cavités thoracique et abdominale. Les ossements y faisaient presque complètement défaut ; outre quelques morceaux de côtes brisées et quelques os qui provenaient manifestement de la tête, on découvrit néanmoins une rotule complète et, détail caractéristique, un paquet enveloppé d'une couverture en papier gris et ficelé au moyen d'un cordonnet ; ce papier contenait les deux omoplates avec les parties charnues environnantes[1].

Tous ces tristes restes provenaient, on n'en pouvait douter, du corps d'une femme, et cette femme ne pouvait être que la femme Mestag.

On avait, en effet, trouvé notamment un sein de femme presque complet, un lobule d'oreille déchiré et un paquet de cheveux noirs grisonnants. Or, la femme Mestag avait précisément les cheveux de cette couleur et l'une de ses oreilles avait été déchirée au lobe.

Cette découverte détruisait toutes les mensongères explications de l'accusé. Il essaya néanmoins encore de lutter contre l'évidence, et quand le 4 janvier le magistrat instructeur l'informa que la justice venait de retrouver les débris mutilés du corps de sa malheureuse femme, mis en demeure de s'expliquer sur la présence, dans la fosse de sa demeure, de tant de débris accusateurs, l'accusé, pris à l'improviste et voulant sans doute gagner le temps de la réflexion, se borna à répondre : « Je ne sais rien de tout cela. Je ne crois pas à cette « découverte. La police a fait déjà des recherches dans « le lieu d'aisance et n'y a rien trouvé. »

Le lendemain Mestag apportait au magistrat instructeur un système tout nouveau de défense ; il importe de résumer ses explications :

« Ma femme, dit-il, s'était enivrée le lundi 13 août, « et, vers 4 heures de l'après-midi, l'ivresse était si pro« fonde qu'il fallut la rapporter à la maison ; je l'ai cou« chée et me couchai moi-même à ses côtés.

« Vers 9 heures du soir, je m'éveillai, elle dormait « paisiblement. Je me levai, la laissai dormir, et me « rendis au cabaret *den Dobbelaar*, tenu par De Herdt. « J'y restai jusque vers les 2 heures du matin et achevai « de m'y enivrer. Quand on me ramena chez moi, et que

1. Rapprocher des procès Billoir et Prévost. — Assises de la Seine.

« je pénétrai dans notre chambre, un affreux spectacle « se présenta à mes regards : ma femme gisait par terre, « au milieu d'une mare de sang, à côté d'un verre ren- « versé.

« Elle portait à la figure une profonde blessure ; elle « était morte et déjà froide. A cette vue, je songeai « aussitôt au déshonneur, qui serait infligé à la mémoire « de ma femme, si le public apprenait qu'elle avait suc- « combé aux suites de son ivrognerie. Je me décidai à « faire disparaître son cadavre, et, après avoir vaine- « ment tenté de l'introduire dans un sac, je la coupai « en deux tronçons, par une incision à hauteur du ven- « tre. L'un de ces tronçons, je ne sais lequel, je le pla- « çai dans un sac, et à travers les rues de la ville, je le « portai hors de la porte du Kiel. Arrivé là, j'eus peur, « et songeant qu'il était impossible d'abandonner der- « rière moi mon sinistre fardeau, je le rapportai à la « maison et m'y suis mis à hacher, en morceaux, le corps « de ma femme et à détacher la chair des os; toute la « nuit et une bonne partie de la journée du lendemain « a été consacrée à cette lugubre besogne ; c'est pour la « faciliter, pour laver le sang, que j'ai puisé toute cette « eau dont parlent certains témoins.

« La chair du cadavre de ma femme, je l'ai jetée dans « la fosse d'aisance ; quant aux ossements, je les ai por- « tés le mercredi, vers dix heures du soir, dans un sac « au cimetière du Kiel. Là, j'ai escaladé le mur et creusé, « en m'aidant de mes mains et d'une latte, un trou, « dans lequel je les ai enterrés.

« Les vêtements que portait ma femme, ceux des « miens qui étaient tachés de sang, le sac dans lequel « j'avais transporté une moitié du corps, le couteau « même dont je m'étais servi pour le dépecer, j'ai tout « brûlé. »

Puis à la fin de son interrogatoire, comme si l'accusé voulait enlever au magistrat instructeur jusqu'à l'espoir de lui arracher des aveux plus amples, Mestag conclut en disant :

« Je ne vous donnerai jamais d'autre réponse, quand « vous me demanderez comment ma femme a péri. Je « vous répéterai toujours qu'elle était morte, quand je « suis rentré. »

Et, en effet, sauf quelques variantes sans grande importance, l'accusé a maintenu ce système de défense, pendant tout le cours de l'information. Il a dû reconnaître, il est vrai, qu'il n'avait pas escaladé le mur élevé du cimetière du Kiel ; il a soutenu qu'il avait jeté les ossements décharnés du corps de sa femme dans quelque fossé aux travaux du quartier de l'esplanade de la citadelle du Sud, où, à supposer que l'accusé ait dit la vérité, il était aussi impossible qu'inutile d'aller les chercher.

Il a aussi modifié ses allégations au sujet du motif, qui l'avait poussé à couper et à cacher les restes de sa femme, en disant dans son interrogatoire du 19 janvier, après plus de quinze jours de réflexion : « Quand en « rentrant chez moi, dans la nuit du 13 août, j'ai trouvé « à terre les restes inanimés et ensanglantés de ma « femme, je me suis dit aussitôt : Mon frère a été con- « damné pour meurtre ; moi aussi je passerai pour le « meurtrier de ma femme, et quand j'eus constaté qu'il « m'était impossible d'emporter son cadavre tout entier. « je le coupai par le milieu. J'étais échauffé par la co- « lère, par l'ivresse, hors de moi, je me mis à déchirer « ce cadavre en lambeaux, avec la fureur d'un lion fré- « missant. »

Ces explications de la dernière heure ne modifient pas sensiblement le système de défense de l'accusé, il se résume tout entier en cette affirmation : « Ma femme était morte quand je suis rentré, je n'ai pas attenté à sa vie, j'ai, il est vrai, n'importe par quel motif, découpé, déchiqueté son cadavre ; » mais on n'assassine pas les cadavres, *et la loi pénale ne frappe pas celui qui*, à l'exemple de la hyène, n'a fait autre chose que de déchirer un corps mort.

Toutes les vraisemblances et jusqu'aux plus intimes sentiments du cœur humain protestent contre l'admission de ce système de défense. Sa malheureuse femme, s'il fallait en croire l'accusé, se serait levée, toujours dans les fumées de l'ivresse ; elle aurait voulu boire encore, puisqu'un verre gisait à côté d'elle. Elle serait tombée et se serait fait, dans sa chute sur quelque meuble, une profonde blessure au visage. Aux suites de cette blessure, aux suites de quelque désordre interne, peut-être, elle aurait succombé.

A ce soutènement l'accusation, tous les éléments de l'information à la main, n'hésite pas à répondre : Non, la femme Mestag n'est pas morte accidentellement, qu'elle ait pu se lever de son lit, cela paraît peu probable, quand on songe qu'elle a été ramenée chez elle dans un état d'ébriété si profond qu'il était voisin de l'insensibilité. Mais à supposer qu'elle ait eu la force de se lever, qu'elle ait trébuché et soit tombée sur un meuble, ce n'est pas une blessure à la figure, qui peut avoir entraîné pour elle une mort en quelque sorte foudroyante. Si elle était tombée et s'était blessée, le bruit de cette chute, le bruit de la chute du verre que, d'après Mestag, elle tenait en main, le bruit de ses cris de détresse, de ses appels au secours, n'eût pas manqué d'être entendu par tous ceux qui, dans le calme de la nuit, se trouvaient si près d'elle ; la veuve Goes, tout au moins, qui habitait l'appartement du premier, eût dû l'entendre, et cependant la veuve Goes déclare que ni elle ni son mari, vivant à cette époque, n'ont entendu le moindre bruit de nature à trahir l'événement douloureux, qui se passait au-dessous d'eux.

Et de plus, si la femme Mestag était tombée, si elle s'était gravement blessée, à supposer que par impossible aucun voisin n'eût entendu ni le bruit de sa chute, ni les appels de son agonie, encore les meubles entassés dans sa petite chambre, les murs de celle-ci, auraient-ils dû porter quelque trace de cet accident et de la lutte contre la mort qui l'avait forcément suivie. Or, on a vainement cherché sur les meubles, sur les murs de la chambre de Mestag, une tache que l'on pût attribuer avec certitude à du sang humain, et l'accusation doit s'arrêter à cette pensée, que l'accusé, rentrant chez lui avec une résolution homicide, a trouvé sa femme profondément endormie et lui a donné la mort, sans qu'un cri ait pu trahir l'exécution de ce crime.

« Quand je suis rentré, dit Mestag, ma femme était « morte, froide et rigide ; je me suis dit aussitôt qu'il « fallait faire disparaître son cadavre. »

Et pourquoi cette étrange pensée se serait-elle emparée de lui ?

Pour éviter une souillure à la mémoire de la défunte, qui eût été déshonorée, dit-il, si l'on avait su comment elle était morte.

Singulière préoccupation quand on songe qu'il s'agissait d'une femme qui, depuis des années, au vu et au su de tous, s'adonnait à tous les excès de l'intempérance ! Singulière préoccupation surtout de la part d'un homme adonné lui-même à la passion de boire et vivant dans un milieu où l'ivrognerie passe à peine pour vice !

L'accusé a senti combien cette explication était inadmissible, et après quinze jours de méditation, il en a produit une nouvelle.

« Quand j'ai vu, gisant à mes pieds, le cadavre en-« sanglanté de ma femme, je me suis dit, allègue-t-il, que « j'allais, comme mon frère, passer pour un meurtrier. « Ce cadavre je l'ai fait disparaître dans l'intérêt de ma « sécurité. »

Ici encore les vraisemblances protestent. S'il était vrai qu'en pénétrant chez lui Mestag s'était heurté contre le corps inanimé de sa femme, qu'aurait-il fait, qu'aurait fait tout homme à sa place en face des suites d'un cruel accident?

Des voisins étaient là, nombreux et empressés à porter secours.

Il suffisait de les appeler; avec leur aide, il se serait efforcé de rappeler sa femme à la vie.

Sous leurs yeux, si tout espoir de la ranimer devait être abandonné, on pouvait constater dans quelles circonstances la mort l'avait surprise. Beaucoup d'entre eux l'avaient vu rapporter ivre morte, l'après-midi, et leur témoignage, sans doute, eût mis Mestag à l'abri de toute recherche. Au lieu de céder à ce sentiment si naturel, que fait-il, s'il faut l'en croire? Il s'enferme chez lui, et après une courte délibération, se décide à une besogne qui répugnerait à la bestiale cruauté, à courir au-devant du danger. Qui ne voit qu'il a fallu un ensemble de circonstances exceptionnelles pour que dans cette maison si fort habitée, au fond de cette impasse si populeuse, un homme ait pu, pendant tout un jour, se livrer sans être interrompu à cette œuvre de sang; qui ne sait que c'est chose, Dieu merci, difficile et périlleuse que de faire disparaître, dans une grande ville, sous tant de regards, malgré la vigilance d'une police nombreuse, les restes d'une créature de Dieu? Oui, si Mestag avait été surpris, accroupi sur ce cadavre, occupé à le dépecer, ou surpris en transportant les débris, c'est alors qu'il se fût trouvé en présence de tous les dangers, de toutes les accusations, qu'il prétend avoir voulu conjurer.

Ces dangers, l'accusé ne peut pas les avoir entrevus et mesurés, et si, malgré tout, il s'est décidé à une œuvre aussi atroce que périlleuse, c'est qu'il avait un puissant intérêt à rendre impossible la constatation des causes de la mort de sa femme. S'il s'est acharné sur ce cadavre, s'il l'a coupé en lambeaux, s'il en a fracassé le crâne, si, après avoir jeté dans une fosse les chairs à la rapide décomposition desquelles il croyait, il a caché à tous les yeux les ossements plus lents à se décomposer, c'est que la vue de ce cadavre eût déposé contre lui et qu'il eût été trop facile de retrouver sur ce corps la trace des violences qui lui avaient enlevé la vie.

Les traces d'un grand crime à effacer, voilà qui peut seul expliquer le hideux dépeçage[1] auquel Mestag a soumis les restes de sa femme, et ce crime lui-même s'explique par le dégoût qu'il éprouvait pour une femme âgée, d'un caractère difficile, d'habitudes répugnantes, et trop pauvre pour faire oublier à celui qui l'avait épousée par intérêt, tant de causes de répulsion.

En conséquence, Mestag Gustave, ci-dessus qualifié, est accusé d'avoir, à Anvers, dans la nuit du 14 au 15 août 1877, volontairement, avec intention de donner la mort et avec préméditation, commis un homicide sur la personne de Jeanne Vingeroets, son épouse.

Sur quoi la Cour d'assises de la province d'Anvers aura à statuer.

A la demande de Mestag, les débats ont eu lieu en flamand. Il en résulte une marche peu rapide pour l'instruction, tous les documents devant être lus dans les deux langues.

Mestag écoute avec une attention soutenue la lecture de l'acte d'accusation. Au moment où M. le président lui énumère les accusations mises à sa charge, Mestag proteste énergiquement de son innocence.

Il est procédé à l'appel des témoins.

Mestag, interrogé par M. le président, répond avec netteté et assurance. Fils d'un homme honorablement connu à Termonde, il se représente, contrairement aux témoignages, comme un modèle de piété filiale et oppose à toutes les charges d'énergiques mais bien stériles dénégations.

1. Affaire Prévost. — Assises de la Seine (1879).

Aux rapports scientifiques concernant les *avortements*, les *infanticides*, la *folie*, les *empoisonnements*, les *attentats aux mœurs*, la *pendaison coupable*, les *blessures mortelles*, les accusés, et après eux les défenseurs, opposent toujours les mêmes moyens repoussés par les experts, mais contredits par des experts amenés à la dernière heure, et n'ayant rien pu voir :

Avortement. — L'accouchement s'est opéré naturellement, sans breuvage ni manœuvre infanticide. — L'enfant est venu au monde sans cri ni respiration ; il s'est tué en tombant du sein de la mère.

Empoisonnement. — Le poison est dans le cadavre ou la terre l'avoisinant, ou dans les réactifs ou les bocaux employés à l'état normal. — Les sels de cuivre ne sont plus un poison ; un médecin, depuis l'affaire Moreau, en fait sa nourriture quotidienne.

Attentat aux mœurs. — La victime avait, depuis l'enfance, de mauvaises habitudes, ou bien : couchait avec ses frères.

Pendaison. — Elle a eu lieu par suite d'un suicide, d'autres parents ayant cédé à cette résolution.

Blessures mortelles. — La victime s'est enferrée, ou est tombée sur une pierre.

Folie. — Le meurtre a été déterminé par la folie passagère, par l'alcoolisme, par une excitation passagère, l'accusé *ayant vu rouge*, par suite pas de responsabilité.

CHAPITRE XVII

LA MORGUE DE PARIS[1]

D'après Vaugelas, le mot Morgue est une ancienne locution, qui signifiait visage. A l'entrée des prisons se trouvait autrefois un vaste vestibule où l'on retenait, quelques instants, tous les inculpés, au moment de leur arrivée, afin que les geôliers pussent bien examiner et relever leur signalement. L'arrêté du 1er septembre 1717 portait : « qu'il était défendu aux guichetiers de faire entrer aucun prisonnier à la Morgue avant qu'il eût été, au préalable, écroué. » Plus tard, on exposa, dans le vestibule même, les cadavres dont la justice voulait rechercher ou constater l'identité ; le public, à cet effet, était admis à regarder ces corps inconnus par un guichet pratiqué dans la porte d'entrée.

A Paris, les cadavres furent, jusqu'en 1804, exposés dans la Morgue ou geôle d'entrée, dépen-

1. Des morgues existent aussi, dans quelques-unes de nos grandes villes, mais elles n'y ont qu'une installation étroite, étant là un lieu de dépôt, tout provisoire.

dant du Grand-Châtelet. (*Le Châtelet de Paris*, Didier, éditeur.) A cette date fut bâtie la Morgue du quai Saint-Michel, récemment remplacée par celle qui vient d'être élevée à la pente orientale de l'île de la Cité, derrière Notre-Dame. C'est un bâtiment humble et bas, avec une étroite façade, limitée, à droite et à gauche, par des grilles incommodes pour le service des voitures. A l'entrée, deux tableaux, l'un renfermant les photographies des inconnus, dont les corps n'ont pu être gardés plus longtemps, mais dont les vêtements sont encore exposés; l'autre, contenant l'indication, avec leur date de découverte des cadavres recueillis, leur sexe et les signes particuliers, cicatrices, tatouages, pouvant aider à reconnaître et déterminer l'identité. Derrière ce vestibule est la salle principale d'exposition où sont étendus, sur douze dalles, les corps des individus apportés à la Morgue, et que les familles, les voisins, les amis viennent là tristement chercher et reconnaître, si défigurés qu'ils soient parfois. Un local particulier est réservé au greffe, tenu avec une régularité, dont on comprend bien toute l'importance, aux surveillants, et enfin à la salle des autopsies, fréquemment nécessitées pour bien déterminer le genre de mort. Un cabinet est là réservé aux experts pour la discussion et la rédaction de leurs rapports. — On prépare de nouveaux et indispensables aménagements, afin de conserver, à l'aide de procédés frigorifiques, les cadavres, et d'opérer, sur place, les autopsies, les analyses, les recherches microscopiques, ainsi qu'on les pratique dans les laboratoires des Facultés, des Écoles scientifiques, publiques ou privées de l'Angleterre, de l'Italie et de l'Allemagne.

Déjà, à l'époque où il avait l'honneur mérité d'être doyen de la Faculté de médecine, à Paris, M. le professeur Ambroise Tardieu avait eu la pensée de faire profiter ses élèves de l'enseignement offert, chaque jour, par les funèbres épaves recueillies à la Morgue, car la Seine fournit à elle seule, en moyenne, six cents cadavres environ, par an. Sur ce chiffre, éloquent et sinistre, combien de crimes, qui le dira jamais?

Les agitations politiques ne permirent pas à M. A. Tardieu de conserver le décanat, et ses projets, si utiles, ne purent pas être réalisés, au grand préjudice de la jeunesse studieuse. Aujourd'hui, les fécondes intentions du savant professeur de médecine légale viennent d'être reprises, réalisées sur l'initiative éclairée de M. le professeur Vulpian, bien secondé par M. le procureur de la République Delise et par M. le préfet de police Andrieux, qui ont compris et favorisé la fondation naissante d'un semblable enseignement.

Le professeur de médecine légale, directeur de la Morgue, à Paris, M. Paul Brouardel, a été désisigné par ses chefs, pour faire là des conférences à un public, dont l'exiguïté du local restreint seule le nombre et qui est composé d'étudiants, de médecins, de magistrats et d'avocats, tous avides de s'instruire encore.

Le jeune professeur, dont la parole déjà autorisée reflète la précise clarté de son maître regretté, P. Lorain, prend texte, pour ses leçons, des sujets qui lui sont soumis, en réservant ceux qui sont réclamés dans l'intérêt des familles ou de la justice. Après avoir, dans sa première leçon, rendu un hommage mérité aux grands médecins légistes, dont la science française s'honore si justement, l'orateur a indiqué les principes sur lesquels devait s'appuyer la science, ce flambeau à l'aide duquel s'éclairaient largement les investigations et les constatations réclamées par la justice ou l'administration. On comprend la variété des aperçus, des explications provoquées, chaque jour, par les nombreux problèmes, qui viennent là, d'une manière imprévue, se dresser et demander une infaillible solution.

La médecine légale, en France, maintiendra, grâce à ce nouvel et fécond enseignement, le rang éminent, que lui reconnaissent les Universités et les Facultés étrangères, toujours avides d'entendre la parole de nos docteurs et de profiter[1], pour les répandre au loin, de leurs savantes méthodes. *Plurimi pertransibunt et augebitur scientia.*

1. Lacassagne, *Précis de médecine judiciaire* (1878).

CHAPITRE XVIII

ÉTUDES, RÈGLEMENTS ET SALAIRES DES MÉDECINS

Pour être licencié en médecine, il fallait avoir étudié cinquante-six mois ou six ans, y compris les vacations entre la Saint-Pierre et la Sainte-Croix, avoir fait quatre cours, après les examens subis devant chaque régent et le chancelier de l'église de Paris; les écoliers inhabiles étaient, tous les deux ans, renvoyés à leurs familles. (*Lettres de Philippe VI de Valois d'août* 1331 *et autre, à la même date, confirmant des lettres de Jacques d'Aragon, relatives à la Faculté de Montpellier*).

Une ordonnance de 1553, en présence des ravages de la peste[1] prescrit des précautions et recommande aux médecins et pharmaciens de jeter le sang des malades en la rivière de Seine, au-dessous de Paris, et leur défend de ne saigner d'autres personnes saines, après avoir fait saignées aux malades de peste. En France, les juifs pratiquaient

1. *La Peste à Amiens* (Douillet, imprimeur à Amiens. 1877).

habilement la physique et la chirurgie; cependant, Jean Ier, à Nîmes, le 27 décembre 1362, écrit à son sénéchal de Beaucaire : « que les juifs ne soient si hardi d'exercer la médecine ni la sireurgerie, en pratiquant envers les chrétiens, s'ils ne sont examinés par maîtres experts ès dites sciences, et trouvés habiles et souffisants. Lesdits juifs auront et porteront signe notable et apparent, afin que différence soit faite déulx aux chrétiens. »

Le 9 décembre 1400, Charles VI confirme, sur la requête de Pierre de Mayrac et d'Arnauld Senhoret, les privilèges de leurs confrères, barbiers, à Carcassonne, lesquels seront reçus, après examen, devant les jurés. Ils ne devaient saigner, sinon en bonne lune, comme veut l'école de Salerne, ou bien cas de nécessité, pour chutes, froissements de membres ou de corps, ou esquinancies, sous peine d'une amende de dix sols tournois.

Le 4 août 1404, le même Roi écrit à son sénéchal de Carcassonne, afin qu'il ne permette d'exercer la médecine et la chirurgie qu'à ceux qui auront été reconnus capables, après examen. Les contrevenants seront punis exemplairement.

Le 22 mai 1336, Philippe de Valois, à la requête des doyens et maistres de la Faculté de Paris. mande au Prévôt de Paris de contraindre les apothicaires, leurs valets et les herbiers à garder les ordonnances faites, touchant l'apothicairerie et l'épicerie, notamment de soumettre aux médecins les médecines laxatives et les opiates, bonnes et fraîches, et non corrompues.

Le 15 janvier 1350, le Roi Jehan, à Montpellier, à la demande des médecins de l'Université de cette ville, qui connaissent les dispositions du corps humain, guérissent les maladies et maintiennent la santé, accorde aux bedeaux, présents et futurs de cette Faculté, de porter, dans l'exercice de leurs fonctions, des verges d'argent.

Le roi Jehan Ier, en décembre 1352, sur la requête du doyen de la Faculté de Médecine de Paris, défend à toutes personnes d'exercer la médecine, à Paris, à moins qu'elles ne soient docteurs. Cette ordonnance complète celle d'avril 1352, défendant à toutes personnes d'exercer, à Paris, l'art de la chirurgie, sans avoir été examinées par Pierre de Fromont et Robert de Langres, chirurgiens jurés au Châtelet. (Voir aussi ord. de Philippe le Bel, novembre 1311.) Deux maîtres en médecine, délégués par le doyen, devaient, deux fois par an, à Pâques et à la Toussaint, visiter les offices des apothicaires[1]. Il y avait de tels abus que la chirurgie à Paris, était pratiquée par des meurtriers, larrons semblables à ceux dont parle Horace :

Ambujugæ, Pharmacopolæ, mendici, mimi, balatrones.
(Livre I, satire II.)

Comme aujourd'hui, ces charlatans faisaient des parades, des boniments, pour vendre leurs drogues. Saint Chrysostome vit un de ces individus, pour attirer les chalands, porter, sur la tête, une perche, au bout de laquelle jouaient, en équilibre, deux enfants.

Le 8 septembre, « le roy Louis XIII toucha 800 escrouellez. »

1. Archives nationales, v. 567.

2601. — A François Martel, chirurgien, pour avoir guéri Henri IV, roi de France, en 1589, douze cents écus.

23 janvier 1615. — Arrêt de défense « à toutes personnes de délivrer aucuns corps morts, pour faire des anatomies, si la requeste n'est signée du doyen de la Faculté de médecine et scellée du sceau de la Faculté. »

Novembre 1621. — Arrêt du Parlement portant que Laurent Guillemot est nommé chirurgien de la Conciergerie de Toulouse, au traitement annuel de vingt cinq écus, qui lui seront payés par le receveur des exploits et amendes, au lieu et place du chirurgien François Pinpan, décédé [1].

1622. — Arrêt de la cour du Parlement sur l'enlèvement des personnes, frappées de contagion, logées en chambres locatives, fermeture de leurs maisons.

12 février 1633. — Arrêt du Parlement de Paris qui taxe le prix des sirops, vendus par les apothicaires.

Mai 1639. — Édit qui anoblit Charles Bouvart, premier médecin du roi Louis XIII [2].

15 juillet 1644. — Aux médecins qui ont assisté madame la comtesse de Soissons, en sa maladie, au chirurgien qui l'a soignée et autres qui ont ouvert et embaumé le corps... 1717 livres.

Compte de François de Selles, trésorier de la comtesse de Soissons [3].

1. Bibliothèque nationale (manuscrits), fonds Saint-Germain, 1157.

2. Archives de la Haute-Garonne, 412.

3. Collection Delamarre, 193. Bibliothèque nationale (manuscrits).

6 février 1653. — Dans le procès pour sorcellerie, suivi à Aix, contre le prêtre Gaufridi et Madeleine de la Palud, aussi inculpée de sortilège, les docteurs en médecine ont constaté, nous l'avons vu, les charmes, sortilèges et maléfices. « Se réser-« vant six livres à chacun, pour vacations. Fait à « Marseille, le 6 février 1653, signé : Gassagnery, « médecin ; Beau, médecin [1]. »

10 septembre 1653. — Arrêt du conseil privé du Roi à Bruxelles, qui fait défense aux docteurs en médecine de l'université de Douai [2] de composer aucune médecine, et aux apothicaires de s'entremettre de médecine, déclarant nulle l'ordonnance des échevins de Douai du 24 novembre 1646.

1er juin 1653. — Déclaration du roi Louis XIV, en faveur de quatre barbiers des communs de la maison du Roi [3].

20 mars 1657. — Statuts des médecins de la ville de Moulins [4].

4 Août 1660. — Arrêt du Parlement de Paris qui défend aux chirurgiens de prendre le titre de gradués du collège de chirurgie, d'avoir une chaire haute, de porter la robe et le bonnet, d'écrire leurs billets d'invitation en latin.

1669. — Supplique des maîtres chirurgiens de la ville de Saint-Étienne, « requérans que l'un des corps ou cadavres justiciez, présentement dans Saint-Etienne, soit conduit, dans la chambre de juridiction desdits maistres chirurgiens jurez, pour

1. Bibliothèque nationale (manuscrits), fonds Bouhier, 103.
2. Archives de Douai, Layette, 161.
3. Bibliothèque nationale (manuscrits), Oratoire, 104.
4. *Ibid.*

seur icellui, par eulx, soient faictes toutes les opérations anathomiques et autres, nécessaires pour l'instruction tant de l'art que pour le bien de la santé publique[1]. »

Nicolas Foucault dit, dans ses *Mémoires*, p. 31 : « Au mois de janvier 1675, j'ai fait faire, par ordre « du roi, des réparations aux bains et chemins de « Barèges. La dépense a monté à 1,200 livres; ces « réparations ont été faites à l'occasion du voyage « que M. le duc du Maine, fils naturel du roi et de « madame de Montespan, conduit par madame de « Maintenon, y a fait pour l'allongement des nerfs « d'une jambe, dont il est boiteux. »

En 1678, la recherche des empoisonneurs ayant commencé, le roi établit, par suite, en son château de l'Arsenal, une chambre composée de MM. les conseillers d'État et maîtres des requêtes. Cette commission fonctionna pendant cinq ans.

Le 25 décembre 1679, le roi recommanda à M. de la Reynie de pénétrer le plus avant possible *dans le malheureux commerce de poisons, sans distinction de personnes, condition ni sexe.*

La chambre de l'Arsenal jugea cent quatre accusés, dont plusieurs furent pendus, brûlés ou envoyés aux galères. D'autres furent maintenus dans les prisons de Besançon, de Salces et du fort Blin[2].

13 mars 1682. — « Le Roy d'Espagne a eu quel-

1. Archives de la Haute-Loire, B. 234. Sénéchaussée de Saint-Étienne.

2. Bibliothèque nationale (manuscrits), supplément français, 5608.

« que légère maladie, les médecins ont été d'avis « qu'il fut quelque temps sans voir la Reine[1]. »

12 janvier 1686. — « Il a esté fait une consulta-« tion de médecins pour sçavoir si l'on saigneroit « madame la Dauphine, au commencement des « trois premiers mois de sa grossesse. Ils ont été, « à leur ordinaire, de l'avis du premier médecin « qu'il la falloit saigner, mais elle a esté d'avis de « n'en rien faire[2]. »

En 1686, on avait conseillé à Louis XIV les bains de Barèges[3] pour la guérison de sa fistule.

Le 22 mai, Louvois écrit à Foucault de faire réparer les chemins de la généralité de Poitiers, par où le roi et la cour doivent passer, de donner les ordres nécessaires pour que les moins bons passages soient accommodés, sans grands frais, seulement en élargissant les routes, de manière qu'il y ait au moins douze ou quinze pieds de passage, et que s'il y a des bourbiers, qui ne puissent pas être raccommodés solidement, l'on ouvre les haies pour pouvoir les éviter, et que l'on fasse réparer les mauvais ponts, s'il y en a. Mais quelques jours plus tard, le roi changea de résolution, et le 27 mai, Louvois manda à Foucault de ne faire aucune dépense pour accommoder les chemins.

L'usage des eaux minérales, si fort à la mode aujourd'hui, était déjà employé au dix-septième siècle, mais réservé alors aux malades riches, à

1. Bibliothèque nationale (manuscrits), supplément français, 1026.

2. Bibliothèque nationale (manuscr.), suppl. français, 10265.

3. Voir l'excellent travail des docteurs Durand-Fardel et Lebret, *Sur les Eaux minérales*. Baillère, éditeur, 1860.

cause de la difficulté des transports et des communications.

Le 10 mai 1620, le roi Louis XIII écrit à la reine sa mère : « Madame, puisque votre maladie vous a « réduite au besoin d'avoir recours aux eaux de « Pougues[1]... »

Des pèlerinages, renommés pour la guérison des maladies, étaient aussi en grande faveur.

1699. — Autorisation à Claude Godet, tuteur de Marie Poète, de faire faire à ladite mineure le voyage de Saint-Marcou, pour la guérir des écrouelles[2].

11 septembre 1722. — Un individu ayant, sans qualité requise, entrepris de préparer un remède à l'enfant de Demay, et ayant escamoté un demi-louis, qu'il avait emprunté pour faire un emplâtre, est, par sentence prévôtale, banni et condamné à trois livres d'amende[3].

14 avril 1731. — Ordonnance portant « que le « sieur Benoist, maistre chirurgien juré royal, as-« sisté de tous les autres chirurgiens près de la « ville de Roanne, et en présence du sieur Garcin, « docteur médecin, fera ouverture des deux pre-« miers cadavres, qui seront morts de la maladie « qui est en ladite ville, pour en connaître les « causes, à peine de dix livres d'amende[4]. »

1739. — Autopsie du cadavre de Jean-Pierre

1. Bibliothèque nationale (manuscrit). Cinq-Cents de Colbert, 98 vol.

2. Archives d'Eure-et-Loir, série B, bailliage de Maintenon.

3. Archives du greffe de Laon, inventoriées par M. Combier, juge d'instruction. Paris, 1866.

4. Archives de la Loire, série B, 672.

Quetin, mort d'un abcès fistuleux, qu'on prétend avoir été mal soigné par les médecins[1]. »

1740. — Opération césarienne faite avec succès sur Margueritte Demoulins, en présence de plusieurs chirurgiens. La patiente donna elle-même les épingles, dont on avait besoin[2]. »

1755. — Procédure suivie contre Médard, mendiant, à Versigny, accusé d'avoir empoisonné sa femme avec de l'arsenic. Deux médecins firent l'autopsie du cadavre, en présence du bailli ; ils y découvrirent de l'arsenic. L'inculpé déclara qu'il avait administré à sa femme aveugle un remède pour lui rendre la vue, acheté à Chaulny ; mais l'enquête prouva que l'accusé avait commis son crime à l'instigation de *gueuses*, qu'il fréquentait à Saint-Gobain. En conséquence, après une détention de cinq mois, l'accusé fut exécuté à Laon, le 10 mai 1750, jour du plus fort marché, à cinq heures du matin[3].

1753. — Instance à la requête de Lorange (Henri-Bernard), chirurgien à Saint-Galmier, contre noble Gilbert-Alexis Rey, conseiller du roi et son procu-

1. Arch. d'Eure-et-Loir, sér. B. Bailliage de St-Père en Vallée.

2. Bibliothèque nationale (manuscrits), collection Monteil. — *Abrégé des nouveaux éléments de chirurgie.* — On voit, en 1736, une sentence fixant à neuf livres (Archives d'Eure-et-Loir, série B, mairie de Loent) le salaire dû aux chirurgiens, pour un accouchement.

3. *Inventaire du greffe de Laon*, par M. Combier, juge d'instruction. Paris, 1866 ; Paul Dupont, éditeur. — Bien que la médecine légale ne fût pas alors au point ou l'ont portée depuis les travaux et la pratique si savante de MM. Ambroise Tardieu, Orfila, Lorain (Paul), Roussin, on voit cependant que, dans cette affaire, l'expertise donne une solution précise et affirmative, non moins que prompte.

reur en la châtellenie royale de Saint-Galmier, pour fourniture de médicaments[1].

18 janvier 1770. — Arrêt du conseil d'État du roi qui déclare héréditaires les places de barbiers, perruquiers, baigneurs étuvistes[2].

9 janvier 1778. — La société royale de médecine a chargé M. Mauduit de la Varenne de faire des expériences, pour connaître si l'on peut appliquer l'électricité au traitement de certaines maladies[3].

1778-1788. — Lettres de M. de Calonne à M. de la Chapelle, intendant d'Auch, relatives à l'épidémie manifestée à Auch et à Castres; aux états, dressés par les médecins, des *élèves sages-femmes, envoyées gratuitement aux cours d'accouchement.*

1773-1784. —État des élèves sages-femmes, proposées pour suivre les cours d'accouchement, dont la création est indiquée comme nécessaire, par M. Sicard, chirurgien à Monliet, pour les provinces de Languedoc, Guyenne et Gascogne.

1772-1787. — Gratifications annuelles accordées aux ouvriers *aveugles ou estropiés, par des explosions de pétards, dans l'exploitation de rochers, pour le service de la navigation*[4].

1. Arch. de la Loire, sér. B, 278. Sénéchaussée de Roanne.
2. Voir *Statuts pour la communauté des maîtres chirurgiens-jurés de Paris*. Guérin, 1738, in-4.— *Statuts et règlements pour les maîtres perruquiers, barbiers, baigneurs de la ville de Lyon*, 1770, in-8.
3. *Documents inédits tirés du château d'Harcourt*, par C. Hippeau. Caen, 1861.
4. Archives du Gers, C. 68.

PRÉCEPTES.

« En janvier, ne loist pas sainier, mais prendre « puison et gingembre.

« En février, fait bon sainier, et prendre puison « d'aigremore et d'ape.

« En mars, fait bon sainier et ventouser.

« En mai, doit on chauld mangier et caut boire; « nul ne doit mangier de pié ne teste de beste « nule, car lors descent li veins delcief, si doit on « prendre puison d'aloisye et de semence de fe- « noil.

« En juing, doit on boire egue froide cascun « jor, à jeun, et manger laitues à l'oiselle; lors se « doit on tenir de luxure.

« En juillet, ne doit pas sainier, mais user « d'egue, pour desrompre la cole.

« En août, ne doit on boire de miel, ni de cer- « voise.

« En septembre, doit on mangier oës et chaire « de porc.

« En octobre, doit on mangier boyaux et boire « à jeun, lait de chèvre et de brebis.

« En novembre et en décembre, fait bon sai- « nier, estuver et prendre puison d'Ysope[1]. »

1. Code 218. *Primæ tabulæ*, MM. Collegii Navarr. — Bibliothèque nationale (manuscrits).

CHAPITRE XIX

HYGIÈNE PUBLIQUE

(Épidémies et Hôpitaux.)

De tout temps, des précautions ont été prises pour signaler et combattre la contagion des épidémies. Un arrêt du Parlement de Paris, du 13 septembre 1533, prescrit que les maisons des pestiférés seront désignées, par une croix de bois aux fenêtres et une au-dessus de la porte. Les malades doivent être indiqués aux dizeniers, qui en préviendront le commissaire du quartier; les logeurs ne pourront recevoir personne, pendant qu'ils auront chez eux un pestiféré. En 1619, on oblige les pestiférés, qui n'occupaient pas une maison ancienne à se faire panser, dans les hôpitaux spéciaux; les médecins, les prêtres, chargés des pestiférés, ne doivent pas se rendre auprès des autres malades; il en est de même des trois prévôts de santé et de leurs archers [1].

Pendant la contagion de 1533, à Paris, on avait nommé, dans chaque quartier, quatre sergents à

1. Règlement du 13 septembre 1533. — Arrêt du Parlement du 2 juillet 1561.

verge pour faire enterrer les morts, aérer les maisons, les marquer d'une croix, le tout sous l'inspection des prévôts de la santé. On prescrivait aussi de nettoyer les rues, les maisons, et de purifier l'air, par des feux et des aspersions de vinaigre.

Une ordonnance du Châtelet de Paris, du 18 juillet 1596, enjoint à tous bourgeois, chefs d'hôtels, de fournir du bois, deux fois la semaine, le jeudi et le dimanche, en leur dizaine, pour faire du feu matin et soir. Plus sage que le Parlement de Paris, qui faisait pendre, dans les vingt-quatre heures, ceux qui ne retournaient pas chez eux, le Parlement de Rouen, en 1622, ordonna aux paroisses de garder et nourrir leurs pauvres.

1307. — « Frais kémuns, de l'hospice de Saint-« Jean en l'Estrée d'Arras, pour IIIXX et XIII cors « portés enfouir, XXI sols XI deniers.

« Pour les fosses de ces cors, XXXVIII sols « IIII den.[1]. »

7 février 1632. — « Plusieurs notables personnes « allèrent vers Jehan de Meulan, quatre-vingt-hui-« tième évesque de Paris, auquel firent entendre « la nécessité et misère des pauvres enfans[2], orphe-« lins de père et de mère, gisans en vue, sans au-

1. Manuscrits, Collection Monteil, *Comptes des recettes des hôpitaux d'Arras*, 1307-1336.

2. Sur la porte du couvent des Mathurins, à Paris, on lisait:

Faites, pour Dieu, bonnes personnes,
A cet hopital vos aumosnes
D'argent, de lits, de couvertures
Pour héberger les créatures,
Qui viennent hopital quérir
En aidant à les soutenir,
Priez Dieu que soyiez mis
Dans le ciel, avec vos amis.

« cune retraite, qui périssoient de famine et de « froidure, et celle des pauvres filles, violées de « nuit. Pour à quoi obvier, le dit sieur évesque « leur donna permission d'ériger une confrérie, « aux fins de bâtir un hôpital[1]. »

Dès 1198, une bulle d'Innocent III était accordée à l'ordre du Saint-Esprit, qui avait ouvert le tour, à Montpellier et à Rome.

1400. — « Le 26 avril, presque tous messeigneurs « du Parlement étaient malades de reumes et fiè- « vres tout ensemble ; par une pestilence d'air qui « a couru, et en la chambre du Parlement est telle « tousserie de tous côtés qu'à peine le greffier, qui « a été surpris de ladite maladie, à huit heures, « peut enregistrer au vray. Dieu par sa grâce y « veuille pourvoir[2]. »

1455. — Arrêt du Parlement de Toulouse ordonnant l'élargissement de prisonnières, en donnant caution, pour cause de la mortalité dans la ville de Toulouse[3].

1455. — Le Parlement va siéger à Lavaur, à cause de la grande mortalité à Toulouse.

7 avril 1456. — « En caresme, Philippe d'Alen- « nes, bailli de Douai, et les eschevins assemblés « en halle, ont consenti qu'à cause de la mortalité « de maladie, qui règne dans la vieze tour, les pri- « sonniers, que l'on enverra dans cette prison de la « ville, puissent être menés par Pierre Poulle, « bailli du chatelain, dans sa maison, par qui bon

1. *Antiquités de Paris*, par Jacques du Breuil.
2. Bibliothèque nationale (manuscrits), 8608.
3. *Archives de la Haute-Garonne.* Parlement de Toulouse, B. 1, reg.

« lui sembleroit, et qu'il les tînt là à tels périls et « fortune qu'ils seraient demeurés dans ladite « vieze tour[1]. »

1456. — Élargissement de prisonniers sous caution, à cause des ravages de la peste à Toulouse[2].

1464. — « Pouvoir donné par le roy Louis XI à « Me Jehan Balue de pourvoir à tous les bénéfices, « hospitaux et maladries, qui sont à la nomination « du roy[3]. »

1498. — Arrêt d'interruption des audiences pour cause de la peste.

1502. — Délibération pour aller à Grenoble, la peste étant à Gaillac[4].

En présence de la peste, le Parlement recommande aux parties de remettre leurs pièces sur le coffre, et de se retirer, au plus vite. (14 novembre 1502.)

Bientôt, le 30 septembre 1522, il demande au roi de faire cesser ses audiences : « Ce jour, après « avoir oy, par serment, quatre médecins, assa- « voir, le Cirier, de Ruel, Barilhois et de Gomois, « qui ont rapporté que, de leur temps, ils n'ont « apprécié, en ceste ville, le dangier et mouve- « ment de peste si grant qu'il est de présent, et « qu'il n'y avait paroisse ne rue, où il n'y eust dan- « ger, tellement que les assemblées sont fort dan- « gereuses, et leur semble que, pour obvier à plus « grant inconvénient, et pour le bien de tout le

1. *Archives de Douai*, extrait du Cartulaire T, armoire 27.
2. *Archives de la Haute-Garonne*, série B, I.
3. Bibliothèque nationale (manuscrits), supplément français, 8133.
4. Parlement de Toulouse. *Archives de la Haute-Garonne*, B. 11, reg.

« peuple, il seroit expédient de donner vaccasions, « aussy oys les curés de Saint-Germain d'Auxer- « rois, vicaire de Saint-Étienne du Mont de Paris, « Saint-Severin et Saint-Eutasce, qui ont relaté les « dangiers de peste en leurs paroisses, a esté dé- « libéré, toutes les chambres assemblées, que les « troys présidens du Parlement, appelés deux de « ceulx des enquestes, yront devers le roy, estant « de présent aux Tournelles, lui remonstrer lesdits « inconvéniens[1], et que son plaisir soit permettre « que fin soit mis à ce Parlement. »

1505. — Déclaration du Saint-Père, par laquelle des indulgences spéciales sont accordées aux habitants de Paris, qui feront des aumônes en argent ou en nature aux malades de l'Hôtel-Dieu.

Cette déclaration est aussi désignée sous le nom de grand pardon de l'Hôtel-Dieu[2].

1507. — Séance du Parlement à Montauban, à cause de la peste.

1521. — Le Parlement de Toulouse se retire à Lavaur, à cause de la peste, et commet les officiers, qui restent à Toulouse, au jugement des criminels de la conciergerie[3].

1. Le transport des malades et des cadavres sera, à Paris, désormais effectué par des civières et véhicules distincts.

2. Placard in-folio, imprimé en caractères gothiques, en tête duquel sont les armes papales.

3. Parlement de Toulouse. *Archives de la Haute-Garonne*, B. 13.

INDICATION CHRONOLOGIQUE

DES LOIS ET ORDONNANCES

RENDUES EN FRANCE

SUR LA MÉDECINE, L'HYGIÈNE ET AUTRES MATIÈRES S'Y RAPPORTANT

En 1288. — Le Parlement de Paris interdit d'exercer saignée ung barbier, pour ce que, par sa saignée, un homme mourût. (Restitution d'un volume de Olim, par Léopold Delisle.)

Chirurgiens : (Livre des métiers : Manuscrit de la Chambre des comptes. Manuscrit de Sorbonne. Manuscrit de M. Joly de Fleury. Manuscrit de M. Leclère du Brillet.)

Novembre 1311. — Lettres patentes concernant le chirurgien du roi, du Châtelet et l'exercice de la chirurgie. (Livre des métiers. Manuscrit de la Chambre des comptes. Livre rouge vieil, 7e volume des *Bannières*.)

22 mai 1336. — Lettres concernant la visite des drogues des apothicaires et des herbiers. (Livre vert. — Ord. du Louvre.)

Août 1353. — Lettres patentes qui indiquent les visites à faire chez les apothicaires. (Livre des métiers. Livre vert vieil. — Ord. du Louvre.)

19 octobre 1364. — Lettres patentes concernant l'exercice de la chirurgie. (Livre des métiers. Livre rouge

vieil. (Livre vert vieil, 7e volume des *Bannières*.— Ord. du Louvre, t. IV.)

16 octobre 1367. — Cri et ordonnance concernant les filles de joie. (Livre vert ancien.)

3 février 1368. — Lettres patentes concernant les filles de joie. (Livre rouge vieil. — Ord. du Louvre, t. V.)

21 juillet 1370. — Lettres concernant l'exercice de la chirurgie dans Paris. (Livre vert vieil, 7e volume des *Bannières*. — Ord. du Louvre, t. V.)

Décembre 1371. — Lettres patentes concernant les statuts des barbiers. (Livre des métiers. — Ord. du Louvre, t. V.)

3 décembre 1372. — Lettres patentes concernant les barbiers et chirurgiens. (Livre des métiers. Livre vert ancien. — Ord. du Louvre, t. V.)

17 mars 1374. — Ordonnance concernant les femmes de joie.

3 août 1381. — Lettres concernant les filles de joie. (Livre rouge vieil. — Ord. du Louvre, t. VI.)

Octobre 1381. — Lettres concernant l'exercice de la chirurgie dans Paris. (Livre vert vieil, 7e volume des *Bannières*. — Ord. du Louvre, t. VI.)

Mai 1383. — Lettres patentes portant statuts pour les barbiers-chirurgiens. (Livre des métiers. — Ord. du Louvre, t. VII.)

3 août 1390. — Lettres patentes concernant l'exercice de la médecine et de la chirurgie. (Livre des métiers. Livre rouge vieil. Liv. vert vieil.—Ord. du Louvre, t. VII.)

30 juin 1395. — Ordonnance sur les filles de joie. (Livre rouge vieil.)

Octobre 1401. — Lettres de confirmation pour les chirurgiens. (7e volume des *Bannières*.)

Octobre 1401. — Lettres de confirmation pour les chirurgiens. (7e volume des *Bannières*.)

1419. — Ordonnance concernant les filles de joie. (Livre vert vieil., fol. 143.)

26 juin 1420. — *Idem.* (Livre vert vieil.)

4 novembre 1424. — Sentence concernant les barbiers et chirurgiens. (Livre vert vieil.)

17 avril 1426. — Arrêt du Parlement concernant les filles de joie.

30 mai 1460. — Sentence des Requêtes du Palais concernant les barbiers et chirurgiens. (Livre vert vieil.)

Septembre 1461. — Confirmation des lettres du 19 mai 1438 pour les barbiers et chirurgiens.

Mai 1465. — Statuts des barbiers. (2e vol. des *Bannières.)*

Juillet 1484. — Confirmation pour les chirurgiens. (7e volume des *Bannières.)*

Août 1484. — Lettres pour les épiciers, apothicaires. (Livre jaune petit.)

17 mars 1484. — Arrêt du Parlement concernant la visite des poids des épiciers et apothicaires.

7 novembre. — (Livre vert neuf.)

1485. — Sentence du Châtelet, concernant la visite des drogues chez les épiciers, apothicaires, merciers. (Livre jaune petit.)

1493. — Confirmation des statuts des barbiers. (7e vol. des *Bannières.)*

Février 1514. — Lettres de confirmation pour les chirurgiens[1]. (7e volume des *Bannières.)*

13 juillet 1518. — Lettres concernant les épiciers vendeurs de drogues vénéneuses. (7e volume des *Bannières.)*

1. La réception des chirurgiens était réglée par l'édit de Henri IV (janvier 1606). Le dernier reçu était chargé du service des pestiférés.— La lèpre squammeuse, qui désola pendant les treizième, quatorzième et quinzième siècles, une grande partie de l'Europe. éclatait à Autun, en 1613.

En 1649 et en 1650, les syndics font expulser de la ville tous les pauvres étrangers, dont la santé est compromise et dangereuse pour les autres citoyens.

14 décembre 1524.— Arrêt concernant une fille, ravie [1] et déflorée par un religieux.

5 août 1531. — Commutation de la peine du gibet en celle d'être jeté dans la Seine, le 13 septembre.

26 août 1540. — Lettres concernant le premier barbier du roi. (Grand livre.)

Août 1547. — *(Idem).*

Janvier 1544. — Lettres concernant les chirurgiens.

Mars 1547. — Lettres patentes pour les épiciers-apothicaires.

— *Idem* pour les chirurgiens.

28 nov. 1638. — Statuts pour les épiciers-apothicaires.

2 avril 1661. — Lettres concernant le premier médecin du roi.

1. De nos jours, la traite des blanches est, dit le pasteur Borel, une cause de fréquentes disparitions.

« En 1878, dit-il, j'ai reçu trois lettres de Nîmes, dans lesquelles on me demandait si je pouvais recevoir gratuitement au refuge de Genève une Anglaise, qui aspirait ardemment à quitter la maison de tolérance où elle était renfermée. Je répondis affirmativement; mais on a fait disparaître la jeune personne et, probablement, elle a été vendue à une maison loin de Nîmes. En décembre 1879, j'ai reçu de Lyon des lettres pour me prier d'admettre gratuitement une jeune Espagnole, qui avait horreur de son séjour dans une maison de tolérance de Lyon. J'ai répondu qu'elle n'avait qu'à venir; le jour de son départ était même fixé, quand une nouvelle lettre m'apprit qu'on avait fait disparaitre la malheureuse. Elle a été vendue. La police de Lyon a déclaré que cette Espagnole avait refusé d'entrer au refuge. Or, l'on sait par quels moyens les maîtresses des maisons de tolérance obtiennent des rétractations devant la police. Celle-ci annonça que la jeune fille était à Clermont-Ferrand; cette adresse était donnée pour égarer les recherches. En effet, trois jours après, cette Espagnole écrivit de Saint-Étienne en demandant encore sa délivrance. On sut qu'on faisait encore des démarches pour l'arracher à cet infâme esclavage, et on la fit de nouveau disparaître. Où l'a-t-on vendue? Je l'ignore. » Ces faits se passent en plein dix-neuvième siècle, dans une république, qui proclame la liberté, et qui maintient la traite des blanches!

17 octobre 1662.— Arrêt du Conseil portant règlement, entre les apothicaires de Paris et les apothicaires privilégiés.

31 janvier 1663 et 14 février 1663. — Arrêt du Parlement concernant les apothicaires et l'hôpital des Petites-Maisons.

Septembre 1664. — Édit portant que les sages-femmes de Paris seront admises à la confrérie des maîtres chirurgiens de la même ville, et création de deux offices de sages-femmes jurées au Châtelet de Paris.

17 novembre 1664. — Arrêt du Parlement concernant les quarante-huit barbiers-baigneurs.

17 juillet 1665. — Sentence du bailliage du Palais concernant la réception d'un apothicaire de la religion prétendue réformée.

27 mars 1666. — Arrêt du Parlement de Paris concernant l'usage du vin émétique, et décret de la Faculté de médecine (10 avril) classant l'émétique au nombre des remèdes.

20 avril. — Édit concernant les chirurgiens, apothicaires et barbiers.

3 juillet 1666. — La peste ayant éclaté à Paris, une ordonnance de police fixe les lieux où l'eau, pour boire, doit être puisée, prescrit le nettoiement des maisons et la visite des bordels.

15 octobre 1666. — Arrêt du Parlement concernant les sages-femmes.

15 décembre 1667. — Arrêt du Parlement concernant les apothicaires et les épiciers.

20 mars 1668. — Sentence de police concernant les maîtres chirurgiens.

8 mai 1668. — Arrêt du Parlement qui autorise l'usage du vin émétique, composé d'antimoine.

31 décembre 1668. — Arrêt du grand Conseil concernant l'exercice de la médecine à Paris.

11 avril 1669. — Ordonnance de police défendant

d'imprimer d'autre catalogue des médecins, que ceux établis par la Faculté de médecine de Paris[1].

2 janvier 1670. — Arrêt du Parlement qui défend à tous médecins et chirurgiens d'exercer la transfusion du sang, à peine de punition corporelle.

Décembre 1672. — Déclaration du roi qui règle l'administration du jardin Royal des plantes médicinales.

26 février 1672. — Arrêt du Parlement de Paris concernant les dissections anatomiques.

6 mai 1673. — Arrêt du Conseil concernant les barbiers-étuvistes.

15-22 juin 1673. — Arrêt du Parlement déléguant le commissaire Canigu, pour s'informer d'une épidémie déclarée à Melun.

6 novembre 1673. — Arrêt du Conseil qui permet aux chirurgiens, à leurs veuves et apprentis de faire la barbe, mais seulement leur défend de vendre des cheveux.

1. M. le procureur de la République Delise a, pour le parquet de Paris, saisi de tant de questions de médecine légale, ainsi divisé les diverses classes des experts :

Médecine : MM. Brouardel, professeur de médecine légale à la Faculté de Paris; Georges Bergeron, D. M. P., agrégé; Descoust, chef du laboratoire à la Faculté de médecine; Gallard, D. M. P.; Ladreit de la Charrière, D. M. P.; Simonet. D. M. P.; Baudoin, D. M. P.; Gratiot, D. M. P.; D'Heurle, D. M. P.; Le Paulmier, D. M. P.; Piogey, D. M. P.

Maladies mentales : Lasègue, professeur à la Faculté de médecine de Paris; Blanche, D. M. P.; Bouchereau, D. M. P.; Legrand du Saulle, D. M. P.; Lanier, inspecteur des aliénés; Motet, D. M. P.; Voisin, D. M. P.

Chirurgie : MM. Lefort, professeur à la Faculté de médecine; Delens, agrégé à la Faculté de médecine; Laugier, D. M. P.

Accouchements : Depaul, professeur à la Faculté de médecine.

Toxicologie et Pharmacologie : MM. Vulpian, professeur à la Faculté de médecine; Planchon, professeur à l'École de Pharmacie de Paris; Regnauld, professeur à la Faculté de médecine de Paris.

29 mars 1674. — Arrêt du Conseil qui, visant les statuts du 14 septembre 1673, porte que les barbiers-perruquiers de Paris seront reçus par le premier chirurgien du roi.

8 août 1674. — Arrêt du Parlement concernant les sages-femmes jurées au Châtelet de Paris.

27 février 1677. — Règlement pour les apothicaires-épiciers, touchant la vente de l'arsenic, du sublimé et autres drogues, dont on pourrait faire un très mauvais usage. (Ordonnance rendue au sujet de l'empoisonnement commis sur le commissaire des Clairsains.)

14 octobre 1679. — Déclaration confirmant les lettres patentes de premier chirurgien du roi.

20 avril 1684. — Règlement pour la réception à l'hôpital des garçons, filles et femmes débauchés.

30 juin 1691. — Arrêt du Conseil qui déclare nuls les rapports, faits en justice par autres que les pourvus d'office. (2 sept. et 22 nov. 1692, arrêts du Parlement de Paris.)

19 juillet 1696. — Déclaration concernant l'exercice de la médecine. (Nouveaux statuts de la Faculté de médecine du 6 août 1696.)

19 mars 1698. — Arrêt du Parlement ordonnant l'exécution de l'édit de février 1556, lequel enjoint aux femmes enceintes de déclarer leur grossesse.

28 août 1698. — Sentence de police concernant le commerce des cheveux et les barbiers-perruquiers.

Septembre 1699. — Lettres patentes approuvant les statuts des maîtres chirurgiens de Paris.

9 août 1704. — Arrêt du Parlement concernant la vente des drogues.

29 juillet 1705. — Arrêt du Parlement concernant les sages-femmes, nourrices, recommanderesses.

Mars 1707. — Édit portant règlement pour l'étude et l'exercice de la médecine.

9 mai 1708. — Lettres patentes concernant le premier médecin du roi et le Jardin Royal des Plantes.

28 octobre 1711. — Déclaration qui adjuge aux hôpitaux de Paris la totalité des biens de ceux qui se sont battus en duel, et ont été, pour ce fait, condamnés.

13 décembre 1712. — Sentence de police qui permet aux épiciers, apothicaires et confiseurs d'acheter, après dix heures, des fruits verts.

Septembre 1724. — Lettres patentes concernant la chirurgie et les chirurgiens de Paris.

19 mars 1732. — Arrêt du Parlement concernant les dissections anatomiques.

30 janvier 1744. — Sentence rendue par M. le lieutenant civil en faveur des doyens et docteurs de la Faculté de médecine de Paris. (*Bibl. nationale*, manusc. franç., 8054-8055.)

Règlement de ladite Faculté qui fait défense au sieur Lemercier, docteur en médecine de l'Université de Reims, d'exercer la médecine à Paris[1], et, pour l'avoir fait, le condamne en cinq cents livres d'amende.

(Voir dans le *Recueil des statuts et métiers* de la ville de Saint-Quentin, l'engagement solennel qui garantissait l'exercice honnête de leur profession, par serment des sages-femmes et pharmaciens.) Consulter aussi les *Métiers de Paris*. — Leroux, éditeur, rue Bonaparte, Paris.

1. M. le docteur Mac-Mahon, reçu le 4 août 1739, docteur en médecine de l'Université de Reims, élève de MM. Hunault et Astruc (un des aïeux de l'illustre maréchal, duc de Magenta), fut, le 26 juillet 1742, porté au nombre des médecins de la ville d'Autun, où Me Changarnier, bisaïeul du général, était alors notaire.

LOIS

RÉGISSANT ACTUELLEMENT

LA MÉDECINE[1] ET LA PHARMACIE

Loi du 14 frimaire an III (Médecins).

Loi du 19 ventôse, an XI (10 mars 1803).

Loi du 18 mai 1850 (rétablissant la patente, supprimée par la loi du 15 avril 1844).

1. A Paris, les médecins tenaient anciennement leurs assemblées, soit dans l'église Sainte-Geneviève des Ardens, soit à Notre-Dame, près du bénitier de pierre, placé sous les tours. Plus tard, ils se réunirent au Chapitre des Mathurins, à la chapelle de Saint-Yves, rue Saint-Jacques. — En 1464, les Chartreux leur cédèrent une maison, rue de la Boucherie. La Faculté de médecine s'agrandit, de 1520 à 1569; elle achetait les maisons des *Trois-Rois* et du *Soufflet*; en 1519, elle rebâtissait la Chapelle, construisait son bureau, puis organisait un Jardin botanique, mais n'avait pu encore, en 1611, commencer le *théâtre anatomique*, projeté sur l'emplacement de la maison : *A l'image Sainte-Catherine* (*Université de Paris*, pages : 80, 147, Charpentier, éditeur. Du Breuil. *Théâtre des antiquités de Paris*). Au coin de la rue de la Boucherie et des Rats, on lit encore, sous le fronton :

1678

Æ R E. D. D. Michaelis Le. Masle, *Regis à Sanctioribus Consiliis protonotarii Apostolici, præcentoris et Canonici Ecclesiæ Parisiensis, Prioris et Domini* Desroches, *M. Antonio* Lemoine, *Parisino Decano.*
— Anno MDCLXVIII —

1744

Amphitheatrum vetustate collapsum ære suo restituerunt Medici Parisienses S. S. M. Eliacol. de Villars. *Decano.* — Puis, les deux masses de la Faculté de Médecine, avec cette devise : *Urbi et orbi salus.*

Décret du 22 août 1854. (Officiers de santé.)

Art. 32, 43, 44, 45 et suivants du Code d'instruction criminelle. (Expertise.)

Art. 909, 911 du Code Napoléon. (Donations aux médecins.)

LOIS RÉGISSANT LA PHARMACIE

Arrêt du Parlement de Paris (23 juillet 1748). (Apothicaires.)

Déclaration du roi (25 avril 1777). (Apothicaires.)

Loi du 21 germinal an XI. (École de pharmacie.)

Arrêté du 25 thermidor, an XI (13 août 1803).

Loi du 29 pluviôse an XIII.

Ordonnance du 8 août 1816. (Codex medicamentarius.)

Ordonnance du 20 septembre 1820. (Drogues médicinales.)

Loi du 19 juillet 1845 (Substances vénéneuses) et Ord. du 29 octobre 1846. — Art. 423 du Code pénal et lois du 27 mars 1851 — 5 mai 1855.

Décret du 23 mars 1859. (Inspection des pharmacies et drogueries.)

Décret du 15 février 1860. (Stage des élèves en pharmacie.)

Décret du 25 prairial an XIII — 18 août 1810 — 26 décembre 1810 (Remèdes secrets) et 3 mai 1850.

Ordonnance de police du 21 juin 1828. (Annonce de remèdes secrets.)

Les Décrets du 18 *juin* 1811, — *Décrets du* 7 *avril* 1813, — *Ordonnance du* 28 *novembre* 1838, *règlent le tarif des honoraires dus aux médecins, chirurgiens, pharmaciens, appelés comme experts en matière criminelle.*

Par un arrêté du 17 février 1879, M. le ministre de l'Instruction publique vient de prescrire une nouvelle édition du *Codex medicamentarius*; la première publiée en exécution de la loi du 21 germinal an XI, remonte à 1818, la seconde à 1837, la dernière à 1867.

Par suite des progrès de la science, beaucoup de formules, en effet, peuvent être remplacées par d'autres, plus en harmonie avec les découvertes modernes et dans lesquelles figureront des agents thérapeutiques nouveaux et plus puissants ou plus assimilables que les anciens.

Voici les noms des membres de la commission spéciale chargée de cette revision :

MM. Gavarret, inspecteur général pour l'ordre de la médecine, président ; Chatin, directeur de l'École supérieure de pharmacie de Paris, vice-président.

Délégués du ministre : MM. Dumont, directeur de l'enseignement supérieur ; de Beauchamp, chef du premier bureau de la direction de l'enseignement supérieur, secrétaire.

Membres ordinaires : MM. Baillon, professeur à la Faculté de médecine de Paris ; Bouchardat, id. ; Hayem, id. ; Regnauld, Sée (Germain), id. ; Vulpian, id., doyen ; Wurtz, id. ; Baudrimont, professeur à l'École supérieure de pharmacie de Paris ; Bouis, id. ; Bourgoin, id. ; A. Milne-Edwards, id. ; Planchon, id. ; Riche, id.

Membres adjoints avec voix consultative : MM. Blondeau, Durosier, Jungfleisch, Marty, Schaenffile, Pierre Vigier, membres de la Société de pharmacie.

FRAIS DE VOYAGE ET DE SÉJOUR

90. Il est accordé des indemnités aux médecins, chirurgiens . . . . . lorsqu'à raison des fonctions qu'ils doivent remplir, et notamment dans les cas prévus par les art. 20, 43 et 44 du Code d'instruction criminelle, ils sont obligés de se transporter à plus de deux kilomètres de leur résidence, soit dans le canton, soit au delà.

91. Cette indemnité est fixée pour chaque myriamètre, parcouru en allant et en revenant, savoir :

1° Pour les médecins, chirurgiens. . . . . . . 2 fr. 50

2° . . . .

92. L'indemnité sera réglée par myriamètre et demi-myriamètre. Les fractions de huit ou neuf kilomètres seront comptées pour un myriamètre, et celles de trois à sept kilomètres pour un demi-myriamètre.

95. Lorsque les individus, dénommés ci-dessus, seront arrêtés, dans le cours du voyage, par force majeure, ils recevront en indemnité, pour chaque jour de séjour forcé, savoir :

1° Ceux de la 1re classe . . . . 2 fr. »

2° . . . .

Ils seront tenus de faire constater par le juge de paix ou ses suppléants, ou par le maire, ou à son défaut, par les adjoints, la cause du séjour forcé en route, et d'en représenter le certificat à l'appui de leur demande en taxe.

96. Si les mêmes individus. . . . . . . sont obligés de prolonger leur séjour dans la ville où se fera l'instruction de la procédure, et qui ne sera point celle de leur résidence, il leur sera alloué, pour chaque jour de séjour, une indemnité fixée ainsi qu'il suit :

1° Pour les médecins, chirurgiens. . . . . .

A Paris . . . . 4 fr. »

Dans les villes de 40,000 hab. et au-dessus. . 2 fr. 50

Dans les autres villes et communes . . . . . 2 fr. »

2° . . . .

PATENTES

Loi du 25 Avril 1844.

Art. 13.— Ne sont pas assujettis à la patente :

3° . . . les docteurs en médecine ou en chirurgie, les

officiers de santé, les sages-femmes et les vétérinaires.

. . . .

Loi des 15-22 mai 1850. — Titre VI.

Art. 16. — Les tarifs et tableaux annexés à la loi du 25 avril 1844, sur les patentes, sont modifiés et complétés conformément aux tableaux D, E, F, G, annexés à la présente loi.

Le tableau G, additionnel au tableau D, de la loi du 25 avril 1844, est ainsi conçu :

Professions assujetties seulement au droit proportionnel (le droit proportionnel au quinzième) : architectes . . . docteurs en chirurgie, docteurs en médecine. . . . . .

Il y a des patentables, comme les avocats, les médecins, etc. . . . qui sont imposés au quinzième de la valeur locative des locaux destinés à l'exercice de leur profession ; mais cette élévation du droit proportionnel est la compensation du droit fixe que ces contribuables n'ont pas à payer.

Batbie, *Précis du Cours de droit administratif.*

Loi du 21 germinal, an XI (contenant organisation des Écoles de pharmacie.)

Arrêté du 25 thermidor an XI (13 août 1803), portant règlement sur les Écoles de pharmacie.

Décret du 25 prairial an XIII (14 juin 1805), relatif à la vente et à l'annonce des remèdes secrets.

Décret du 18 août 1810 (concernant les remèdes secrets).

Loi des 19-25 juillet 1845 (sur la vente des substances vénéneuses).

Ordonnances des 29 octobre, 6 novembre 1846 (portant règlement sur la vente des substances vénéneuses).

Décret des 8-18 juillet 1850 (relatif à la vente des

substances vénéneuses, avec le tableau y annexé des substances vénéneuses).

Décret des 8 mai - 21 juin 1850, relatif à la vente des remèdes nouveaux (dont l'utilité aura été régulièrement reconnue, visant la loi du 21 germinal, an XI, art. 32 et 36; le décret du 18 août 1810; circulaire du 2 novembre 1850.

TARIF GÉNÉRAL DES FRAIS EN MATIÈRE CRIMINELLE POUR LA MÉDECINE.

(Décret du 6 Juin 1811.)

Art. 16. — Les honoraires et vacations des médecins, chirurgiens, sages-femmes, experts ou interprètes, à raison des opérations qu'ils feront, sur la réquisition de nos officiers de justice ou de police judiciaire, dans les cas prévus par les art. 43, 44, 148, 332 et 333 du Code d'instruction criminelle, seront réglés ainsi qu'il suit :

Art. 17. — Chaque médecin ou chirurgien recevra : 1° pour chaque visite et rapport, y compris le premier pansement, s'il y a lieu, à Paris, 6 fr. — Villes de 40,000 habitants et au-dessus, 5 fr.— Autres, 3 fr.— 2° Pour les ouvertures de cadavres ou autres opérations plus difficiles que la simple visite et en sus des droits ci-dessus, à Paris, 9 fr. — Villes de 40,000 habitants et au-dessus, 7 fr. — Autres, 5 fr.

Art. 18. —Les visites faites par les sages-femmes seront payées, à Paris, 3 fr. — Ailleurs, 2 fr.

Art. 19.— Outre les droits ci-dessus, le prix des fournitures nécessaires pour les opérations, sera remboursé.

Art. 20. — Pour les frais d'exhumation des cadavres, on suivra les tarifs locaux.

Art. 21. — Il ne sera rien alloué pour soins et traitements administrés, soit après le premier pansement, soit après les visites ordonnées d'office.

Art. 22. — Chaque expert ou interprète recevra, pour chaque vacation de trois heures et pour chaque rapport, lorsqu'il sera fait par écrit, savoir : à Paris, 5 fr. — Villes de 40,000 habitants et au-dessus, 4 fr. — Autres, 3 fr. Les vacations de nuit seront payées moitié en sus. Il ne pourra être alloué, pour chaque journée, que deux vacations de jour et une de nuit.

Art. 24. — Dans le cas de transport à plus de deux kilomètres de leur résidence, les médecins, chirurgiens, sages-femmes, experts et interprètes, outre la taxe ci-dessus fixée pour leurs vacations, seront indemnisés de leurs frais de voyage et séjour, savoir : par chaque myriamètre, parcouru en allant et en revenant, savoir : 1° pour les médecins, chirurgiens, experts, interprètes et jurés, à 2 fr. 50. 2° pour les sages-femmes, à 1 fr. 50.

(Articles 91 à 92 du chapitre VIII.)

Art. 25. — Dans tous les cas où les médecins, chirurgiens, sages-femmes, experts et interprètes seront appelés, soit devant le juge d'instruction, soit aux débats à raison de leurs déclarations, visites ou rapports leur seront payés comme à des témoins, s'ils requièrent taxe[1].

(Voir aussi Décret du 7 avril 1813; Ord. des 3 novembre 1819, 30 décembre 1823, 28 juin 1832, 28 novembre 1839).

1. Cette taxe dérisoire, en notre pays, où des millions sont, chaque année, en quelques heures, votés par les Chambres, est évidemment insuffisante pour notre époque. Les médecins qui font payer, à Paris, 20 fr. pour une visite avec consultation, ne veulent pas se déranger pour si peu, s'exposer à passer une journée à l'audience ou dans le cabinet du juge d'instruction, pêle-mêle avec des prévenus et des témoins. Les médecins et chirurgiens des hôpitaux refusent même de délivrer, à la demande des magistrats, un rapport sur l'état d'un malade placé dans leur service, de peur d'être plus tard appelés à en soutenir les conclusions en justice.

CONCLUSION

Comme nous l'avons fait en d'autres ouvrages sur les anciennes justices, nous avons ici, — avec les documents authentiques, — partout éclairé nos recherches, afin d'améliorer l'heure présente par l'étude, toujours féconde, du passé.

Il ne faut pas décrier à la légère ce qu'ont fait nos pères ; le mieux est pour apprécier leurs paroles, leurs actes, ne disons même pas leurs erreurs, leurs fautes, de se placer dans le milieu même où ils ont vécu. Nos estimations seront ainsi nécessairement plus indulgentes, c'est-à-dire plus justes. Ce n'est pas, à distance, d'après des procès-verbaux, décolorés, tronqués, incomplets, qu'il faut reviser les anciennes[1] sentences, rendues en toute liberté et indépendance de conscience, par les juges ou les jurés, qui ont prononcé, après examen de pièces,

1. Si on les eût tous écoutés, disait un fossoyeur sur le champ de bataille de Waterloo, il n'y en aurait pas eu un de mort !.... Après des années écoulées, il ne resterait plus un coupable, les preuves du crime s'effaçant, comme toutes choses, en ce monde, si changeant !

de témoins, depuis disparus. Souvenons-nous des coupables, pour les plaindre, mais aussi des victimes, pour les protéger dans leur tombe oubliée. Là est le devoir imposé à tous.

L'importance de la médecine légale grandissant chaque jour, ne serait-il pas désirable d'inviter les étudiants en droit à suivre le cours de la Faculté de médecine, si bien professé par M. le docteur Brouardel, au lieu de s'inscrire à la Sorbonne ou au collège de France, pour un cours, qu'ils ne fréquentent jamais, mais pour lequel, — il est vrai, — ils payent une cotisation dérisoire? Peut-être même serait-il préférable de leur faire désigner, — par le ministre de l'instruction publique, sur la présentation des deux doyens, — un agrégé en médecine ou en chirurgie, pour indiquer par de sommaires leçons, les éléments de la Médecine légale. — Ainsi l'avait pensé l'éminent professeur Ambroise Tardieu, alors qu'il occupait sa chaire, avec tant d'autorité et tant d'éclat; il songeait à faire profiter ses confrères, ses élèves, des précieux sujets d'enseignement, que présentaient les épaves si variées, recueillies à la Morgue, sans jamais porter, bien entendu, préjudice aux investigations judiciaires. Des préoccupations regrettables, des excitations politiques ont alors troublé ses projets et mis obstacle à la réalisation de ses généreuses intentions, qu'il a fallu reprendre et réaliser dans le même établissement, agrandi, assaini, approprié à sa destination scientifique.

Puisque nous émettons ici des vœux, comme si nous étions un législateur, alors que nous sommes l'humble écrivain au service de modestes perfectionnements, nous serait-il permis de demander qu'une chaire de Médecine légale soit enfin créée, dans chaque Faculté de médecine, comme à Paris, en un moment où les cas de folie furieuse se multiplient partout, sous l'influence des surexcitations amenées par les événements politiques, les excès vénériens, les passions et l'abus de l'alcool ?

Je termine ici ces pages, heureux si elles sont lues et approuvées, c'est là le but constant de mes obscurs travaux :

. . . . . *Neque te ut miretur turba, labores*
Contentus paucis lectoribus.

(HORACE, satire x, liv. X.)

BIBLIOGRAPHIE

PRINCIPAUX [1] OUVRAGES A CONSULTER :

Curiosités des anciennes justices. (Plon, à Paris.)

Pénalités anciennes. (Plon, éditeur.)

Bibliothèque nationale (manuscrits). Collection Delamare (193).

Les Petits sorciers au dix-huitième siècle. (Par M. Gosselin, greffier à Rouen, 1865.)

La Sorcellerie. (Par M. Th. Louïse, proviseur du lycée de Sedan.)

Des Attentats à la pudeur. (Par Amb. Tardieu.) Germer-Baillière.

Le Châtelet de Paris. (Didier, éditeur, à Paris.)

Inventaire du greffe de Laon. (Paris, 1866, Paul Dupont, éditeur.) Par Combier, président.

Les Métiers de Paris. (Serment des pharmaciens.) Leroux, éditeur, 28, rue Bonaparte.

Le Délire des persécutions. (1873, Desmares.) Par Legrand du Saulle. D. M. P.

Les Aliénés. (Proposition Gambetta.) Delahaye, éditeur, Paris.

Registres criminels du Châtelet. (Édités par Duplès-Agier.)

Registres criminels de Saint-Martin des Champs, publiés par M. Tanon, substitut. (Chez Willem, éditeur, à Paris, 8, rue de Verneuil.)

1. Aux Archives nationales de Paris (hôtel Soubise), on trouve les répertoires des assemblées de l'École de médecine, 1625-1731. (M. 70.) — L'*Histoire du Décanat de la Faculté de médecine*, 1395-1434. — *Procès de la Faculté de médecine*, 1311-1399. (M. 268.) — *Anniversaires des Médecins et Statuts des Chirurgiens.* (M. 70.) *Legs à la Faculté.* — S. 6209-6210.

Le Parlement de Paris. (Cosse, éditeur, place Dauphine.)

Legrand du Saulle. — Médecine légale.

Étude médico-légale sur la séparation de corps, par M. Michel Dussac, docteur en médecine. (Paris, Delahaye, éditeur.)

La grande Chirurgie de Philippe-Auréole-Théophraste Paracelse, traduite en français de la version latine de Josquin d'Albemet, illustrée d'amples annotations, par M. Claude Dariot, médecin à Beaune. (Montbéliard, par Jacques Foillet, 1608.)

Discours de la goutte, par Charles Dariot. (Montbéliard, 1607.)

Trois discours de la préparation des médicaments, par Ch. Dariot. (Montbéliard, 1608, in-8°.)

La Cyrurgie de maistre Guillaume de Salicet. (Paris, 1507, in-4°.)

Ambroise Paré. — Briefve collection de l'administration anatomique, avec la manière de conjoindre les os, d'extraire les enfans, tant mors que vivans, du ventre de la mère, lors que la nature ne peult venir à son effet. (Paris, Cavellat, 1549.)

Briand et Chaudé. — Médecine légale. (Baillière, 1880.)

Arrangement des principaux aphorismes d'Hippocrate pour servir à gouverner méthodiquement les malades, par de Marcenay, docteur en médecine, chanoine de Notre-Dame d'Autun. (1749. — *Sans nom d'imprimeur.*)

Opuscules ou Traités divers et curieux en médecine de messire François Ranchin [1], conseiller, médecin et professeur du roy, chancelier et juge de la Faculté de médecine en l'Université de Montpellier.

(A Lyon, chez Pierre Ravaud, en rue Mercière, à l'enseigne de Saint-Pierre. MDCXL (1640).

Dezeimeris, Ollivier (d'Angers) et Raoul Delorme. — Dictionnaire historique de la médecine ancienne et moderne. (Paris, 1828-1839.)

1. Je suis sûr que bien peu de gens se doutent de ce qu'était la pratique judiciaire de la cruentation. Un cadavre était découvert, percé de coups de poignard ; les assassins soupçonnés étaient arrêtés : on les faisait passer par-dessus le cadavre, en présence des juges, et les plaies de l'assassiné devaient se rouvrir et saigner, lorsque l'assassin passait au-dessus. C'était le Jugement de Dieu. On n'a pas idée d'un tel amour du merveilleux. J'ai le regret de dire que Ranchin n'ose pas combattre cette surprenante pratique ; je dis *n'ose pas, parce qu'au fond, il m'a tout l'air de ne pas y croire* du tout. Mais les évêques paraissent lui faire une peur effroyable ; je le comprends bien. (*Note de l'Éditeur.*)

Haller (Alberto von). — Bibliotheca anatomica. (Tiguri.) 1774-1777. — Bibliotheca botanica. (Tiguri.) 1771-1771. — Bibliotheca chirurgica. (Bernæ et Bosiliæ.) 1774-1775. — Bibl. medicinæ praticæ. (Bernæ, 1776-1788.)

Pauly (Al.). — Bibliothèque historique des sciences médicales. (Paris, 1874, in-8°.)

Renouard. — Histoire de la médecine.

Kunholz. — Cours d'histoire de la médecine.

Éloy. — Dict. historique de la médecine ancienne et moderne.

Tétrelle et Desjardins. — Histoire de la chirurgie (1780).

Dr L. Bonnardière. — Études historiques et économiques sur les institutions médicales, dans leurs rapports avec les religions, les mœurs et les lois (1879).

Filleau. — Traité des maladies vénériennes.

Briand et Chaudé. — Médecine légale.

La Cassagne. — Précis de médecine judiciaire. — Paris (1878), Masson, éditeur.

Taylor. — Médecine légale.

Casper. — Médecine légale.

L'Ancienne Faculté de médecine de Paris, par le docteur Corlieu. (Delahaye, éditeur.)

Vigier (de Castres). — La grande Chirurgie des tumeurs étulières. (Lyon, 1656, 1657.)

Statuts et règlements pour les chirurgiens. (Bibl. nationale. Manuscrit. — Delamare. — 21737.)

Règlements, arrêts, sentences, actes divers (seizième et dix-septième siècles) relatifs à la communauté des maîtres barbiers-chirurgiens de Paris. (Bibl. nat. de Paris. Manuscrit français. — 2866.)

Médecins et chirurgiens. (Bibl. nationale. Collection Moreau.) 1353-1354-1409.

Fodéré, médecin légiste. — Discours de rentrée par M. Bloch, avocat général, à Chambéry. (4 novembre 1879.)

La Justice criminelle et les sciences médicales, par M. Labroquères, avocat général, à Montpellier. (Discours de rentrée, 4 novembre 1879.)

Mesmer. — Le Magnétisme animal, les Tables tournantes et les esprits, par E. Bersot. (1879, chez Hachette.)

Éloge des médecins et des doctrines médicales, par Dubois d'Amiens. (Paris, 1864.)

Les magiciens et les sorciers. (Fanony, 1752.)

La prostitution et la syphilis, dans leurs rapports avec l'hygiène et la morale, par le docteur H. Mireur. (Paris, 1815.)

Le cachet d'un oculiste Gallo-Romain, par le docteur Georges Camuzet. (Paris, 1880.)

Iconographie photographique de la Salpêtrière, par MM. Bourneville et Regnard.

Paul Richard.—Étude descriptive de l'attaque hystérique (1880)

La piété affligée ou discours historique et théologique sur la possession des religieuses de sainte Élisabeth, à Louviers, par Esprit de Bosrogh, capucin. (Rouen, 1752.)

Le marteau de sorcières, par Sprener et Henri Institor. (Lyon, chez Landry, 1795.)

Langlet-Dufresnoy. — Recueil de dissertations sur les apparitions. (Paris, 1751.)

Apologie pour tous les grands personnages qui ont été faussement accusés de magie. (Paris, Framon T., 1625.)

Pneumologie ou discours des esprits, en tant qu'il est besoin pour entendre et résoudre la matière difficile des sorciers. (Paris, 1587.)

Tableau de l'inconstance des mauvais anges et démons, par Pierre de Lancre, conseiller du roi au Parlement de Bordeaux, par Miolan Buon, 1613.

Discours et histoire des spectres, visions et apparitions des esprits, anges, démons et âmes se montrant visibles aux hommes, par Pierre Leroyer, conseiller du roy au Siège président d'Angers. (Paris, chez Nicolas Buon, in-4o 1605.)

Langlet-Dufresne. — Recueil de dissertations sur les apparitions. (Paris, 1751.)

Louandre. — Histoire du diable. (Revue des Deux-Mondes, 15 août 1842.)

Discours exécrables de sorciers, ensemble d'un procès, fait depuis deux ans en divers endroits de la France, avec une instruction pour un juge en fait de sorcellerie, par Henry Buquet, grand juge au comté de Bourgogne. (Rouen, chez Romain de Beauvoir, in-12, 1602.)

De la sorcellerie et de la justice criminelle, à Valenciennes, par Louïse. (Valenciennes, 1681.)

Les stigmatisés par le docteur Imbert Gourbeyre, professeur à l'École de médecine de Clermont-Ferrand. (Paris, 1873.)

La Revalescière du Barry. (Plaidoiries de Mes Forni et Allou, 1879. Voir la *Gazette des Tribunaux*, dont les tables, si bien dressées par Me Lesage, avocat, sont à consulter pour la recherche des procès modernes, cités en ce livre.)

Goulard (de Senlis). — Histoires admirables et mémorables de notre temps. (1690, Jean Honze.)

Deux traités nouveaux très utiles pour ce temps, touchant les sorciers, augmentés de deux procès, extraits des greffes pour l'éclaircissement et confirmation. (Jacques Baumet, 1569.)

Annales d'hygiène publique [1] et de médecine légale, rédigées par M. A. Chevallier et autres savants. (Paris, 1860-1880.)

Des déformations vulvaires. (Cours de gynécologie par M. le docteur Martineau, médecin de Lourcine, Paris, 1880.)

Des organes génitaux externes chez les prostituées, par le docteur Charpy.

Recueil des édits, déclarations [2], arrêts et règlements concernant les arts et métiers de Paris et autres villes du royaume. (Paris, Saugrain, 1701, in-8°.)

1. En 1877, des accidents étant survenus, en Allemagne, à des enfants qui avaient eu, entre les mains et porté à leur bouche, des jouets en caoutchouc, la direction de police de Berlin fit analyser ces jouets, et attribua les accidents à la présence de l'oxyde de zinc, en conséquence, elle en prohiba la vente, sous peine de contravention. (Art. 1324 du Code royal.) Un comité fut convoqué, en France, par le Ministre du commerce, sur la demande des fabricants, il émit l'avis que l'oxyde de zinc n'était pas dangereux, lorsqu'il était, non appliqué à la surface, mais incorporé dans la masse même du caoutchouc, et conformément à l'avis du comité d'hygiène, le préfet de police, M. Voisin, interdit formellement l'emploi des couleurs, dangereuses et toxiques, pour le décor des jouets, bonbons, confiseries, etc.

2. La déclaration du Roi du 25 août 1777, toujours maintenue par la loi du 21 germinal an XI, impose au pharmacien l'obligation d'exercer personnellement sa profession et interdit la gérance d'une officine, dirigée pour la forme, par un prête-nom diplômé.

Après l'incendie du Palais de Justice de Paris (7 mars 1618), le Parlement rend, le 8 mars, un arrêt sur la réquisition du Procureur général pour punir les détournements des sacs de procès, et défend aux apothicaires, espiciers, de se servir desdites minutes pour empaqueter leurs merceries. (*Incendie du Palais de Paris,* relation de Raoul Boutray, réimprimée par H. Bonnardot. — Willem, éditeur. Paris, 1879.)

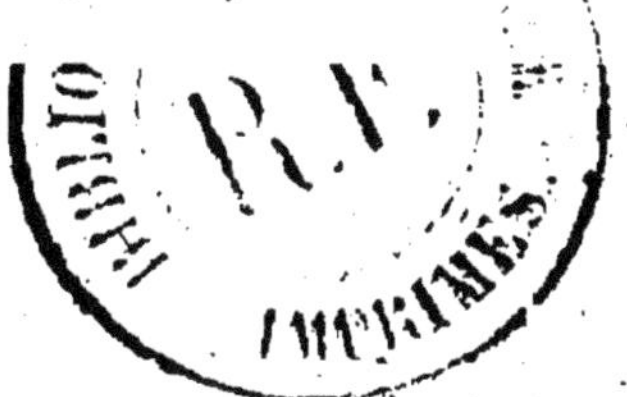

LISTE ALPHABÉTIQUE

DES PROCÈS CITÉS DANS L'OUVRAGE

TABLE ANALYTIQUE

DES MATIÈRES

CHAPITRE PREMIER

LES ANCIENS MÉDECINS LÉGISTES

Antiquité et origine de la médecine, 1. — Les prêtres, dépositaires des principes de la médecine et des lois, 2. — La médecine se sépare de la religion, 2.

CHAPITRE II

APPLICATIONS DE LA MÉDECINE LÉGALE

Définition, utilité, 3. — Organisation des anciens hôpitaux, 3. — Ordres donnés par le Parlement de Paris au Gouverneur de l'Hôtel-Dieu (1559), 4. — Ignorance de l'anatomie, 5. — Édit royal du 19 mars 1707, 5. — Sentence du Châtelet du 23 août 1723, 5. — Les matrones jurées, 6. — Premières obligations légales imposées aux médecins, 7.

CHAPITRE III

LES SCIENCES MÉDICALES, POUR LA RECHERCHE ET LA CONSTATATION DES CRIMES

Cas d'application de la médecine légale, 8. — Le barreau ignore les matières de la médecine légale, 9. — Moyen d'y remédier, 9. — Organisation de cette branche de l'art, 9. — Expertises de Pigray, 10. — Louis, 11. — Henri Tristan, 11. — De Vailli, 12. — Henri Ostran, 13. — Pierre de Largentière, 15, 17. — Expertises de matrones, 14, 15. — Affaires : Fleurent de Saint-Leu, 18. — Jehan le Porchier, 19. — Marion

CHAPITRE IV

LES EXPERTS JURÉS

CHAPITRE V

LES BARBIERS ET LES MÉDECINS

CHAPITRE VI

LES MÉDECINS PICARDS

CHAPITRE VII

SCEAUX DES ANCIENS MÉDECINS

CHAPITRE VIII

SERMENT DES MÉDECINS, APOTHICAIRES, SAGES-FEMMES

CHAPITRE IX

LA MAGIE ET LA SORCELLERIE

CHAPITRE X

LES EMPOISONNEMENTS SOUS LOUIS XIV

CHAPITRE XI

ATTENTATS AUX MŒURS

CHAPITRE XII

LES ALIÉNÉS ET LA LOI DU 30 JUIN 1838

CHAPITRE XIII

SUICIDES

CHAPITRE XIV

L'HYGIÈNE ET LES HOPITAUX

CHAPITRE XV

L'ÉCHAFAUD ET LES GALÈRES

CHAPITRE XVI

RAPPORTS DE MÉDECINE LÉGALE

CHAPITRE XVII

LA MORGUE DE PARIS

CHAPITRE XVIII

ÉTUDES, RÈGLEMENTS ET SALAIRES DES MÉDECINS

FIN DE LA TABLE ANALYTIQUE DES MATIÈRES.

Paris. — Imp. E. CAPIOMONT et V. RENAULT, rue des Poitevins, 6.

www.ingramcontent.com/pod-product-compliance
Ingram Content Group UK Ltd.
Pitfield, Milton Keynes, MK11 3LW, UK
UKHW020303230726
13925UKWH00001B/197

9 782013 666664